生活 ✚ 醫館 136

找回妳的生理時鐘

順著**28**天超晝夜節律來保養，解決**99%**女性都有的問題

艾莉莎・維蒂 (Alisa Vitti)　著

蔣馨儀　譯

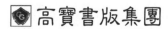

高寶書版集團

「順於道者，心神馳之，無需他力。」

本書獻給我的女兒亞莉安娜（Ariana），
希望妳永遠知曉自己體內大自然的恩賜以及
自身所擁有的自然力量。

目錄
CONTENTS

第四部分　讓生活進入生理週期節律

序

什麼是一名女性最該學習的重要課題？打從出生的那天起，女性體內就已經蘊含了自己所需要的一切，是這個世界說服了她，讓她認為自己一無所有。

——露琵‧考爾（Rupi Kaur）

　　我記得從小就常從各處聽到別人說：要成為一名成功的女性需要付出極大（事實上得比男性多付出一倍）的努力。早年的我總感到有股驅動力，要我盡量逼迫自己、盡可能做到極限，於是我選修了最艱澀的課程、努力讓成績名列前茅、參與各類活動來發展我的創意才能並練習領導團隊。當然堅持這些追求很值得欽佩，但我也注意到這股驅動力是有代價的：我在高中時為了完成作業經常熬夜、想盡可能地做到越多越好，但現在當我回頭看，我能看見自己對身體所造成的傷害。我想要表現、創造、實現目標並努力工作的這股欲望，只有讓自己肩上的壓力不斷增加，而這樣的狀態一直持續到我上大學和出社會後都沒有改變；與此同時，健康問題則是越來越多。我從偶爾感到焦慮變成經常處在焦慮狀態、失眠成了每晚的煩惱、儘管天天運動體重還是持續上升、臉上不斷冒痘、月經失調、覺得負荷不了所有該做的事，不但提不起勁去進行原本的計畫，甚至還覺得負擔過大而感到疲憊不堪。我大力批評自己的拖延症，覺得自己時間管理沒有效率，沒有將自己的身體和

生活給顧好。我也嘗試了節食、健身、做計畫表、買了各種我認為可能有助於自己找出解決方法的啟發類書籍。我不斷在其他女性身上看到同樣的掙扎──事實上，我們都投入了大量時間，但卻難以將每件事情都做好，照顧小孩、招呼朋友忙到自己都沒時間休息，一直運動卻看不見成效，已經試著調整飲食卻依舊感到渾身乏力，並且發現自己精力越來越不濟，在工作上無法端出最佳表現，無法好好培養感情生活，也失去了生活中大部分的樂趣。我們想方設法去做好每件事情，卻反而在某種程度上讓自己感到一事無成。

我們的文化強迫大家要不斷超越自己的極限，不斷逼迫自己、拉高對自己的期望，壓榨自己的身體與時間。為了做完這些永遠做不完的待辦清單、優先處理他人的需求、兼顧事業與家庭，我們跑得上氣不接下氣。我們向外求法──倚靠雜誌文章或以男性為主的健康研究報告──來提供健康生活的策略指導，但卻不願傾聽自己體內生物化學機制的智慧之語。

因此，我們的身體健康狀況越來越差，出現越來越多子宮肌瘤、子宮內膜異位症、多囊卵巢症候群（polycystic ovary syndrome，簡稱 PCOS）、不孕症、性慾低下、卵巢早衰（premature ovarian failure，簡稱 POF）、以及問題重重的停經過渡期。長期累積的壓力會使我們的身體出問題，不但影響到自己逐夢的能力，也會破壞我們與所愛之人的關係。在內心深處我們感到自己不夠好、不夠聰明、不夠有條理，無法達成自己生命中所追求的目標。

倘若我告訴妳，其實妳手上已經握有一張神祕藍圖好幾年了，上面提供了一個簡單的方法，讓妳能更強而有力地應對生活的各個方面，那麼妳會覺得如何？而且多年來妳不只忽略它，還視其為一種負擔，甚至還試圖否決這個強大的工具，無意識地抑制其力量，使它與自己作對，削弱妳的精力、讓妳生病、阻止妳得到生命中所渴望（並值得）擁有的一切。

這個秘密其實眾所皆知──妳體內一直都擁有這股力量。我就開門見山地破題吧，那就是：女性體內的生物化學機制。更明確地說，是妳的荷爾蒙

週期，那可能每個月都會讓妳哀嘆一次，但卻是女性不可思議的資產。妳可以將其想作是我們獨特且神奇的女性優勢，好好運用此一工具的話，是可以改變遊戲規則、幫助我們增強生活中的各方面——前提是我們要懂得如何利用它。

問題在於，我們所學到關於荷爾蒙週期的知識一直是與事實相反的。從女性初潮開始，就被告知說身體需要承受經痛、經前症候群（PMS）等等的額外負擔。從年少時起，女性就被教導說來月經是一件應該感到羞恥，而非可以賦予身體能量的事情。雖然荷爾蒙週期對我們來說是如此重要——掌管了女性的生理機制、生育系統和月經週期，但它卻被扭曲成一種必須要隱藏或「接受」、而非慶祝與運用的「詛咒」。除非身體出現問題，不然我們早已習慣於忽略自身的荷爾蒙週期，並將其視為一個需要用藥物或其他介入方式來馴服的敵人，好讓我們繼續忽視它的存在。也正因為我們採用了此種方法對待荷爾蒙週期，才會使得我們與荷爾蒙、身體、跟自己的關係都出現了失調的情況。強行抑制荷爾蒙力量會產生不良的後果，最好的狀況是使其失去應有的功能，而最差的狀況則是會讓它成為我們身心健康的絆腳石。

好消息是，只要簡單地調整一下生活方式，妳就能挖掘出這一個天然的力量泉源，並藉此駭入妳的生物系統來強身健體、增加工作效率、掌握時間管理，並享受各方面都更加成功的感受。最棒的一點就是（相比為了盡量塞滿日程而把自己累個半死、努力做完不可能完成的待辦清單、並忽視大部分的基本生理需求而言）這做起來真的非常簡單，只要妳的生活、飲食、工作都能與自己的生理週期同步，而非與之抗衡，妳便能釋放出自己的創造力、補充精力、增進妳與伴侶的感情、（若妳是一位媽媽的話）甚至還可以讓妳成為更好的母親。妳將有策略地運用時間，而不是成為時間的奴隸；妳能提升精力並最終事半功倍；妳會進入那難以捉摸的「心流」狀態——也就是當所有事情都各安其位時會產生的一種神奇感受；妳可以重新建構自己對於成

功的定義，充滿自信並且不會輕易貶低自己的價值；妳能憑直覺理解該如何管理壓力、提升自我滿足感、安撫內心的批評聲浪、促進自我健康、並賦權給自己，找到能一直提升自我生產力和做事效率的方法。

　　上述這些都是有機會實現的，然而，我們若遵從著他人制定的規則生活，沒有傾聽自己內在智慧之語的話，便無法發揮出全部的潛能。簡而言之，我們就像試圖要打入方形孔洞的圓釘子一般——難怪會如此疲累不堪。我們的生活步調與女性腦中和體內獨特的化學機制相違背，我們的飲食也無助於內分泌系統建造出在平衡荷爾蒙時所需的基本能量，更由於常常吃像是合成荷爾蒙之類的東西，而進一步阻止自己解鎖蘊含於體內的天賦來活出最佳自我。我們不以女性為中心的飲食與生活習慣為身體系統帶來了莫大壓力，而這套系統卻是大自然為我們量身訂製的，目的是用來保持荷爾蒙平衡並最佳化我們的健康狀態。由與我們的生活方式與體內的女性化學機制不同步，因而弱化了自己的甲狀腺、卵巢、肝臟、腎上腺、免疫系統與消化系統。事實上，不同步這件事會使我們各方面的健康狀況都變差、讓思考遲鈍、無法進行創意發想。

　　真相是，所有關於女性身體的文化迷思——女性天生是弱者、女性相對來說更容易老化、更不值得被研究——都是胡說八道。我們接收到的全是謊言，是指控女性身體與生物化學機制充滿缺失的有害宣傳。而現在是時候反轉局勢了！我提出了具開創性的「生理週期同步法™」（Cycle Syncing Method™）來賦予女性力量，使她們（終於）能以前所未有的嶄新方式來利用自己的荷爾蒙。

　　與生理週期同步的目的是要知道自己處在月經週期的哪一個階段，利用此一知識來更加了解自己，並在荷爾蒙濃度改變時進行相應的調整。我在第一本暢銷書《女性密碼》（Woman Code）中就分享過讓人大開眼界的資訊，也就是用食物及改變飲食習慣的方式，自然而然地緩解荷爾蒙問題——像是

PMS、PCOS、子宮肌瘤、以及子宮內膜異位症。我在寫那本書時就知道這些資訊會讓許多女性覺得「茅塞頓開」，但卻完全沒想到迴響會如此廣大，自從那本書出版後，就有數十萬名女性透過我們中心、我定期演講的全人健康講座、社群媒體、甚至是 MyFLO 應用程式來與我聯絡。而我在聽過這些女性的故事後也從她們身上學到了更為重要的事物、發現了一個更重要的訊息——也就是大眾對於女性生物化學機制的錯誤概念不只奪走了我們的荷爾蒙健康，也偷走了我們的自信、活力、以及活出最佳自我的機會。

這一切真是夠了！

是時候該讓妳的女性生物化學機制重回正軌了。本書將會幫助妳達成目標，妳只需學習如何開始運用這股力量即可。我在書中會引用神經內分泌學、功能醫學、營養基因體學、生物鐘學、整合營養學與行為心理學等領域最前端的研究，來探討荷爾蒙、神經化學以及生產力中間的交集——所有的努力都是為了要讓妳能重新掌握自己體內固有的女性優勢。本書也將提供妳全新的、以女性為主的範例，讓妳能用專為女性需求量身訂做的方式，更加輕鬆地管理個人的時間與生產力。

一旦妳的觀念經過了轉換，有了基本知識並且知道必須扭轉一直以來阻礙我們的文化制約後，我便會詳細解釋荷爾蒙週期的四個階段，及其如何影響妳的大腦、心情、精力與行為。妳會學到如何在每個獨特的階段照顧自己，並明白該如何利用自己的創造力、精力、情緒與性慾的優勢。我也將提供妳一個以女性為主的時間管理模式，能搭配不同的荷爾蒙階段來幫助妳事半功倍，讓妳能享受自己所做的每件事情。也就是說，我們將拋棄只以二十四小時為基準的生活方式（而這一基準不出所料，正好與男性的荷爾蒙週期相同），轉而採用更能長期維持的二十八天週期法。本書提供了一個清楚的計畫，用專為女性量身訂做的生物化學方法駭入妳的健康與體能，並提供小技巧來幫助妳將這些觀念帶入自我保健與個人時間管理當中，將其應用在與

周遭環境的互動上。我們將會掌握核心重點，知道該在哪一天請求升遷、何時是做瑜伽或有氧運動的最佳時機、什麼時候該吃雙倍的綠葉蔬菜、該在哪一週花時間進行自省並溫柔地對待自己、以及什麼時候可以解放妳社交花蝴蝶的那一面。

本書也提供了妳一份計畫表以及一套評估工具，來幫助妳掌握這項超能力，並教導妳如何從根本上修復荷爾蒙失衡，創造一個不再受荷爾蒙失衡所影響的生活方式，讓妳能將身體內在的規律作為工具來獲得最佳的生產力、進入心流、取得幸福。即便妳沒有荷爾蒙失調的困擾，調整自己的女性生物化學機制依舊能讓妳受益無窮，可以幫助妳用較少的壓力完成更多的事情。

我每天都在教導全世界各年齡層的女性使用「生理週期同步法™」，而她們的荷爾蒙健康與生活也都出現了夢寐以求的轉變。（注意：即便妳已過了更年期或是因為其他因素而停經也同樣適用此方法。）不論妳是因為想緩解健康問題、減少壓力、或只是想知道該如何活出最棒的自我而拿起這本書，裡頭都會有妳所需要的答案。

若妳符合下列任何一句敘述的話，這一本書就會非常適合妳：

- 覺得自己總想做好每件事，但時間卻永遠不夠。
- 努力想在生活中的各個層面付出 100%，但卻總是無法符合期待。
- 想要更有創意、更有進取心、更有毅力，但發現自己雖起了頭卻沒法貫徹執行。
- 嘗試過各種計畫表來幫助自己變得更有條理。
- 嘗試過各種節食法與健身菜單卻沒有獲得想要的成效。
- 對生物駭客有興趣，但不確定該從何著手。
- 在生活中做出太多承諾，因而一直感到精疲力盡、不堪負荷。
- 想在生活中擁有多點樂趣和享受，但卻苦於做不完待辦清單，而且常常覺得自己沒有獲得應有的快樂。

- 有 PMS、PCOS、子宮肌瘤、子宮內膜異位、卵巢囊腫、不孕症或任何其他的婦科問題。

- 已經在看功能醫學科和一般婦產科，並試過各種方法——針灸、體外人工受孕（in vitro fertilization，簡稱 IVF）、避孕、其他藥物、抗憂鬱劑、皮膚管理、減輕腹脹的利尿劑、緩解經痛的消炎藥——但卻還是無法獲得自己想要的成果。

- 已經在進行健康飲食，身體卻還是有著各種不適症狀。

- 家中正值青春期的女兒有著經期、皮膚、體重或情緒上的問題。

- 處位於更年期的前半段，身體上出現許多症狀。

- 在感情或性生活上的享受不符自我期待。

- 感到與自己的身體或女性能量失去連結。

- 認為身為女性就代表註定要受苦。

- 需要找到一個可持續進行的方法來活出更適合自己的人生。

這本書適合妳嗎？

這本書是為女性而寫的，但有些自我認同為女性的人，可能無法在生物化學機制或身體組成上進行這類探索。若妳是性別轉換者、非二元性別者、或因為要轉換性別而正在服用雌激素或睪固酮的話該怎麼辦呢？妳可能無法符合傳統的性別框架，但不論妳的自我認同為何或正處於性別旅程中的哪一階段，都要了解運用自己獨有的身體現況是上天賦予所有人的禮物。假設妳是性別轉換者的話，妳該如何採用「生理週期同步法™」呢？對於那些轉換為女性的人，即便妳沒有來月經，遵循此法則也能幫助妳更加感受到自己的的女性能量。對於那些轉換為男性，卻仍舊有月經者，妳可能會傾向依循更為線性的二十四小時男性週期，若是如此，或許妳就不會想要遵循本書的生

理週期法則，但最終這都是可以自由選擇的。

在書中妳會看見真實生活中一些令人驚豔的女性，她們採用了此一法則並找到解決荷爾蒙問題的方法，同時也釋放了自己的潛能——獲得追夢的自信。而妳也能獲得這種自信心。

一旦妳理解了這個概念，一切都會變得非常簡單，妳只需要略過錯誤訊息、解鎖體內原有的力量並打開生物鐘開關即可。在讀完本書後，妳便能立刻用科學角度、策略性計畫以及所得到的啟發來改變自己的生活。

除了能為健康及生產力帶來實際的好處之外，妳還獲得了一個能夠全然理解自己的機會——治癒自己與女性之力脫節的創傷。我們試圖在一個非包容性的文化中生存太久了、委曲求全太多了，然而現在已經不用將自己擠進這樣的模式當中，女性目前迫切需要的是一個以女性為主的框架來作為生活準則，而這也是本書的功用所在。這本書：

• 將准許妳自由地花更多時間做對自己來說正確的事情。

• 將終結妳對荷爾蒙運作及其如何影響妳的經期、生育力等等的困惑，如此一來面對問題時妳就會知道該怎麼辦，並認清自己的荷爾蒙優勢。

• 將教導妳生物駭客的方法，讓荷爾蒙問題永遠不再困擾妳。

• 將提供妳一份藍圖，教妳如何利用荷爾蒙優勢來創造更輕鬆快樂的生活，讓妳能進入心流。

在第一章妳將發現女性身體的神奇真相，並解開一些錯誤資訊，這些資訊讓我們感到困惑、羞恥且會導致一連串令人苦惱的健康問題。妳將會聽到關於我自身的荷爾蒙故事，並了解為何我們這麼常被誤解與誤診。

第二章將會描述二十四小時晝夜節律（circadian clock）和二十八天超晝夜節律（infradian clock）（沒錯，有兩種時鐘），提供妳新的方法來管理時間、提高生產力並獲得成功，幫助妳走出眾所皆知的單調循環，讓妳能重新

與體內的自然節律同步生活。

　　第三章將探討女性系統的運作方式，並為妳展示荷爾蒙是如何影響妳的心情、腦內化學反應、免疫系統、精力等等。這一章將提醒妳，只要聽到負面的聲音跑出來否定妳的女性系統能量時，請切記是文化制約讓妳對自己的身體運作產生懷疑，而不是妳個人的問題。科學能證實大自然有意讓妳與自己的生理週期同步，因此妳可以自信地擁抱這個以女性為主的新生活方式。

　　在第四、五、六章妳將會了解到如何應用簡單的、以女性為主的「生理週期同步法™」來進行飲食、健身與時間管理。這幾章會將生物駭客與自我照顧相結合，妳將學會如何在自己生理週期的各個階段用飲食來給予荷爾蒙支持，揭開如何一舉數得的祕密，並提供一些計畫工具來幫助妳事半功倍。

　　接下來第七、八章的「生物駭客工具組」則會一步一步引導妳去平衡自己獨特的女性荷爾蒙以及神經化學反應，來解決經期、生育以及其他荷爾蒙問題，將妳的月經週期從痛苦不堪的時刻轉變為自我賦權與智慧的來源。我想幫助妳解決經期問題，如此一來妳就能開始享受與自己生理週期同步生活時才會有的好處！

　　第九章則是告訴妳如何駕馭自己的職場生活，教妳如何從具創造力的生理週期四階段，與配合生理週期的生活方式，來重新看待生產力與成功的意義。一旦學會了這些方式，不論妳是想走出一條屬於自己職涯道路的基層員工、新創戰場上的企業家、領導數百人團隊的公司主管、或是在非營利領域意圖改變世界的志工——妳都能以更為永續的方式來進行自己的工作。

　　第十章則是揭露我們都聽過的那些愛與性的迷思，並且針對溝通、連結、親密關係、高潮和前戲部分傳授給妳終極祕方，妳會發現一切都與荷爾蒙週期息息相關。

　　在第十一章，妳將學會如何放下隨時都要當個完美母親的壓力，並了解如何在自己生理週期的四個階段中擁抱不同的情緒狀態。

第十二章則是鼓勵妳學會利用並擁抱自己的女性能量。因為自己的健康、成功、愛情、還有自己的女兒都是要靠自己來拯救的。

生理週期的保證

這不只是一本書，而是一種語言、一個以女性為主的生活模式、一種重新掌控自我的正向刺激，目的是為了讓現代女性能夠真正擁抱自我、將自己的想法與身體放在自我思考的核心。不論妳的背景、年齡或是所處的階段為何，本書皆能促成妳展開新的生活。我們不需要永遠處於投入全部的時間只為了取得某種成果的高生產模式，這並非自然法則的運作方式。我們只需重新與自己女性身體中內建的四階段藍圖進行同步即可；唯有如此，我們才能夠追求女性應有的生活，並獲得解放與自由。

一旦妳發現這份為自己量身訂做的藍圖後，可能會疑惑為何年輕時沒有人教我呢？若從青春期開始就知道這些事不是很棒嗎？不是會有更多機會，能以最符合自身利益的方式來對自己的人生進行策略性規劃嗎？當我們懂得越多，就可能會感到越來越挫折，但這些挫折卻成為了種激勵，讓我們可以幫自己規劃出更好的未來，並為了下一代的女性、女孩們努力。

現在是抓住機會的關鍵時刻。時代在改變，我們卻還是用過時已久、急需轉變的觀念來看待自己的身體並勾勒對健康的期望。在過去幾年中（要歸功於千禧世代使用社交媒體一事）我們明白了一些重要事項：

1. 圍繞著經期的禁忌與迷思都是過時且虛假的、是父權壓迫的工具，阻礙了女性的發展。

2. 荷爾蒙不只影響了我們的經期，我們的心情、創造力、精力等等也都會受到影響。

3. 傳統的健康照護服務無法有效滿足女性在經期時的需求。

4. 在新興的功能醫學、生物駭客或醫學研究主題中，都沒有充分地將女性的荷爾蒙週期議題納入考量。

我們努力減少職場以及社會中所存在的各種性別不平等問題。這股渴望適當照護女性荷爾蒙需求的想法，或許就是打破父權體制的最後一步。在經期主流化後，女性應獲得更好的待遇：能有更多關於避孕副作用的透明資訊、能針對經期問題獲得更多健康照護、會出現更多關於性別的生物駭客建議及研究。

我們值得被更好地對待。

我們應該要能夠按照自己的步調和時間來過生活。

第一部分

我們的身體、我們的時間

作為一名女性，人們教導妳要為某些事物感到內疚，
但要將這些內疚的想法忘卻則要花上數年的時間。

——艾米・波勒（Amy Poehler）

第 1 章

終結妳的迷思教育

女孩被教導要將自己的身體看作是還在進行中的未完成計畫；但男孩
卻從小被教導要將自己的身體當作是征服環境的工具。

——格洛麗亞·斯泰納姆（Gloria Steinem）

　　我很清楚地記得，那天我們終於要談到八年級生物課本中人類生殖的
章節了。我很喜歡生物老師賓恩先生，也很喜歡上學，在學校我最愛的就是
生物課了。對我來說，生物就是哲學、藝術與自然的集合——非常適合我，
而我也期待那天的課程會帶來很棒的知識。當天賓恩老師如同往常一樣，簡
單介紹了一下主題，接著花十五分鐘請大家閱讀課本中的相關章節，然後
再進行討論、問答並指派作業報告。在之前我們的報告包括了複製 DNA 模
型、製作細胞的橫切面、解剖牛眼球和青蛙，我最喜歡的報告包括了選一棵
樹進行觀察，看冬去春來時花朵的綻放，並在花苞發育成花朵的過程中收集
樣本、進行壓花後再描繪出該植物的細部組成。該報告教會了我許多自然的
生命規律，像是等待小小的種子萌芽生長，然後觀察花開花謝的過程。這堂
課在我心中一直佔有一席之地，但不管我有多麼喜歡那個主題，都無法與今
天這堂課的層級相提並論。我乖乖坐在位子上，賓恩老師在介紹主題時，我
幾乎無法控制住自己的興奮：人類生殖耶！然後我開始閱讀課文，就這麼剛

好，我們馬上就讀到關於精子生成的部分。內文寫得鏗鏘有力，讀起來大約像是這樣：

> 睪丸能以高效率製造精子，每天能製造出兩億到三億隻精蟲，而每隻精蟲也都是一個完美的傳遞系統，能將遺傳物質運送到卵子上。精蟲能靠著自身的形狀、尾巴及營養成分來游動前行，這些都是為了一個終極目標而完美打造的——要先游進卵子中來分享其基因。

「哇！大自然的設計真聰明，若我有睪丸我一定很驕傲。」我這樣想。

接著我翻到女性生殖的章節，等不及要閱讀自己身體內部神奇的運作方式，但卻只看到了像這樣的內容：

> 在卵巢發育出一顆成熟卵子並將其排出後，女性的生殖過程便會走向兩種可能。若成功受孕，子宮就會增生使內膜變厚形成胎盤，在子宮所提供的安全環境中展開生命的奇蹟。但若沒有成功受孕，子宮內膜就會脫落崩解，然後再次開始新的循環週期。

「就這樣？」我心想。

我驚訝於課文中語氣的改變、對過程的輕描淡寫、以及對女性神奇的生理機制隻字未提——妳懂的，我們會流經血但不會死呢！沒錯，還可以 3D 列印小小人類，而這些都沒什麼大不了的！課本暗示說女性若沒有受孕是件令人失望的事情，並將我們的荷爾蒙歷程描繪成只對他人有價值，是用來讓男性繁衍的、是用來 3D 列印出寶寶的。當然，這對於當時才十四歲的我來說，哪裡懂這是什麼呢？但由於我當時對自己人生的這一階段感到如此著迷並興奮，於是便在六年級第一堂性教育課程結束幾年後，和三位好友一起創

立了「月經社團」。月經社團有兩個主要的功能：（1）彼此猜測哪位成員會先來月經，以及（2）找藉口在午休和下課時間頻繁去廁所檢查有沒有誰開始流經血。我多年來一直對於自己即將成為女人而感到驚奇不已，因此性教育課本中對女性系統枯燥乏味的描述像是在我頭上澆了一盆冷水，讓人覺得非常受傷。

而這樣的脫節卻不止步於此，在我之後幾年的學生生涯中——從賓恩老師的生物課，到大學時進入約翰霍普金斯的神聖學術殿堂——每段描述女性生理過程的文字，都是用同樣怪異的語氣，以及令人深感不安的疏忽態度，來看待女性體內顯而易見的力量。從機械式地描述「正常」的生理週期應該要多長，到生產時子宮頸擴張的時程表，全部都是用一種枯燥、臨床的方式來呈現，完全沒有賦予女性任何力量。其中隱藏的含意就是若女性偏離了標準的表現，那麼我們就是不正常的、是大自然的失敗品，並且需要醫療介入來進行治療。

我所讀到的內容不僅讓我覺得很難過，也同樣令人非常火大。那些能媲美製造精子的正向觀點都去哪了呢？我想看到類似下面的描述：

女性的生殖系統是人類演化與繁衍的最高成就，既有效率又具備高度適應力，由七種荷爾蒙共同協調運作而成，在每個月的生理循環過程中創造出四個極為精巧的階段：使多個濾泡發育成熟、排卵、子宮內膜增厚（為受精的可能做準備）、若未受精的話子宮內膜則會脫落。若受精卵著床，妊娠的過程絕對是令人嘆為觀止的，女性的荷爾蒙、免疫功能、新陳代謝的改變都能影響胎兒成長的速度，這點真的十分驚人，更了不起的是，此一過程其實對母體也同樣有益。分娩與生產的過程看似會對母體造成極大的傷害，但能安全地生出寶寶並同時保全自己這一點，就是女性將身體轉變為力量來源

最精彩的一種展現。由於大自然特別設計出了女性，使其肩負創造人類後代的重責大任，因此女性的身體在生理構造上十分強大，能夠用更有效率的方式從食物中獲取微量營養素；發展出更強的免疫系統；稍微減緩新陳代謝，盡量拉長營養留在體內的時間，避免太早將其排出體外；並增加左右腦之間的神經纖維連結，以支撐女性的經期與懷孕過程。這樣的生物精確度能確保女性對自己個人、身體、社群、環境都十分敏感，以便能替自己的幸福和利益做出最佳的決定。即便女性沒有懷孕，這些系統也能支持她成為所屬社群及世界中一個強壯又具協調力的領導者。

學校並非用上述的說法來教導年輕男、女學生的這一個事實，是非常令人難過並且「不‧正‧確」的。我畢生研究的領域就是女性荷爾蒙的協調性，而我的工作則是致力於幫助女性與自身的生理週期同步，因此我能告訴各位一點，只要不是用讚嘆的語氣來描述女性身體的奧妙，就是與事實真相脫節──而且差得可遠的了！

許多年後，我才偶然發現女性生殖過程被低估、被輕易帶過的原因。此一發現讓我大為震驚。簡單來說，承認女性生殖過程的強大，會轉變我們整個世界文化的權力動態。若我們承認女性在生理上並非較弱的一方，幾乎我們所有的社會規範都必須改變，以騰出空間來讓女性得以平等立足，而父權主義者似乎對此一走向並不感興趣。數千年來女性在各個文化下所受到的壓迫不需我來多做說明，但甚至連我們所學的健康教育知識，從課本上的描述到醫學界的處理方法（也可能以貶義的方式呈現），全都支持並深化了這種壓迫；甚至變本加厲，讓女性成為同夥進行自我壓迫的這些狀況，至今仍令人大開眼界。若女性覺得自己是生來受苦的，認為不該期待自己的身體能毫無不適地運作，那我們就不會相信自己有能力改善荷爾蒙的問題。

要是生理運作方式成了我們的盲點，使我們不清楚自己身體正在經歷的過程，我們就沒有辦法站穩腳步，無法看清自己到底是誰。由於女性從小就不認為自己是大自然設計出來的恩典、不覺得自己具備完全的領導能力，正因如此，我們每天用數千種方式拋棄掉自己的的能力——從試圖融入男性至上的文化而否定自我天性，到承受不必要的荷爾蒙瘋狂失調所造成的痛苦，再到抑制自己強大的生命力，只因為從來沒有人教我們要如何正確地照顧自己這個美麗又複雜的身體系統。

　　面對現實吧，妳的性教育課程爛透了！媒體和廣告訊息深植妳的腦袋，說妳的月經是必須隱藏起來的髒東西，這個迷思再加上缺乏教育讓妳無法好好照顧自己。我們的文化說服女性她們的身體是還在進行中的未完成計畫；但男孩的身體卻能幫助他們掌握自己的人生。從這點來看，女性會與自己的身體狀態脫節有什麼好奇怪的？正因為女性學習了錯誤的成年期資訊，因而開始壓抑自己的生理特質，因為我們相信這樣一來更有助於取得成功；但這樣做其實是無效的，妳試圖擺脫掉的這些事物——多餘的體重、PMS、痘痘，只落得徒勞無功的掙扎；妳努力想在公司裡獲得升遷機會或自行創業，但反倒會對妳的健康造成預料之外的損害。除了無形和有形的工作、母親的角色讓人感到透支以外，我們還會鞭策自己要在健康上達到完美，但妳並不知道由於我們所追求的節食法、治療方案、時間管理工具都偏離了女性的生理週期方程式，因此我們的努力都是在做白工、都是在耗盡自己本該創造出來的能量。畢竟大部分妳所遵從的建議都是為了男性所設計的，並且假設（很過頭的一個假設）同樣的建議可以完全適用於女性；我要告訴各位一件事——這是不可能的。

　　我們的迷思教育紮根太深，必須現在就將其斬草除根才行！

最常見（且最有害）的經期迷思背後的真相

我們錯誤的教育要為關於月經極為常見的迷思負責，這些迷思讓我們對自己的荷爾蒙週期、自己的身體以及作為女性這件事情充滿負面感受，現在是時候來澄清事實了。

迷思一：PMS 就是經期的一部分

情緒波動、小腹悶脹、爆痘。我們被告知說這些經前症候群是正常的，但最新消息來了：這不正常。PMS 的迷思是有害的，它強迫妳去接受沒必要的痛苦，當妳相信這種痛苦和問題都是過程的一部分時，妳就無法去尋找解決方法。人們會用 PMS 的迷思來反對女性表達自己的感情、意見與判斷，而對女性造成更大的傷害。人們把我們放在「被荷爾蒙影響」的框框裡（好像男性沒有荷爾蒙一樣！）來貶低女性的價值。

事實：科學顯示只有雌激素和黃體素於黃體期中分泌不平衡時才會導致 PMS。這種不平衡可能是由於飲食選擇，例如咖啡、糖、牛奶、節食、果汁斷食、低脂飲食的流行，或是那些會暗中抑制女性能量變化的事物所造成的。根據美國國家衛生院的生理週期研究，PMS 拖得越久不去檢查和治療，更年期停經後得到癌症、心臟病、糖尿病、失智症的風險就越大。若女性能讓生活與自己的生理週期同步、吃正確的食物、培養女性能量的話，PMS 的症狀自然而然就會消失，經期前反倒能成為自省、整理思緒、找出未來方向的時間。我能讓妳充滿自信，覺得自己什麼都做得到、什麼都完成得了，並且擁有想大掃除的欲望——既想打掃家裡也想整理自己的心情。我已經將 PMS 重新更名為「優先照顧自己」（prioritizing myself），若有更多女性跟著這麼做，經前症候群的發生率就會減少許多。

迷思二：經痛是無法避免的

超過半數的育齡女性都說她們每個月會經痛一到兩天。妳是否曾認為女性本來就會經痛，或女性註定要忍受經期的痛苦？當妳被告知這種經痛必須一輩子去「忍受」或「習慣」，只能接受這個現實，而不要去期待經痛會有所緩解，那妳現在該去做點事實查核了，因為女性其實是不必忍受經痛的。

事實：沒錯，妳的身體會產生一種前列腺素 PgE_2，導致子宮收縮，分泌過多的話則會導致經痛。但妳知道身體同時也會產生另外兩種能自然緩解收縮的鎮痙劑，也就是前列腺素 PgE_1 和 PgE_3 嗎？感謝有這些自然止痛藥，比起引起痙攣，妳的身體更能夠雙倍有效地緩解疼痛。好消息是當妳依照自身生理週期來攝取正確的食物時，妳就提供了身體製造好的前列腺素所需之基礎，可以順利減緩經痛。

迷思三：避孕藥有助於調節月經週期

大多數的女性可能會認為吃避孕藥還是會來經，畢竟許多吃避孕藥的女性每個月都還是會流經血。

事實：妳吃避孕藥時所產生的經血並非真正的月經，而是「戒斷性出血」，與每個月荷爾蒙週期結束自然產生的月經完全不同。妳可能會很訝異地發現多數避孕藥的安慰劑週（或停藥期）是一種行銷策略這個事實。在避孕藥剛生產出來時，藥廠認為女性無法接受完全不流經血這件事，覺得會影響她們使用避孕藥的意願，於是便設計出了安慰劑週（停藥期）讓妳來經。要來真正的月經首先得排卵，但避孕藥實際上抑制了女性生理週期中的這個關鍵階段。沒有排卵，妳美好的生理週期就只能停在低荷爾蒙階段，無法進行新的循環，而且避孕藥也不會修正妳的荷爾蒙失衡，只會抑制荷爾蒙功能，讓妳在服用藥物的那幾年或數十年間都不用對自身的症狀追根究底，而使得整體健康情況更加惡化。除此之外還有一堆嚴重的副作用要考量，我不

是指避孕藥盒裡面附的那張小小的副作用清單喔，在後面的「生物駭客工具組」部分，妳將會發現更多婦科醫生沒告訴妳的壞處，例如避孕藥會使妳營養不良、擾亂妳體內的菌叢、增加罹患憂鬱症的機率。

迷思四：妳不「需要」有月經週期

每隔幾年就會有一篇文章出來宣稱現代女性沒道理還要忍受月經，而事實上沒有月經能讓我們過得更好、更健康。許多婦產科醫生同意他們的病人扔掉安慰劑（或跳過停藥期），以連續服用避孕藥的方式，無限期地抑制排卵並延經。

事實：沒錯，人類是很神奇的物種，我們發現了一些抑制生理週期的方法，但這並不代表我們就該使用它。大自然比人類有智慧多了，女性與生俱來的生理週期是一個禮物，能長久維持身體的健康。利用刻意跳過生理週期的方式來干預這個系統，會造成嚴重副作用並危害到自身。排卵、來經是重要的保護措施，能保障女性未來數十年的身體健康，使我們免於罹患骨質疏鬆、心臟病、乳房疾病以及失智症。每一次的排卵及生理週期都等於是在我們的「健康銀行」中存入保護費，讓女性在停經後持續獲得保障。女性的月經週期對我們的整體身心健康來說是如此重要，以致於美國婦產科醫師學會宣佈月經和脈搏、體溫、呼吸速率及血壓一樣，是第五個生命徵象。如果妳的月經不來了，就代表健康狀況出了問題，有可能是雌激素濃度太低，而這也會導致心臟疾病和骨質疏鬆。若妳因為多囊卵巢症候群（PCOS）而停經或亂經的話，就代表妳的荷爾蒙系統失去了平衡，並且很可能會伴隨著長痘痘、心情起伏大、體重增加等症狀。每個月準時來經就像是每年健檢時血壓數值正常一樣重要，我建議各位監測自己的經期，追蹤經血的顏色與稠度、天數、流量以掌握自己的荷爾蒙健康。在「生物駭客工具組」部分我們將會深入探討月經一事，幫助妳解讀每個月經血的顏色、解決妳具體的經期問

題，讓妳能擁有更愉快的生理週期。

迷思五：若妳經期會不舒服，那也是無可奈何的

當妳感冒了，妳會讓它自己好起來，還是會採取行動來加快痊癒速度？當然是多吃維生素 C、多休息、更加照顧自己才是合理的吧！但很奇怪的是，當我們遇到與經期相關的症狀時，像是經痛、大量出血、或點狀出血，卻傾向忽視這些問題。我們相信女性命中註定要有痛苦的經期，所以不會去想辦法改善。

事實：健教課根本沒教導我們正確的荷爾蒙知識，也沒告訴我們該怎麼提供自身協助，直接導致這類想法的出現。但事實上我們能做的事情可多著呢！妳能採取行動來調整荷爾蒙現況，讓經期變得更舒服。就像想讓感冒快點好起來一樣，妳也不必忍受經期問題。有一些簡單的週期生物駭客法，例如飲食、運動、營養補充品以及時間管理方式，最快能在下一個週期時就能讓妳看到成效。

女性擁有源源不絕的生物力量

女性天生就是多功能的設計，我們能生出多個寶寶、每個月會來經、能夠哺育母乳——拜託，我們甚至會分泌出能提升寶寶腸道健康的重要陰道細菌呢！幾乎女性身體的每種功能都能增添生命力，打個比方，妳去查查看就能發現自己的生殖體液具有賦予生命的力量。

• 經血：研究人員發現經血中的幹細胞可能具有治療中風、肝臟損傷和其他症狀的潛力。經血看來已經不怎麼「骯髒」了，對吧？

• 母乳：新的科學研究提到當乳頭吸收到寶寶的口水，乳腺便會依照寶寶目前的需求分泌出客製化的好菌。一項 2013 年的研究也顯示

若寶寶受到感染，母乳中的免疫因子便能夠迅速變化以做出應對，也就是媽媽醫生來救妳了！

• 陰道分泌物：產道的細菌為寶寶創造出了體內一開始的腸道菌叢，讓他們能擁有最好的健康狀態。根據 2014 年的一項包含了兩百萬名孩童、為期三十五年的研究，剖腹產的嬰兒錯過了這類細菌的洗禮，其罹患慢性免疫疾病像是氣喘、過敏、幼年關節炎、發炎性腸道疾病、甚至是白血病的風險都會大大增加。現在醫學界終於開始正視這個關鍵的過程；一項 2016 年的前導實驗就用母體的陰道細菌來擦拭剖腹產嬰兒的口腔及身體，結果顯示這麼做確實可以重建寶寶體內的腸道菌叢，這就是所謂的陰柔女力啊！

現在也有很多研究開始探討用糞便移植，包括了將糞便物質從健康的捐贈者身上移植到病人的胃腸道中，以治療像是克隆氏症以及潰瘍性結腸炎。但研究人員為何不轉而搜尋看看女性體內的寶山呢？我們飽受詬病的體液有很多未開發的潛力呢！誰知道若研究人員對女性體液像是他們對「屎」一樣感興趣的話，會得出什麼可能呢？

在男子俱樂部裡的生活

無須否認：我們生活在一個男性的世界裡。幸好有越來越多女性開始在公私部門位居領導地位，這是必然的趨勢，而且很快就會在社會上帶來轉變。我們的文化將個人特質與線性發展的陽剛之力看得比任何事情都重要，而這反映在群體缺乏團結以及地球環境惡化上面。除此之外，我們對自我健康的基本認知很大一部分是建立在男性專家對男性受試者的研究之上，就連我們每日的作息都是依照二十四小時的男性週期為依歸。沒錯，男性也有荷

爾蒙週期！我們只是從來不去談論這一點，因為我們每天都已經在依照男性週期來生活了。我們很快就會更深入地去探討女性的荷爾蒙運作方式，但現在讓我們先來看看一天中男性荷爾蒙的週期循環吧。

男性的二十四小時荷爾蒙週期

• **早晨**：起床時睪固酮與皮質醇濃度處於最高點，讓男性充滿精力、溝通力、專注力，準備好發生性行為（像是晨勃），並且能超級有效率的將事情處理好。

• **中午**：睪固酮濃度下降，讓男性想要社交並與他人產生連結。此時他會想要向客戶提案、和同事交流、和約會對象見面。

• **晚上**：睪固酮濃度消退，使其對體內的雌激素更為敏感，一般來說會更想賴在沙發上，或是尋找其他讓心靈安靜一下的方法。

注意到什麼了嗎？這個行程幾乎與我們生活中典型的一天完美相符，不論男女都是一樣的模式。我們早起後馬上就開始收發電子郵件，週間的早上都拿來處理工作行程，然後到了下午，儘管生產力已過了高峰，還是要繼續處理手上的待辦清單，下班之後則是社交時間——此時能與人交流並發洩一下！最後我們倒在電視機前，準備在經歷了高潮迭起的一天之後讓自己好好休息一下。

在這樣的循環裡，一整年三百六十五天，每天只要按下重複鍵就好，就這麼簡單。但真的是如此嗎？女性二十八天的週期和這個二十四小時的行程完全不同，但我們長久以來卻都被迫依照男性的荷爾蒙節律來生活，甚至連提出質疑都沒有。女性是否曾退一步問問自己用這種方式來生活合理嗎？對男性的荷爾蒙來說，每天都是新的開始，所以我們在安排工作日和社交生活時，都是以一週中的某一天或是一天中的某個時段來思考。但女性的身體運

作模式並非如此，我們的能量並非日復一日、週而復始來運作的；女性的生產力表現可以截然不同，取決於此時正處於二十八天週期的哪個位置。我們最想進行社交的時候並非是酒吧優惠時段開始的時間；男性每天晚上都會需要充個電，但女性卻是在每個月的某些特定時段會想要一個人靜一靜。

我們都忽視了主宰半數人口心情與情緒的一個重要元素，難怪女性總覺得無法活出自己想要的生活，而醫學界也同樣缺乏對女性生物化學機制以及自然生理週期的知識。早在 1995 年時《流行病學評論》（*Epidemiological Review*）就發表了一篇報告，指說醫學研究基本上忽略了女性的荷爾蒙週期，這樣的忽視也體現在女性所受到的照護與治療上面。

我們太常因為身體出現症狀去看醫生時，被說：「這只是妳多心了」，然後就只能摸摸鼻子回家默默承受痛苦。這類治療特別常出現在經期問題如子宮肌瘤、子宮內膜異位症、經痛等情況。因此，女性通常在症狀顯現前，都沒有獲得適當的評估或診斷，這點我有很深的體會。以我為例，我不舒服的情況持續了七年，最後還得自己跟醫生提診斷建議，才獲得確診說自己得到的是 PCOS，因為醫生完全沒考慮過這個可能性！有時候女性還會被貼上「慢性抱怨者」的標籤，美國自體免疫相關疾病協會的研究指出，幾乎半數最終被診斷出罹患自體免疫疾病的病人（注意 75% 的自體免疫疾病患者是女性）最初都被認為是「過度擔心自己的健康狀況」。各位可以好好思考一下這句話。2010 年一項分析女性慢性疼痛的研究指出，醫護人員較有可能忽視女性對疼痛的抱怨，認為她們只是受到「情緒影響、心理作用、反應過度或過於敏感」。

女性的健康問題不但沒有受到重視，還會被說是「荷爾蒙情緒化」，做女人就是活該倒楣，而治療方法也只限於吃藥或可能最多開刀，最終妳還是只能接受女性的命運就是要受苦並充滿不適。妳能想像男性被告知說要認份一點、什麼都別做、學會與身體的不舒服共處嗎？要女性去忍耐是令人無法

接受的。作家瑪雅‧杜森貝利在她的著作《傷害正在發生：錯誤用藥和懶惰的科學如何讓女性被忽視、誤診和得病》（*Doing Harm: The Truth About How Bad Medicine and Lazy Science Leave Women Dismissed, Misdiagnosed, and Sick*）中簡要地總結說：「女性的症狀不受重視，是由於醫學界對於女性的身體和健康問題了解不多；而醫學界之所以對於女性的身體和健康問題了解不多，就是因為他們不重視女性不適症狀的緣故。」

另一方面，有些醫生則很快就會開出處方，像是會打亂自然荷爾蒙週期的避孕藥、改變神經化學機制的抗憂鬱藥物等等。超過半數的美國女性都在吃至少一種以上的處方藥，而大約有兩千六百萬名的女性正在服用五種以上的處方藥，而這些都還沒納入數十億種用來治療忽視自身週期所帶來副作用的藥物，像是長痘痘、頭痛、疲憊、體重增加、失眠、腹脹等等的非處方藥丸、藥碇、膠囊、凝膠以及其他藥物。

即便是那些新潮的生物駭客法（利用飲食、營養補充品等等來優化自身的健康的方式）很多也不符標準，因其沒有考慮到女性的自然生理週期。只要看看飲食與健身產業就好，妳能指出有哪一個普遍、知名的節食或健身法是基於女性的荷爾蒙週期所設計的呢？沒有的原因是大部分的節食與運動研究都是由男性而非女性主導，看看下面這些令人傷心的統計數字吧：

• 運動研究的女性受試者只佔了 39%。

• 當擁有 XX 染色體的群體真的參與了體育和運動研究時，卻常常只有處於生理週期前半段、荷爾蒙濃度低的女性，或是有在服用避孕藥的女性才能成為受試者。

事實上，在健康、藥物與生物研究中，女性的代表度一直以來都不足。我在下面快速點出一些時間軸，各位可以看出在一些最重要的健康研究中，女性的參與度少得令人驚訝：

• **1958 年**：有一項叫做「巴爾的摩老齡化縱向研究」的實驗，探討的

是自然老化與身體、認知改變和慢性病之間的關係。在實驗的前二十年，參與此實驗的男性有一千多名，但卻連一位女性都沒有，一直到 1978 年女性才被列入受試者名單。

- **1973 年**：有一項實驗首次研究雌激素對預防心臟病的影響，其中男性受試者有 8,341 人——妳猜對了！一位女性也沒有。

- **1982 年**：具指標性的醫師健康研究提出說，服用低劑量的阿司匹林可以降低心臟病風險，而這也成了目前大眾的普遍認知。問題出在哪呢？此項研究追蹤了 22,071 名男性，但女性卻是零。

- **1985 年**：《婦女健康問題》（*Women's Health Issues*）的公共健康服務任務小組總結說：「由於歷史上缺乏針對女性健康問題的研究，使得女性能獲得的健康資訊品質、以及提供給女性的健康照護服務都受到了影響。」

今天，我們仍舊在努力追趕的過程中，為何女性會被科學研究排除在外，而男性卻成為標準的人類臨床實驗代表呢？原因有很多，但以下是最重要的幾項：

- **實驗偏好男性受試者。**男性只有一個生理時鐘，也就是簡單的、二十四小時的荷爾蒙晝夜節律，而女性則擁有更為複雜的二十八天週期。研究人員曾辯解說比起女性的荷爾蒙波動，男性的週期更適合進行實驗，成本也更為便宜。

- **在女性身上進行的重大藥物實驗出過極大差錯。**另一個讓女性被隔絕在外的原因，就是因為女性的生育過程必須要受到保護。藥物沙利寶邁在 1960 年代導致許多嬰兒出生後帶有先天缺陷，使得美國食品藥品監督管理局（FDA）在 1977 年通過了一項指令，基本上禁止了「育齡」女性參與臨床研究。這項指令有效地將停經前的女性阻擋在受試者的大門之外。

一直到 1993 年《美國國立衛生研究院修正法案》試圖修改規定，要求

研究人員將女性納入人類研究當中，並記錄下女性與男性在研究結果上的不同時，事情才有所好轉。但根據 2015 年《英國倫敦生物醫學中心女性健康期刊》（*BMC Women's Health*）中一項評論的敘述：「進展一直都是痛苦且緩慢的，可能會出現長期停滯或時有開倒車的情況，而最終所取得的進展仍舊是遠遠不足的。」

　　當妳明白了我們文化的基礎健康研究長期以來都忽視女性後，就很容易理解為何女性的健康問題有時會受到誤解或誤診了，事實上許多影響大量女性的疾病都沒有獲得足夠的研究經費，使得問題變得更加嚴重。試圖融入男子俱樂部反而會讓女性無法重視自己的身體，也不能以支持自身生物化學需求的方式來進行自我照護。

　　社會對女性健康議題欠缺了解會讓人感到備受孤立，在諮詢過程中談到客戶身上的一些問題時，她們常常會以此為開頭：「我一定是極少數出現這種症狀的人吧。」但我其實知道這些症狀是很常見的，因此我會讓她們明白自己並非少數擁有經期問題的人，而是和多數女性一樣，獨自承受痛苦以及不必要的困惑。其實妳的問題並非是缺乏合成荷爾蒙的關係，問題有兩個層面：（1）我們對於女性普遍的慢性荷爾蒙問題討論得不夠多，並且（2）我們全都獲得同一套的健康照護、健身方法以及生活管理建議，但這並非放諸四海皆準的道理——其主要是為了男性荷爾蒙生態系所設計出來的。解決方法是要重新定義女性的健康照護與時間管理方式，並用女性的觀點來看待所謂成功的概念。即使妳完全沒有荷爾蒙健康的問題，想要善用女性與生俱來的天賦，唯一的方法就是尊重妳自然的生理週期。

我的荷爾蒙故事

我親身體會過荷爾蒙出問題能帶來多大的壓力，也曾為此苦惱了十年，這段時間荷爾蒙讓我的身體十分虛弱，也徹底改變了我的職涯和生活。問題始於高中時期，我發育得很晚，儘管是月經社團的創辦人兼社長，卻是社團中最晚來初經的人，初經來時我已經要十六歲了，而且經血一直呈現不健康的褐色。我每年都會看婦科醫生，但他們卻都沒有針對我身上的問題提供任何確切的診斷或解釋，同時我的症狀在整個高中一直到大學後越來越嚴重，一度甚至胖到 92 公斤，臉部、胸部、背部長滿又多又痛的囊腫型痘痘，而且在過去十年間月經常常不來。情況糟到不行，我不但有失眠問題，又用暴飲暴食的方法來應付疲累與焦慮，我感到極度憂鬱，準時赴約或是和朋友們出去這些基本的事情都變得很困難，我變得一團亂，被困在自己的身體裡無法動彈。當我在翰霍普金斯大學唸書時，某天晚上又如往常一般失眠了，於是便前往圖書館，在那裡讀到了一篇婦產科期刊中的短文，講述的是斯 - 李二氏症，也就是現在的多囊卵巢症候群（PCOS），一眼掃過此疾病的相關症狀後，我馬上就發現文章所描述的狀況和我目前正在經歷的一模一樣，我想：「就是它了！」

在我的《女性密碼》一書中，我詳細描述了這一發現是如何促使自己去要求婦科醫生幫我進行 PCOS 診斷檢查，包含陰道超音波跟驗血。當檢查結果出來顯示兩邊卵巢都有多個囊腫、有 PCOS 跡象後，我總算知道病因為何，也突然理解為什麼所有節食法、運動與肌膚照護產品對我都沒有效用。之所以有這些症狀不是因為我不夠努力治療，而是荷爾蒙系統失衡太嚴重，一般的飲食和護膚霜根本幫不上忙。我的預後診斷也很殘酷：一輩子都擺脫不了囊腫型痘痘，罹患肥胖症、糖尿病、不孕症、心臟病及癌症的風險也會增加。我驚愕地坐在那裡，醫生冷冷地告訴我說沒有治癒方法，必須要吃一

連串的處方藥，包括用避孕藥以人工方式使經期規律、口服 A 酸治療痘痘、胰島素問題要吃庫魯化碇、服用安達通來治療多毛症問題、還有血壓藥、想懷孕要吃快樂妊錠等等——看來我下半輩子都要服藥度日。醫生的意思很清楚：回家默默受苦吧。

當我震驚於下半生將充滿藥物與不適感時，內心深處突然湧出一個聲音，冷靜地安慰著我說：「這不會是妳要走的道路。」身體正在傳送給我一個強烈的訊息，告訴我一定還有其他更好的方法。我當時雖然沒有馬上意會過來，但現在回頭看，我的身體是要表達說自己有力量做些什麼來改變荷爾蒙問題，並替自己創造一個更美好的未來。而就在那一刻，我從被動地被身體牽著走，轉而蛻變成引領自身健康與幸福的角色。就如同字面上所說的那樣，我為了自己的生活品質而奮鬥，若傳統醫學無法提供我支持，那就向他處尋求解方。在接下來的兩年中，我開啟了向自然療法、藥草、針灸等各領域健康專家諮詢的探索之旅。我試過排除飲食、抗念珠菌節食法、藥草、營養補充品，但全部都沒效，儘管這些療法可以舒緩許多症狀，卻沒辦法治癒我的荷爾蒙問題，事實上，許多症狀還是在持續惡化中。

無奈之下我開始吃藥了，但只服藥了十天我的一隻眼睛就因為眼型偏頭痛而暫時失明，同時心臟也出現問題，出現低血壓及心悸，經醫師評估後，我被告知說不該繼續服用避孕藥。最後我對現有的一切療法感到疲憊，決定轉而啟動自己內在作為一名研究員的力量（我研究生物學並且想成為婦產科醫生），開始研究內分泌系統、表觀遺傳學、身體與荷爾蒙的生理節律（生理時鐘），以及中醫的五行理論。我的結論鼓勵我繼續嘗試並創造出具革命性的新飲食法，最終自然而然地緩解了身體的病痛和症狀。這就是我在《女性密碼》中所提到的生理週期節律方案之基礎，其中包含了利用飲食來穩定血糖濃度以及胰島素、減少皮質醇濃度、重建腸道中的微生物平衡以及改善肝臟代謝雌激素的效率。

跟隨著這個方案生活了九個月後，我的月經回來了、瘦了 27 公斤、皮膚問題迎刃而解，我的心情和人生也都整個翻轉過來了。對於這樣的轉變我感到無比興奮，但旅程還未結束，我得找到一個方法來維持這樣的正向變化，並重新掌握以女性為主的生活方式，以此來和體內的生理週期再度連結。基於上述兩項需求，「生理週期同步法™」因而誕生。此方法是根據自我照護、生物駭客、優化女性荷爾蒙週期的各個層面所設計出的超棒藍圖，讓我們可以在一個以線性、重複為主的文化制約下，與自身的女性力量保持連結。真希望有人在我還小的時候就教導我生理週期的正確知識，為何市面上沒有描述此種女性經驗的課本呢？

> 在初經來潮的那一天起，妳就進入了人生中一個神奇的循環階段，妳的第二個生理時鐘將開始運轉，體內的自然週期會賦予妳許多能力，並指引一條明路，讓妳能在最適當的時機運用這些天賦。與生理週期同步是提升荷爾蒙健康、並在人生各面向（如職涯、感情、性愛、親職）創造永續成功的一個最簡單、最有效的方法。

妳能想像在青春期前讀到這類文字，對妳的自尊心以及該如何在社會上發展會產生多大的影響嗎？教導妳與生理週期同步的這些資訊，將如何形塑妳對自己身體、經期以及荷爾蒙循環的看法？這些訊息會如何影響妳應對生活各個層面的方式？我確信女性與自己的生理週期同步是活出最佳人生的關鍵。尊重妳體內的生理週期不光是能讓荷爾蒙更健康，同時也能使生活的各方面都有所提升，我也已經看到全球有數千名女性因此而轉變。本書講述的是我過去二十年於 FLO 荷爾蒙生活中心所推廣的工作，這是首家致力於現代化經期照護的企業。FLO 荷爾蒙生活中心提供全球女性線上產品與方案，例如 MyFLO 應用程式能幫助女性評估荷爾蒙問題、追蹤症狀、用自然的方

法來處理荷爾蒙的失衡。女性可以與荷爾蒙教練進行長談，討論她們的問題並學習與體內自然週期同步所能帶來的好處。

讓生活與體內週期同步的結果

- 發現自己能積蓄能量，而非只是消耗能量

- 發現自己更常在對的時間出現在對的地點

- 自我感覺非常良好

- 一整個月都覺得身體很健康

- 感到精力充沛並且自信滿滿

- 能掌握時間，而非追著時間跑

- 壓力變小，但完成的事情變多

- 輕鬆保持健康的體重

- 從工作中獲得更多樂趣

- 覺得自己適合進行創作

- 不會因為想表現完美而壓力過大

- 覺得自己能毫不費力地透過身體達成興趣與目標

與妳的自然生理週期和諧共處能讓妳更健康、更快樂、去除惱人的症狀、並且能讓妳在追求創意與職業熱情上更為成功、永續。要提升女性健康與成就，配合自己體內週期來生活是唯一最終極的生物駭客法。就如同妳的生理週期一樣，生物駭客法是有效率、優雅且直接的一種方式，只要懂得如何運用體內原有的力量即可。

生物駭客、功能醫學、生理週期同步法™ 的相關介紹

大部分我所接觸到的女性在聽到生物駭客一詞時都會覺得反感。這個詞確實聽起來具有侵略性，而我想人類的集體潛意識會時刻注意著自己的人身安全，使得我們對此一詞彙在情緒上產生畏懼。我們都不想駭入自我或著被自我駭入，聽起來既侵略又暴力，不但會打斷身體的習慣，也有可能使身體超出負荷。然而我們確實可以用生物駭客這一個詞彙來描述自己與身體、體內系統、以及健康的積極關係。所以讓我們來重新來認識一下這個擁有大量正面優點的詞，並一起了解不同類型的現有生物駭客法吧！

生物駭客在健康界的意思是利用工具、營養補充品、飲食以及生活方式的調整來改善正常運作的身體系統，目標是要提升生理表現，並且在生活中其他層面帶來成就，其主要目的是能在二十四小時中將自己推向極限。正面來說，生物駭客就是要增加生理表現，使其能超越極限，或讓身體更能應付所處的環境——例如用咖啡因來提振精力與專注力，或服用適應原來增加抗壓反應。生物駭客最遠還可以說到基因改造，以及植入設備進到人體等等，當然有些是必須的，像是人工心臟瓣膜置換或機械手臂；但這裡我指的是那些不必要的生物駭客法，例如在人體植入能追蹤活動的晶片等。我認為生物駭客法的出現，部分是由於人類的天性及文化就是會不斷地去思考如何成功超越自然給人定下的生理界線。

功能醫學涉及到各種檢查，配合飲食、營養補充品的調整，來治療出現問題的身體系統，並重建體內平衡讓身體表現可以恢復正常。例如若妳被診斷出有 PCOS 或子宮肌瘤，就是因為內分泌系統失衡需要進行調整，而初期的治療工作則非常重要，是讓身體內分泌回歸正常表現的關鍵所在。功能醫學可以說是一種重整體內平衡以及健康的生物駭客法。

「生理週期同步法™」則是在不添加任何東西的情況下,透過體內的自然循環過程來優化妳的健康及生活。因為女性擁有第二個生理時鐘,也可以說擁有一組內在密碼或體內「偏好的表現循環模式」。妳只需要與這個循環模式同步,並盡可能提供其支持,就能享受最棒的生活方式,並且活出自己想要的人生。妳不必在二十四小時的框架中試圖延長自己的精力,因為妳有二十八天可以慢慢規劃。當妳覺得今天的精力已用盡時,就停下來休息一下吧,因為妳知道接下來一整個月,體內還有各式各樣的能量和創造力等待妳去發揮。這種類型的生物駭客法是與身體的生理節律同步,是一種更具協調性、更腳踏實地、能減少焦慮、擁抱女性能量的一種方式。

釋放妳的女性能量來做出改變

現今的父權社會並沒有真正地提供一個清楚的空間,讓強大的女性能量得以持續創造改變,但妳可以像我一樣,小心地、深思熟慮地、刻意地在生活中創造出此種空間。我讓科學的真理引導著我,科學告訴我說女性天生就是強大、善解人意、會分析、有洞察力、能創造、有幽默感、會照顧人、自發性強、有活力且可靠的。只有當我們學會如何利用自己天生的週期循環,才能夠在身體、職涯、愛情上有良好發展,活出最佳的人生。

當有足夠多的女性學會利用內在的力量時,我們就能攜手合作,開始推動文化上的改變,以反應我們的對於永續以及幸福健康的需求與價值觀。當一個社會變得越來越依賴科技、環境受損程度加劇時,此類議題就會變得越發重要。當未來有越來越多女性崛起、開始擁有權力時,確保教育體系能在女性自我參照以及自我照護上提供與其生理事實相符的資訊並且賦權於女性,是極為重要的事情。我們必須允許自己以女性獨有的方式來領導並擁抱體內充滿活力的能量,以此幫助自己達成這個世界顯然急需要推動的改變。

不管是針對商業或健康的主題，每場女性活動或是論壇的議程中都不一定會包含荷爾蒙與心理健康、荷爾蒙與能量、或荷爾蒙與幸福健康的專題討論、段落或簡報環節，為此我一直都感到十分訝異。而每當論壇負責人發現到這類主題竟然在不經意的情況下被遺漏了，然後特別騰出時間來將其加進議程當中時，我都會覺得非常開心；因為只有當將此議題被納入討論後，我們才能改變大家對於女性生物化學機制的想法。

事實上，我們正處在一個非常神奇的時代！千禧世代以及許多名人都公開在社交媒體以及其他平台上討論她們衝「紅浪」的經驗，並開始打破所有阻擋女性知道自己身體運作方式以及自我潛能的障礙。但這也是一個很神奇的時代，下一代在科技上的進步——想想人工智慧（AI）、人工模擬月經週期、以及能讓嬰兒在子宮外生長的「生物袋」，這一切似乎正在為人造生命的未來鋪路，以應對大家荷爾蒙健康下降的情況。我們應該要決定保護自己的荷爾蒙以及生理週期健康，因為現在以及未來的數代人都會因為遺傳的關係，而受到我們此刻在自我照護選擇上的影響。

這才是我們必須進行的對話，課堂上學到的那種資訊嚴重缺乏的性知識根本登不了大雅之堂。這不是一種「詛咒」，我甚至覺得自己很幸運，青春期前母親從未「教育」過我關於月經的事情，一次都沒有提過。但也由於我從未自母親那裡獲得知識，我對於月經有多髒或是該為此感到多羞恥並沒有先入為主的想法，因此當我於六年級的課堂中（比上賓恩老師的生物課還早了幾年）第一次聽到這個每月會來一次的神秘訪客時，我完全被迷住了，「太神奇啦！」我想。我迫不及待地想開始體驗月經週期，聽到月經這一件事時，我的本能反應是全然的欣喜並充滿熱情。這是一個禮物而非詛咒，而這也是我想要各位以及所有女性都能體會到的——我們應該在自己的生理週期中找到快樂，並利用它來治療我們的症狀、幫助我們活出最佳人生。

第 2 章

從二十四小時中解放出來

女性的心理與靈魂也有自己的週期，在做事與獨處、奔跑與停留、被接納和被排除、追求和休息、創造跟沈澱、出世與入世之間都有著自己的季節性。

—— 萊麗莎‧平蔻拉‧埃思戴絲（Clarissa Pinkola Estés）

　　我想人的本性就是會想方設法讓自己感到快樂。我記得自己在追求快樂的過程中，偶然發現了一個重要的概念：大部分的人追求快樂的方向都是錯誤的，是以「達成 → 做 → 獲得」的概念來執行。基本上我們認為（我以前也確實這樣認為）一旦我達成一個目標（像是有完美的體重、有好的工作、或有一群知心好友）那我就能做自己想做的事情（像是穿比基尼去海邊、有許多錢可以花用、可以出去玩耍），然後最終我就會獲得快樂！但事實上，這一個過程是反過來進行的。雖然我腦中可以理解這一個概念，但實際執行起來卻是另外一件事。我來自新英格蘭，或許是有什麼神奇力量讓那裡的人都想用非常實際的方式來解決深奧的問題。我一直都想知道怎麼樣才能產生幸福與喜悅感，結果沒想到答案就在自己體內的生物化學機制裡頭，等待著我來發現。

　　在上一章我揭露了關於女性生物化學機制的錯誤資訊，並說明這些資訊

會如何阻礙女性利用自身本具的競爭優勢。而在這一章中，我將揭開大多數女性都忽視的、關於女性生物學的基本真相：當孩童、男性以及更年期停經後的女性都以單一生理時鐘來運作時，育齡女性卻很幸運地擁有兩種強大的生理時鐘，它們創造出了一個有機的框架，來讓女性擁有最佳精力、培養我們的創造力、維持身體的健康、讓我們的生產力可持續發展。如同女性現在已經懂得好好照顧自己的晝夜節律一樣，照顧我們以月為單位的荷爾蒙時鐘也是同等重要的，本章節會詳細說明這一點。尊重這兩種時鐘有助於妳利用體內自然循環的天賦，讓妳有最佳表現、事半功倍並減輕壓力；另一方面，持續忽視妳的第二個生理時鐘則會導致健康狀況不佳，讓妳更難進入心流、更不容易輕鬆地過生活。

生理時鐘與妳

我一直對時間生物學（chronobiology）很感興趣，這是生物學的一個子領域，目的是了解生物體的週期現象及其如何適應生理節律。此一詞彙來自古希臘文 *chronos*，代表時間的意思；以及 *bios logia*，生命研究。這些被稱作生理節律的循環能影響解剖學、生理學、遺傳學、分子生物學、行為學、表觀遺傳學、生殖學，甚至是我們地球的生態環境。基本上，萬物都會受到這種循環及作用時機的影響，但我們成長過程中所學習的基礎生物學卻沒有提到這一個觀點。掌握時機在許多關鍵的生理過程中是非常重要的：從睡覺到細胞再生甚至是細菌活性，都會對妳的健康產生莫大的影響，我們應該要對自己的身體機能在運作上的時間安排有基本了解。

除了大部分人都對此一研究領域沒有多深的認識之外，我們常常也只聽得到一種時間循環：晝夜節律（circadian rhythm）及其所連結到的太陽節律。晝夜（*Circadian*）一詞來自拉丁文 *circa*（環繞）以及 *diem*（日），描述

的是一天當中的太陽循環。當然,比起其他循環,這種循環會廣為人知背後是有一些文化因素的:太陽,從希臘神話到現代宗教,一直都是與男性力量相連結。不幸的是,由於這種父權議題和月經週期與月亮節律間的關係,月經生理節律在文化上被貶值到我們甚至沒幫它取過一個適當的名字。

現在讓我來告訴各位,妳的月經週期是一種「超晝夜節律」,亦即比一天還長的循環週期;也有一種節律叫做「次晝夜節律」,指的是短於一天的循環週期,像是快速動眼期(REM)以及荷爾蒙成長期。月亮節律其實是一個獨立的週期,從時間生物學的角度指的是潮汐的活動,但事實上人體有80%是由水所組成,而具觀察所知,女性的超晝夜節律與月經息息相關,代表可能還有更多我們目前還未研究到的連結隱藏其中。然而,由於那些一直以來與之相連的含意,以及宗教和父權價值的漠視,女性對於自身的生理節律所知甚少,並且自己也不認為其有任何價值。

但科學總是超越文化敘事的:妳即將學到在生物學的理解上,女性真正缺失的那一塊,並因此對於重新掌握自己的荷爾蒙優勢、徹底改變自己的生活感到充滿自信。我們會學到如何在一天當中調整自己的定位,並與外界的時間做連結。我們需要學習利用自己的超晝夜節律來獲得成功與幸福,我們必須學會連結自己與體內的時間。

認識妳的第一個時鐘:二十四小時晝夜節律

讓我們先來看看妳的二十四小時時鐘。所有人的體內,包括女性及男性,都有著晝夜節律來規範我們每日的身體運作過程,包括消化、體溫、新陳代謝、睡眠、排泄以及生成特定荷爾蒙等。晝夜節律在人一出生時就開始啟動,並且終其一生都會不斷地進行每日循環。麥可・布勞斯(Michael Breus)在他的著作《生理時鐘決定一切!》中探討了晝夜節律如何支配著人

體的運作：讓皮質醇在早晨達到高峰，使妳能夠清醒，並在稍晚的時候提升妳的警覺性，在晚上九點左右分泌褪黑激素幫助妳放鬆入睡。下面是二十四小時生理時鐘的運作過程分解圖，能讓妳的身體做好準備，來應付一天當中的各種流程：

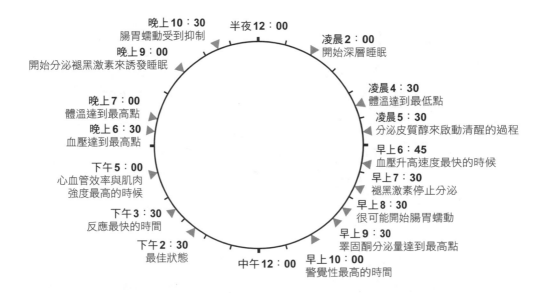

在腦部的下視丘中有一個由兩萬個神經元所組成的叢集，負責掌控作息時間，並讓所有的這些內部運作過程能夠同步。對於科學達人來說，這樣的結構被稱為上視神經交叉核（Suprachiasmatic nuclei），或稱 SCN。在人類的歷史當中，這種晝夜節律一直以來都決定了我們每天的生活，讓我們能夠日出而作，日落而息。

傳統中醫也認為各器官在一天當中有其活動的高峰期，中醫師會用這個時鐘來了解哪個器官需要獲得額外的照顧：

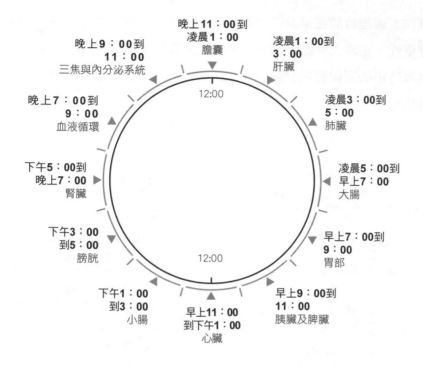

但現代的生活方式卻逐漸與我們的內在的生理時鐘不同調。自從湯瑪斯・愛迪生在 1879 年發明了燈泡後，我們就開始生活在永晝的世界中了，想要凌晨二點去跳舞？半夜寫妳的劇本？晚上十點吃晚餐？都沒問題。但當妳的生活習慣與體內的晝夜節律不同調時，將會影響妳的身體健康，並且許多研究也顯示這會導致一系列的身心及認知問題。例如《國際精神病學評論》（*International Review of Psychiatry*）於 2014 年發表的一項報告就指出，晝夜節律失調會提升罹患新血管疾病、糖尿病、肥胖症、癌症、憂鬱症、躁鬱症、思覺失調症以及注意力不足過動症（Attention deficit hyperactivity disorder，簡稱 ADHD）的風險。而《紐約科學院年報》也發現，任何體內晝夜節律失調的情況，都有可能會引發新陳代謝、自體免疫或者情緒方面的疾病。

與晝夜節律失調相關的問題包括下列幾種

- 癌症

- 心血管疾病

- 糖尿病

- 肥胖症

- 大腸激躁症（Irritable bowel syndrome，簡稱 IBS）

- 發炎性腸道疾病

- 胃食道逆流（Gastroesophageal reflux disease，簡稱 GERD）

- 潰瘍

- 腸道微生態失調

- 小腸細菌過度生長

- 憂鬱症

- 躁鬱症

- 注意力缺失症（Attention deficit disorder，簡稱 ADD）

- 注意力不足過動症（ADHD）

- 思覺失調症

- 缺乏警覺性

- 認知功能降低

　　我們對於體內作息時間的掌控被認為是維持人體身心健康的關鍵，2017 年有三位科學家由於精確地找出了人體維持每日生理時鐘的基因，而獲得了諾貝爾獎。現在大家都明白與自身的晝夜節律同步有多麼重要，同時也開始採取行動來避免任何會打亂二十四小時生理時鐘的情況。我們在無意中使得

晝夜節律失調，甚至到了得靠生物駭客法駭入自己的生活來扭轉這些損害的地步。只要看看濾藍光眼鏡有多麼流行就知道科技工具都對我們做了些什麼，現在大家普遍都知道電子產品所發出的藍光會干擾睡眠，但許多人不知道的是藍光會減低松果體分泌褪黑激素的能力，而這也會擾亂女性排卵、降低生育能力。

讓生活與自己的晝夜節律同步是很重要的，大家能越發意識到這一點非常好；但女性還需要了解我們體內有兩個同等重要的時鐘，可惜的是，另一個時鐘並沒有獲得科學界或媒體界同等的關注。事實上，第二個時鐘在很大程度上是受到忽視的，而女性對於自己體內的運作方式及其對於健康、心情、表現的巨大影響可說是一無所知。是時候改變這一點了！

認識妳的第二個時鐘：二十八天超晝夜節律

作為一名女性能擁有第二個生理時鐘是很幸運的，從青春期開始一直到大概五十歲停經前，約四十年的時間中我們的生活經驗會深受其影響。超晝夜節律與妳每個月的月經週期息息相關，其中包含了四個不同的階段——濾泡期、排卵期、黃體期與月經期。就如同晝夜節律對人體的每日運作十分重要一樣，女性的二十八天超晝夜節律也會影響大腦的化學與生理運作，讓妳能在每個月的不同時期擁有獨特的天賦與力量。

二十八天超晝夜節律（也就是妳的月經週期）			
第一階段	第二階段	第三階段	第四階段
濾泡期	排卵期	黃體期	月經期
7-10 天	3-4 天	10-14 天	3-7 天

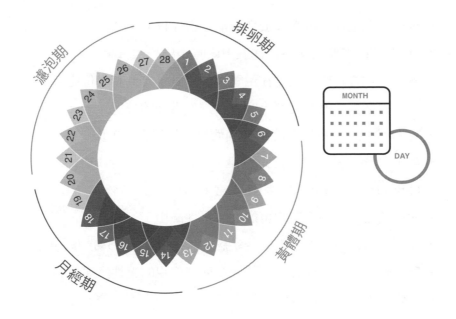

　　妳體內的兩個時鐘是緊密連結的，生理週期的四個階段也會影響女性的二十四小時晝夜節律，反之亦然。例如妳是否曾注意到生理週期中的荷爾蒙波動會影響自己的體溫、睡眠模式以及心跳呢？反過來說，妳的二十四小時生理時鐘也同樣扮演著重要的角色，會對二十八天生理時鐘的功能產生影響。若體內的二十四小時生理時鐘被打亂，也會連帶弄亂妳的二十八天生理週期，使得女性出現亂經以及月經週期拉長的問題。

　　正如我們所看到的，為數眾多的研究報告都顯示若生活方式與自身的晝夜節律不同調，會破壞妳的身心靈健康。同樣的，若妳忽略了自己每月的生理週期，忽視這個重要的超晝夜節律，則會讓妳的荷爾蒙、身體以及心靈的健康付出極大的代價。除了會產生打亂內分泌的化學物質以外，試圖以忽略自身荷爾蒙需求來讓自己適應二十四小時的模式，也會大幅傷害身體健康。只要看看下列數字就知道：

- 有五百萬名婦女罹患多囊卵巢症候群（PCOS）。
- 有70%到80%的女性會在五十歲時長出子宮肌瘤。
- 每十位女性就有一位會在生育年齡得到子宮內膜異位症。
- 每一百名女性就有九到十四人有經血過多的情況。
- 有10%的女性會因為嚴重經痛而無法進行日常工作。
- 有12%的育齡女性會難以受孕或早產。
- 每年約有六十萬名女性切除子宮。
- 女性罹患甲狀腺疾病的可能性較男性高出了五到八倍。
- 在所有被診斷罹患自體免疫疾病的人中，超過75%的病患為女性。
- 多達五千萬名女性患有一種或多種被忽視的慢性疼痛疾病。
- 罹患慢性疲勞症候群的女性數量比男性多出了一倍。
- 纖維肌痛症的患者中有90%都是女性。
- 慢性偏頭痛的患者中有85%是女性。
- 約有三分之二的阿茲海默症患者是女性。
- 育齡女性發展出焦慮症的可能性是男性的兩倍。
- 每八位女性就有一人有憂鬱症的經驗，比男性多出了一倍。

　　為了要有最佳的健康及表現，妳必須盡量學習關於女性第二個生理時鐘的知識，然後在特定的階段做特定的自我照護來好好調整妳的生理時鐘。與每月的生理時鐘同步是能夠完全發揮體內自然週期優勢的關鍵，它會跟隨妳三十到四十年，形成女性整個人生的基礎。在青春期前以及更年期停經後，妳的生活節奏是由晝夜節律與平靜的荷爾蒙規律所引導的，因此適合採用一些比較中性的生物駭客法；但當妳正處於生育年齡時，妳就必須採用專屬於女性的生物駭客法才行。

用更好的方式來思考時間

當有兩個生理時鐘的時候，妳就得重新思考自己與時間的關係並做好時間管理。妳是否感到自己在工作、家庭、朋友、志工活動、健身以及自我照顧之間難以達到平衡呢？妳是否因為每天都得努力完成待辦清單而一直處於焦慮狀態呢？妳是否覺得每天都沒有足夠的時間來完成所有的事情？想停止擔憂時間不夠、完成更多目標、並希望能真正地享受自己正在做的事情嗎？秘訣就在於不要只遵守二十四小時的生理時鐘，而是要用妳體內的第二個生理時鐘來安排自己的生活。

我知道妳在想什麼，這一切聽起來太美好、太不真實了；我們求的只是每天能平安度過，不想再聽媒體說「妳什麼都能擁有」。我了解，我自己也有很多事情要做：我是一位母親、太太、女兒、老闆、作家、演說家，必須貫徹重要的自我照顧法、熱愛烹飪、喜歡閱讀，因此待辦清單很容易就會爆表、壓得自己喘不過氣來。事實上「妳什麼都能擁有」的信條是奠基在女性必須「什麼都得做」的條件之上，以此來換取父權社會體制裡頭被愛、被接受、被保護的結果。我們的文化忽視女性第二個生理時鐘所內含的智慧，作為身處其中的女性，還有什麼好期待的呢？然而，若妳堅持將生活中的一切圍繞著體內的二十八天生理時鐘來運行的話，「什麼都要做」以及「什麼都能擁有」的壓力便會消失，取而代之的是更敏銳的洞察力、熱情和欲望，以及更良好的生活品質。在我將自己第二個生理時鐘融入生活前，只要手上的大案子在接近截止日期或是完工期時，我就會把自己逼到一個又慘又累的境地，以此來讓案子趕上截止時限，然後再去處理對自己健康所造成的傷害。自從我開始順著自己的第二個生理時鐘來安排生活後，做事方法也就跟著改變了，例如我在女兒出生後重新開始接演講活動，此時我會刻意將這些演講安排在自己的排卵期，以確保不會讓自己的精力太快耗竭。

這些行為其實並非什麼大改變——而是將女性機制納入決策、重新掌握自我主權、提高健康與享樂的數百萬個小小時刻的集結而已。我知道若自己不懂得如何以週期性的方法來管理時間跟精力，便無法在所有的事情上取得高水準表現、或達成所有目標。在我明白自己應該尊重體內的第二個生理時鐘前，我的荷爾蒙問題一直在耗損我的精力，讓我幾乎無法進行基本的日常生活，連離開沙發去看醫生都需要付出極大的努力。在開始與週期同步的幾年後，我才學會如何提前規劃，讓自己盡可能地處在心流的高峰狀態。我讓身體準備好，在特定的循環階段用特定的方式來照顧自己，並依照體內的四個循環階段來排定年度、每月、每週、每日的行程。我會在自己創意能量最高的時候安排腦力激盪會議；將演講行程放在溝通技巧最佳的那些日子；在意識清明、專注力十足的時候進行需仔細處理的工作；並且當體內的神經化學反應鼓勵我進行自我審視時，就利用此刻來評估自己的工作情況以及發展方向。最重要的是，這樣的做法會讓我不斷地做出選擇，留下對我有用的事物、淘汰沒用的部分。這種做篩選的方式與我過去受到的制約有著巨大的差異，我以前習慣無論何時都要完成別人對我的一切要求，但若妳設下的界線太少，沒有為自己預留個人時間來完成夢想、滿足欲望，其實是不切實際也不健康的。

讓我再舉一個自己生活中與週期同步的例子。在我月經來的前幾天，能量會開始向內轉，使我較不想要參加社交活動、開始新的案子或是努力去完成待辦清單上的事項。那我該怎麼辦呢？與其為了把所有事情都擠進行程中而倍感壓力，我會做一些自己看來反抗性十足的事情：先瀏覽一遍清單，選出兩三個一定得完成的事項，然後把剩餘事項都挪到其他天再做。沒錯，我直接把這些任務從清單中刪除。由於我們是如此習慣於多做一點事，一下子從忙碌的迴圈中跳脫出來確實是有點可怕，但這麼一個簡單的動作，就能讓自己從超級緊張的情緒中放鬆下來。當清單上的任務減少了，我也得以在

那少數幾項非常重要的事物上達到最佳表現；而被我從清單中劃掉的那些事項，則會被搬到某天，當我的生理週期能自然而然地提供我更多精力及能力時再去處理。

做出改變後，我很常感受到自己進入心流，我覺得自己做得事情變少了（請記得我劃掉了很多待辦事項）但卻完成了更多目標，我更能集中精力，並且身體也能提供我相應的支持。我變得更有創意、更樂觀、不再感到事情超出負荷範圍。而在我確實感到自己停滯不前的時候，就會意識到是由於生活與體內生理週期不同步的緣故，是時候要檢視一下狀況，並依照事情的輕重緩急來進行處理。在接下來的幾章中將會看到我是如何有策略地提升自我照顧，讓我能快速度過那些較為挑戰的日子。最重要的是，我會檢視自己做選擇的方式，有哪些界線沒有設好，並探討導致自己精疲力竭的原因。

與自己的生理週期同步打開了我的眼界，讓我得以接觸到一個全新的、以女性為主的時間思考方式，使我能在保存自己能量的同時，完成更多自己想做的事情，並享受這一路上的過程。若妳和我過去十七年間所幫助過的大多數女性一樣的話，妳的內在其實有著一股聲音，在反映單一生理時鐘的生活方式對妳的身體與情緒健康的影響，這些女性除了會告訴我她們的荷爾蒙問題之外，也會談論到她們在日常生活中所面臨的挑戰。而下列敘述是我經常聽到的一些情況，或許妳也有過類似的情形。

檢查看看下列描述中是否有符合妳的情況：

☐ 一天二十四小時不夠用。

☐ 我的焦慮程度已經高到不能再高了。

☐ 我有時很難保持專注。

☐ 我被自己的行程壓得喘不過氣來。

☐ 我覺得自己正在虧待孩子。

□ 我覺得心力交瘁。

□ 我沒有精力去做所有的事情。

□ 我沒有足夠的時間來培養感情生活。

問題不在於時間不夠，而是因為忽略妳的第二個生理時鐘會將妳的能量鯨吞食鯨吞。要達到功倍的秘訣其實就在於事半。我們的社會幾乎是以一種激進的方式迫使大家集體吞進多就是好的哲學思想，而少做一些的想法似乎變成了一種大逆不道的行徑。然而這樣的觀點卻是有科學基礎的，是時候放下舊有的思考模式，與根據生物學所發展出來的、以女性為主的生產力模式同步吧！

別再忽略妳的第二個生理時鐘了

妳受到文化的制約，下意識地相信一些實際上有誤的說法或迷思。讓我們來看看一些最嚴重且會阻礙女性在生理週其中進入心流的罪魁禍首，並一個一個將這些迷思給破除吧。

迷思一：妳只需參考一個生理時鐘

該起床了！該上班了！該吃晚餐了！在我們的社會，所有人都被套在滴答行走的時鐘枷鎖上。大部分有月經問題、來向我尋求協助的女性，都因為想跟上每日的例行苦差事而深受其擾；又因為她們與自己的內在週期不同步，荷爾蒙系統也開始呼喊求助。當妳出現經痛、頭痛、PMS 時，在以男性模式為主、視生產力為王道的世界中就更難以成功，反而會讓女性認為自己的時間管理技巧真是爛透了。

我們的整體時間概念是依據以男性為主的二十四小時週期——一根腸子

通到底的這種模式所建構出來的，是時候將此觀念一腳踹到路邊去了。與其按照典型的先後順序來思考時間，我們應該改而採用一些我稱為**正確時機**的方法。它的概念就是不一定要照著順序走，但要在正確的時候做正確的事。妳手上那份令人望而生畏的待辦清單該怎麼處理呢？與其不分先後順序地增加一項又一項的任務，想想看完成每項任務的適當時機吧——也就是古希臘人所說的 *kairos*，將任務依照自己的生理週期各階段優勢來進行分組處理。

當妳與自己的週期同步後，就不會再想要掌控時間，而是開始思考如何管理精力了，這個細微但強大的轉念過程會為妳帶來巨大的回報。此一概念其實在企業界已經很普遍了，2007 年《哈佛商業評論》中的一篇文章就寫到，全球顧問公司精力計畫（The Energy Project）中一些具前瞻思想的領導者探討了管理精力與管理時間所造成的不同影響，他們指出：「導致工時變長的核心問題是由於時間是無限的資源，但精力則不同。」他們發現用一些能讓員工補充能量、重新振作的自我照顧活動來取代消耗精力的行為，是讓員工持續保持高績效而不會精力耗盡的關鍵。我則是將此份研究結果更推進一步，並顯示出這些加強精力的策略是自然而然內建於女性生物化學機制中的，特別是育齡女性必須要用不同的方式來進行策略管理才行。

我的意思是說，各位可以把基於二十四小時生理時鐘的男性精力模式想像成被打出去的冰上曲棍球，曲棍球加速、減速、最終靜止。我們被教導要去適應這種精力模式：凡事盡量努力去做、做越久越好，但最後反而會崩潰。女性的精力模式是基於二十八天的週期性循環所建構出來的，就像是車輪，可以說更為有力且有效率。當妳控制好車輪並往前推進時，輪子會開始加速而變得越來越快，且能夠自然而然地透過滾動來聚集動力。事實上，工業革命就是透過週期性的機械運轉而驅動，而其持續不斷的效率也為人所稱道。這就是人體運作所該有的方式，當妳有目的、有策略地為自身生理週期的四個階段提供支持，而非只是一味地推進行程時，就能獲得足夠精力，

且不會感到疲憊。與妳的週期同步能讓妳更專心、更快抵達所想前往的目的地，或許抵達的時間還會比原本預期的要快上許多呢！妳的行程最終會變成一種反映自己天然優勢的方法，讓妳能進入心流狀態、展現出最佳表現。

迷思二：妳擁有取之不盡的生產力

就時機而言，每件事都有最理想的進行時機。我在賓恩老師的生物課上，藉由觀察樹木從冬日到春天開花的過程中學到了自然的規律。而且明白我們應該要配合這種創造循環的規律來生活，如同種子一般，從開始發芽後成長，到收穫後養生並休息。

自然的創造循環

但我們的文化卻要求持續不斷的成長與收穫。然而長期以持續成長與收穫的模式來生活的話，會加重人體的內分泌系統負擔。大腦持續告訴自己需要不斷有所產出，反倒會讓妳什麼都達成不了，為了要努力讓自己隨時處於生產力高峰，妳會變得非常緊繃並忽視體內的自然規律。儘管表現已經變差、健康受損、心理受挫，妳還是依舊會覺得自己應該要做更多，無論是在工作、家庭、愛情上，這種對生產力的不懈追求都會迫使妳將自己的需求放在待辦清單中的最後一項，甚至可能根本沒空開始處理妳的待辦事項。當自我照顧被剔除在選項之外，妳跳過午餐、睡眠不足、用雙倍拿鐵來提神，這些都讓內分泌系統失去控制，而一旦體內的某種荷爾蒙分泌亂掉了，就會造成一連串的失調並出現各式各樣的症狀。妳會發現自己處於慢性壓力、腎上腺疲勞、焦慮、失眠等情況當中，而這些症狀也會使得現有的荷爾蒙失調狀況加劇，造成惡性循環。妳本該隨時保持高速生產力的，然而一旦身體出現這些情況，妳就很難完成工作，更別說是活出精彩人生了。

我想起了歐普拉曾說過，生活會輕拍妳肩膀，直到它大力踹妳屁股為止。有太多人的屁股都被狠狠踹過一腳了，我想歐普拉也會同意：每件事情都有它的正確時機！

迷思三：妳認為忙碌是一種身分象徵或是榮譽徽章

每次我問那些來到中心諮詢的女性感覺如何時，常常會獲得類似「我快忙瘋了」的回答。想想看這個答案，我們用的是生產力進度狀況來連結和同理他人，我們與自己的情感脫節程度如此之大，以至於無法清楚地回答一個簡單的問題，指出自己目前的感受，更遑論一個有溫度的答案了。2017 年《消費者研究雜誌》（*Journal of Consumer Research*）中的一項研究結論提到，人們已經受到制約，相信每天塞進越多任務和活動，自己就越有價值，此研究發現忙碌與過勞的生活方式已經成為了「有抱負的地位象徵」。我們用電

腦、手機、其他能全年無休工作的小工具所能做到的事情來架構自我期望，好像我們的抱負就是讓自己變成一台永遠不需要休息的機器一般。

這類趨勢正在傷害我們的健康和表現。我們從一個任務跳到另一個任務中，完全不留任何喘息的餘地。在布理姬德‧舒爾特（Brigid Schulte）的《不堪重負：當沒人有時間來工作、相愛以及玩樂》（*Overwhelmed: Work, Love, and Play When No One Has the Time*）一書中，仔細分析了對忙碌的崇拜是如何挫傷我們、讓人感到身心俱疲且散亂不堪。由於女性的日程會比男性來得要滿許多，因此更容易感到喘不過氣。梅琳達‧蓋茲（Melinda Gates）曾於 2016 年蓋茲基金會的年度公開信中提到「時間匱乏」的議題，她特別點出了不同性別在無酬工作中（想想買菜、買家用品、煮菜、帶著孩子到處跑）所投入的時數有著顯著差距。數據顯示全球女性花在無酬工作上的平均時間是每天四個半小時；男性所投入的時數則是遠低於這個數字的一半。她寫道：「除非事情有所轉變，否則今日的女性在無酬工作上所付出的時間，仍舊會比男性多上十幾萬個小時，就因為社會認為這是屬於女性的責任。」

想要快點做完待辦清單上的事項，會讓我們沒有時間去進行自我恢復及放鬆的活動。根據美國勞工部的數據，男性每天比女性多花三十三分鐘以上的時間在進行社交活動、運動、或看電視；一整年累積下來，女性的休閒時間少了超過兩百個小時。難怪我們累壞了！

越來越多醫生與科學家發現我們過滿的行程會導致無法專心、注意力不集中、易怒、睡眠問題、心理疲憊、身體耗損等等後果。美國麻省總醫院內科醫生蘇珊‧科文（Suzanne Koven）在 2013 年的《波士頓環球報》專欄就一針見血地宣稱忙碌是一種新的疾病：「在過去幾年來，我觀察到了一種流行病：一個接一個的病人都罹患了相同的病症，症狀包括疲倦、易怒、失眠、焦慮、頭痛、心口灼熱、腸功能失調、背痛、體重增加。此疾病無法用驗血或 X 光檢查診斷出來，但卻很容易辨識，該疾病就是過度忙碌。」

這又是生活在重視無止境生產力勝過於一切的社會，所帶來的另一項不利之處。忙碌的狀態晉升為現代社會英雄的必經之路，在神話中，英雄的必經之路一定不脫主人翁出發去冒險、遇到阻礙、取得勝利、然後整個人如重生一般的光榮返鄉。現今的英雄之旅則是圍繞著無止境的任務與一小時接著一小時的高效生產力。聽起來很熟悉嗎？應該的，還記得我中學生物課本裡的描述嗎：

　　睪丸能以高效率製造精子，每天能產出兩到三億的精蟲……。

　　若妳還在猜想我們的社會是從何處獲得這種價值觀，說真的，只管看看男性的生理機制吧！這種永無止盡的生產概念是仿自精子在睪丸裡的生成過程。我們形塑社會的方式是基於我們研究最多的主題，也就是男性身體，這點並不令人意外。當目標達到、計畫完成時我們會擊掌慶祝；但對於休生養息、享受過程卻吝於鼓勵。

迷思四：妳認為要成功必須先受苦

　　謝謝那些開疆闢土的女性，今日的年輕女孩才能夠相信自己想成為什麼人都有機會辦到——美國總統、太空人、科技公司執行長，想成為什麼都可以。任何男性辦得到的事，我們流著經血也一樣能做到。女性已經證明我們毫無疑問什麼都能做，我只是想看見女性做著自己喜歡的事的同時，也能避免引發不必要的健康問題；我希望女性能夠有一個支持著她們的框架，別誤會了——為一個目標而努力是一件非常棒的事。許多人都太晚才曉得妥協的代價是這麼高，但倘若我們能從一開始就了解這一點的話會怎麼樣呢？女性全心全意地相信我們必須要先受苦才能夠成功，類似於我們習慣認為女性因為生物化學機制的關係，註定要忍受身體的苦痛，這樣的想法是很可悲的。

是時候明白妳不用忍受身體的病痛，也不用損害自己的身心健康與感情生活才能夠獲得成功。

和將一些事項從待辦清單上劃掉一樣，妳可能也得調整一下對成功與生產力的看法，生產力是否就等同於成功呢？若妳得放棄所有自己喜愛的事物才能獲得升遷或達成目的，這真的算得上是勝利嗎？若妳無止盡地追求一個目標到讓自己生病（想想慢性壓力、腸胃問題、或高血壓），這真的是一項成就嗎？若妳因為不斷的逼迫自己，而一直受到焦慮或擔憂的情緒所苦，這真的值得嗎？妳真正想成就的是什麼？妳想要填補什麼樣的空缺才會這樣馬不停蹄地追求呢？

在佛教中，有一個概念叫做餓鬼，我把餓鬼想成是一種永遠無法填滿的黑洞。在我們的文化中，人們追求一個又一個的目標、一個又一個閃閃發亮的新事物，但內心卻感到越來越空虛。在艾倫‧狄波頓（Alain de Botton）的知名著作《我愛身分地位》裡，將這種不斷追尋更多的情況比喻為對愛的渴求，不論人們達到了多少成就或擁有了多少東西，他們還是想要更多；已經買了第一間公寓，卻還是渴望擁有帶庭院的獨棟大房子；已經在工作上獲得升職，卻立刻開始規劃職涯的下一步；體重已經成功減少了，但還是懊悔自己沒有減掉 10 公斤。妳或許認識很多像這樣的女性——說不定自己也是其中一員，請放寬心，還是有更好的方法存在的。

迷思五：妳期待每天都有一樣的感受

還有另一個原因讓女性無法利用體內的第二個生理時鐘優勢，就是妳認為自己是一種靜態的生物；實際上卻正好相反，妳是一個動態的存在。就像人體的其他生物化學反應一般，我們的情緒能量波動會隨著自然週期律動而先向外擴張、後向內收斂。有時我們會更擅於社交與溝通，有時則是更為內省，並想要待在家裡休息。我們的社會價值重視外向能量多於內向能量，因

此我們常常會認為宅在家裡就是懶惰，關注自身需求就是自我放縱。但這些能量起伏和妳懶惰與否無關，孤僻的感覺也是一種強大的生理週期訊號，告訴妳要專注於內心，並更用心地照顧自己。

我們都會期望自己每天能有一樣的表現，這種想法已經牢牢烙印在大家的腦中，因此當我告訴那些來尋求協助的女性，尊重自己的能量波動是與自身週期同步的關鍵時，她們都會對我投以懷疑的眼光。在我多年來的健康諮詢經驗中，我已經發現這是女性最難以接受的概念之一，我必須再三向她們保證從這些繁忙的工作中抽出身來，確認一下自己身心的健康狀態，是沒有關係的——甚至是很棒的。事實上，妳在每次經歷一段瘋狂產出的階段後，都必須休息一下才是。

迷思六：妳要不是有荷爾蒙失調，就是在服藥

我前面就說過了，但這個概念值得一再重複：若妳有經期問題、PMS、腹脹、經痛或其他經期方面的症狀、或正在吃避孕藥的話，那妳就無法完全利用體內的第二個時鐘優勢。因此改善妳的荷爾蒙健康是很重要的一件事，若妳需要協助，本書的「生物駭客工具組」會提供妳相關的支持。

沒錯，我沒開玩笑，妳真的能少做一點！

若妳覺得少做一點這個概念，在妳滿是截止日期的行程中是辦不到的話，請再好好考慮一下。許多位高權重的女性高級主管、老闆、大學生來諮詢，聽到我說在觀念上要有這種激進的轉變時，都會回應說：「最好是啦！」但讓我更清楚地告訴妳該怎麼進行吧：當我結束最近一趟出差回來時，待辦清單上有二十件事情要處理，於是我看了一眼自己這個月的曲線，思考了一下要怎麼做才能維持最高的效率和最佳的創造

力，並同時在自我照護上保持高度水準。我也會評估自己的待辦清單，仔細地根據享受程度與回報率來規劃什麼是值得做的事情。最重要的是，我會主動地忽略心理那股說著「我什麼都得做才能領先」、「現在就得做」的聲音，然後再分析一下待辦清單，將其依我的生理週期階段分配。突然間，這一切似乎都變得極為可行，我馬上就從力不從心轉為精力滿滿了。

生理週期節律的祕密：使用妳第二個生理時鐘

在我與荷爾蒙失調的女性一起合作了近二十年，看著她們為自己的職涯、愛情、親職苦苦掙扎，並發現她們之所以這麼痛苦，有很大的原因是沒有好好利用自己的第二個生理時鐘。與自己的週期同步不只能幫助妳解決經期問題，同時也能替妳打好基礎，讓妳在生活的各個層面都能有最好的發揮。當妳重塑了自己對於人體生物化學機制的理解，並開始採納體內的第二個生理時鐘後，妳就能停止給自己施加不斷成長、取得收穫的壓力，也不用再苦苦掙扎於線性時間的管理，而是能夠開始以更為永續的方式來追求自己的目標，使自己能感受到更多掌控權與自信。當妳依循著自己體內的時鐘來過生活時，妳將自然而然地知道該怎麼做才有助於自己打造能量、變得更為幸福健康，同時也不會耗盡精力，而這就是取得最佳表現的方法。妳將會解鎖創意，在愛情上找到更多快樂，並且更為滿足。

由此可見妳的第二個生理時鐘是多麼重要的資產，看到大家因為忽視它，而引發對身體、情緒甚至是精神層面的重大影響，讓人感到十分難過。希望我現在的解說能夠為妳帶來希望，知道自己小聲提出的問題：「難道沒有更好的方法嗎？」能獲得清楚的解答。妳對這些資訊可能會有一些本能反

應──或許是正面也或許是負面的，但我建議妳接受自己的感覺，並將其引導至新的方向，根據基於女性生理機制的科學事實來過生活。妳不需要等待社會出現大幅轉變才能利用自己內在的時鐘、天賦與才能所帶來的優勢，妳今天就能找到正確的方向，開始與妳體內每個月的自然週期循環同步了。我知道要靠自己的力量做出改變是很吃力的，因此我也提供了一些免費的資源幫助妳進入生理週期節律，所有妳需要的輔助工具都能在 www. IntheFLObook.com/bonus 上找到。

請記得，找到事半功倍的方法、變得更加快樂不單單是為了自己而已。每次妳在生活中多留出了一些自我的時間，例如允許自己劃掉待辦清單上的某些事項，在忙碌緊繃了一陣子後給自己時間修生養息，或是依照妳的能量而非時間來計畫日程，就能達到療癒心靈的功效，同時也能一併削去這些文化制約，並為其他女性，包括我們的姊妹、朋友、女兒，樹立一個好榜樣。透過分享我們所學到關於自己身體的知識，便能開始建造起一個全球的女性社群，讓大家能與體內的生物化學機制同步。女性重新掌權的運動則將會持續壯大，直到革命勢在必行為止。

進入生理週期節律

想開始練習事半功倍以及能量管理的藝術，讓自己能進入生理週期節律嗎？試試看下面幾個簡單的循環週期小建議：

1. 在一天結束時回顧一下：自己的精力狀態如何？妳是覺得精疲力盡呢？還是像好好運動了一番，感到神清氣爽？

2. 持續觀察自己說了多少次「好」，但實際心理想的卻是「不要」。若妳無法將自我時間排入行程當中的話，就代表妳在設界線上出了問題。

3. 每天將於待辦清單中刪除一個事項，並抑制住自己想用其他事情來填補那段空白的衝動。

4. 敢於抽出半小時來耍廢或進行一些小小的享樂活動，健行、打通電話聊天、或和朋友出來碰面。

5. 列出三件除了工作以外妳能去進行的活動。

6. 若有人問妳：「今天感覺如何？」試著回答妳的感受，像是「我今天感覺很棒」或甚至是「我今天覺得精力充沛」，而不要給出「我很忙」這樣的答案。

第 3 章

不只是月經而已：了解妳的荷爾蒙優勢

我們必須拒絕別人對我們的刻板印象，

但同時也要拒絕我們給自己的刻板印象。

—— 雪莉・奇瑟姆（Shirley Chisholm）

　　儘管我整個職業生涯都在幫助女性治療荷爾蒙健康問題，並解鎖她們天生的週期循環優勢，但每次我在跟新認識的人分享女性生物化學機制的真正好處時，仍舊會感到非常興奮。曾有一位大學生來找我諮詢，我向她解釋女性生理機制背後的科學原理與「生理週期同步法™」的概念，這位學生充滿熱情地回應道：「這真是太有道理了，我真的想好好照顧自己並採用此種生活方式，而且也希望學校的朋友都能跟進。」每當我講述的概念能被前來諮詢的女性接受時我總是特別感動，因為這正是她重新奪回個人控制權的舉動。這個女孩還這麼年輕，就想要將自己與一直以來的文化制約脫鉤，並重新取回對身體的掌控權，還鼓勵朋友一起開始用新的週期法來生活，這真是太棒了！我想像著這會使她以及她朋友們的生活會出現非常大的改善，能夠享受荷爾蒙平衡帶來的好處，並得以利用女性生物化學機制所提供的各種優勢，當我們結束對話後，我露出了大大的微笑，想著她未來幾十年的人生都不會再因為荷爾蒙失調的影響而處處委屈求全。若我以及無數求助於我的女

性都能像這位女學生一樣就好了。這些聽過我演講或是透過網路找到我的女性，都會說：「千金難買早知道。」而我總會回答：「希望有一天沒有女性會再這麼說，而是從小就學會怎麼利用體內的力量來茁壯成長。」

　　若妳像大多數我所遇到的女性一樣，所學到關於月經的「教育」只落在基本面上：「妳每個月會來一次月經，會很不舒服，這些衛生用品可以拿去用。不管妳做什麼都可以，只要別把肚子搞大就好！這裡有一些保險套，但最好是別發生性行為。妳有任何問題嗎？沒有？很好。」這些教育實際提供的資訊並不多，而且都沒有提到荷爾蒙波動，也沒有討論到在未來三十到四十年間影響女性身體、大腦、心情等幾乎所有面向的第二個生理時鐘。正因為這些教育實在太不足了，當關於女性生物化學機制的錯誤資訊如雪崩般滾來時，女性沒有能讓自己立足的基礎知識，導致她們相信自己的身體真的是一種累贅，更因此無法有自信地和他人談論生理週期的議題，反而傾向終其一生逃避這個課題。這些錯誤資訊以及逃避心態加總起來，會使得女性只能選擇默默地承受痛苦與掙扎；最終，這股傷人的父權力量會迫使女性在青春期開始就進入生存遊戲模式，讓她們與自身的生理週期能量脫節，並認為第二個生理時鐘只與月經和生殖健康相關而已。但女性的荷爾蒙影響的不僅僅是妳的子宮和卵巢，還包含許多其他的部分。

　　是時候將那些迷思踢到一旁，擁抱女性生物化學機制的美麗與力量了。在這一章節中我們將深入探討一些正確且基於科學的性教育，而非社會上約定俗成那些觀念。拿出妳的筆記本，準備好聽聽妳年輕時本該接受到的教育，以及中學時期生物課上早就該學會的知識吧！我 100％相信女性的身體能提供給我們重要的指引，多年前我開始傾聽自己身體的聲音，並制定出了生理週期節律原則，幫助我緩解荷爾蒙功能失調，也為有經期健康問題的女性提供協助。我越深入研究，就越明白科學理論能支持所有我在自己身上所感受到的體驗。在這堂「生物學 2.0」的課程中，各位將很快發現以下幾個

關鍵重點：

• **我們不是男性的縮小版！** 我將為各位介紹所有女性的生物系統，包括妳的大腦、免疫系統、新陳代謝、微生物菌叢、壓力反應機制，都一再證明了我們的身體功能與男性大不相同。許多無法反駁的證據顯示女性的生理機制賦予了我們極大的優勢，儘管我們確實在身高與肌力上沒有 XY 染色體族群來得突出，但女性的身體功能在眾多方面都還是有非凡表現的。

• **我們的生物系統會隨著每月的生理週期波動。** 所有女性體內生物系統的運作方式都與男性的系統截然不同，不僅如此，它們也並非處於靜止的狀態。女性的系統會直接反應我們每個月荷爾蒙分泌量的起落，並隨之波動。平衡的荷爾蒙能使妳充滿能量、激發創意、振奮心情、將身體維持在極佳狀態。就長期而言能保護女性的生物系統以維持生育力，並讓女性在晚年時較不易得到如阿茲海默症、心臟疾病和癌症等重大疾病。沒錯，妳的荷爾蒙力量就是這麼強大！

• **忽略妳的女性生物化學機制與第二個生理時鐘，不只會影響到生殖健康而已。** 如同我們在前一章所學到的，忽略女性的第二個生理時鐘不光是會出現經期問題和不孕症，同時也會帶來嚴重的健康疾病。現在我們將學到忽略第二個生理時鐘和荷爾蒙健康，會對體內不同的生物系統產生何種影響。

• **妳需要與自己的生理週期同步，才能以生物駭客法駭入女性系統。** 考量到我們的系統會隨著荷爾蒙波動，自我照顧的方法若每天都一模一樣的話是不合理。飲食方法、健身風潮、肌膚管理的技巧若無法跟隨著妳的自然週期運作的話，一定成效不佳。若妳想操縱體內的生物系統，使其有最佳表現，那就必須用專屬於女性的生物駭客法才行。

認識妳的荷爾蒙

妳的內分泌系統是一個十分強大且複雜的腺體網絡，會分泌荷爾蒙並用其調節特定的身體機能。下視丘是一個杏仁大小的腦部結構，是內分泌系統的指揮中心，會不斷地接收全身的荷爾蒙數據。根據這些回傳的資訊，下視丘會分泌用以釋放激素或抑制激素的兩種荷爾蒙之一到位於正下方、鷹嘴豆一般大小的腦下垂體中，而腦下垂體便馬上會有所反應，送出化學訊號——也就是荷爾蒙——到內分泌系統中的其他腺體以及器官內。腦下垂體使用不同的荷爾蒙來與每個腺體和器官溝通：將甲狀腺刺激素（thyroid-stimulating hormone，簡稱 TSH）傳到甲狀腺、將副甲狀腺素（parathyroid hormone，簡稱 PTH）傳到副甲狀線、將促腎上腺皮質激素（adrenocorticotropic hormone，簡稱 ACTH）傳到腎上腺、將濾泡刺激素（follicle-stimulating hormone，簡稱 FSH）或黃體化激素（luteinizing hormone，簡稱 LH）傳到卵巢。目標腺體與器官則會翻譯這些來自腦下垂體的訊息，並依此來增加或減少荷爾蒙的生成。

我們將學到以下幾種重要的荷爾蒙，以平衡我們的生理週期：

• **雌激素：**主要由卵巢分泌，但也有少量的雌激素是由腎上腺與脂肪細胞所分泌出來的。雌激素是妳荷爾蒙週期的超級明星，會在生殖週期中參與排卵過程，並負責使子宮內膜增厚、準備受孕。雌激素同時也在許多其他生物系統中扮演要角，保護妳不會得到失智症、骨質疏鬆症、心臟病以及高血壓等。

• **黃體素：**黃體素會在排卵期中段開始分泌，主要的工作是控制並維持子宮內膜的厚度以準備受孕。若卵子沒有受精的話，黃體素濃度就會下降，子宮內膜便會剝落形成月經流出。黃體素能平衡雌激素，並促進人體放鬆、增進睡眠、提振心情。

• **睪固酮**：卵巢以及腎上腺會分泌睪固酮，且在女性體內的睪固酮量會遠低於男性。這種荷爾蒙與性慾有關，在開始排卵後濃度會微幅上升，讓妳在最有可能懷孕的時候覺得更性感、更為性趣盎然。

• **濾泡刺激素（follicle-stimulating hormone，簡稱 FSH）**：位於腦部的腦下垂體會分泌 FSH 來促進卵巢濾泡成熟，一旦 FSH 失衡則會導致不孕。而當妳開始進入停經過渡期時，妳的 FSH 濃度就會慢慢提升，發出讓卵巢不要再排卵的訊號。

• **黃體化激素（luteinizing hormone，簡稱 LH）**：位於腦部的腦下垂體會在排卵時分泌 LH，刺激卵巢釋放出成熟的卵子。若 LH 濃度不正常的話會導致不孕症以及 PCOS。

• **胰島素**：當妳吃進碳水化合物時，妳的身體會將其分解、轉換為葡萄糖，然後被血液給吸收。妳的胰臟會針對進入血液的葡萄糖量來分泌一種叫做胰島素的荷爾蒙，血液中有越多葡萄糖，胰島素就分泌越多。這個重要的荷爾蒙會引導葡萄糖進入人體細胞，讓身體將其轉換成能量來使用，並幫助妳維持血糖指數的平衡。若胰島素濃度失衡，就會導致血糖不穩，造成亂經或生育力下降。

• **皮質醇**：皮質醇是身體主要的壓力荷爾蒙，這個重要的荷爾蒙能調節人體的下視丘－腦下垂體－腎上腺（hypothalamic-pituitary-adrenal，簡稱 HPA）軸。少量的皮質醇分泌是件好事，但長期處於高濃度的狀態就會打亂排卵期、降低黃體素濃度、減低妳的性慾並造成不孕的問題。

先解決荷爾蒙問題

若妳的荷爾蒙運作十分協調，就能讓妳獲得所有生理系統以及女性能量的優勢。但經期問題像是子宮肌瘤、子宮內膜異位症、PCOS

等，都會讓妳無法在生理週期中獲得良好體驗。因此若要實行「生理週期同步法™」的話，妳第一步要解決的就是荷爾蒙問題——我們會在 www.FLOliving.com 上教來諮詢的女性該怎麼做，妳也將在「生物駭客工具組」的章節中學到如何用一些特定的方法治療荷爾蒙問題。

重新與妳的能量做連結

女性的經期階段賦予了妳極大的創造力，並能持續在妳的生活中提供動力，簡而言之，這就是妳的力量來源。為了幫助妳與自己經期的各階段做連結，並讓妳輕鬆記得每個階段特別要著重的重點，妳只要記住以下口訣：挖掘自我能量（POWR）——準備（Prepare）、啟動（Open Up）、工作（Work）、休息（Rest）。在第一章中，我採用了中學時候課本總結精子生成時的正面語氣，簡短地寫下了我希望學生看到的女性荷爾蒙系統的介紹方式。因此在這裡，我會用充滿崇敬與讚嘆的語言來分析女性經期的四個階段。請注意，這將會與妳以往常聽到的「生理週期始於經血來潮的第一天」一說有著極大的不同。以經血來潮的第一天作為計算方法的這個概念早就需要更新了，這一想法源於只有男性可以習醫的時代，而且也只是作為醫學參考而已。對於任何一位有月經體驗的人來說，這都不能算是經期的開始；經血來潮是荷爾蒙循環的頂點，而非起點。將流經血的第一天當作經期的起始點，只是因為當時的人認為行經階段是唯一可以看到並追蹤的現象。但這種外部標籤化行為所造成的困惑，卻大大弱化了女性的直覺智慧、貶低了她身體上的感受，並奪去了她的自主權。在描述女性生理現實上，我們所擁有的詞彙非常模糊且缺乏，而這一點也限制了女性的自我體驗，並讓她們產生了困惑。就如同消除性別偏見的研究必須有所進步一樣，我們作為女性一定要

自己發展出詞彙來描述與定義自身的生理經驗，並以此來治療父權制約所帶來的傷害、尊重女性的身體、重新取回屬於我們的權力。

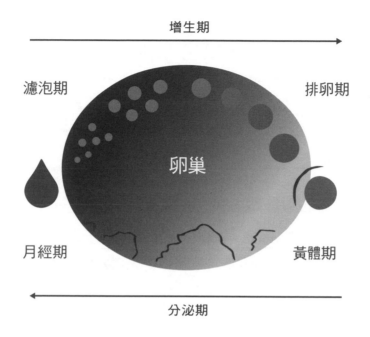

第一階段：準備（濾泡期，7–10天）

妳經期的第一個階段會在出血結束後馬上開始。荷爾蒙在濾泡期初還處於靜止的階段，在未來幾天分泌量才會逐漸升高。位於妳腦中的小下視丘則背負著啟動這段神奇過程的重責大任，它會釋放訊號給腦下垂體，使其停止傳送 FSH 到卵巢，來促進卵巢中的部分卵子成熟。妳的兩個卵巢都各只有一顆葡萄大小，裡頭包含了女性一生會排出的所有卵子，每個卵巢中都有充滿液體的小囊組織，稱作濾泡。當 FSH 抵達卵巢後，濾泡便會受到刺激而開始膨脹準備成熟。此時雌激素濃度也會逐漸上升，使子宮內膜開始增厚，以便於在後期有理想的環境讓卵子發育。所以從行為層面上來看，濾泡期才

是起始點，才能算是一個全新的開始。

第二階段：啟動（排卵期，3–4 天）

幾天過後，雌激素分泌量會大幅上升，然後 LH 的分泌量也會隨之增加，促使某一顆幸運的濾泡完全成熟後排入輸卵管中。卵子努力地沿著輸卵管往下移動到子宮中，而由於雌激素濃度高的關係，子宮內膜也達到了足夠的厚度，並讓一系列具保護性的免疫細胞開始活躍運作。此外睪固酮的分泌量也會在 LH 刺激濾泡排卵時突然激增，然後又快速下降。眾所皆知，女性在排卵期會更傾向參與社交活動、與人交流。

第三階段：工作（黃體期，10–14 天）

黃體（破裂後釋放出卵子的濾泡）於卵巢內發育，刺激黃體素生成。雌激素濃度持續增加使得子宮內膜再繼續增厚，黃體素上升會提供訊號告訴身體要保持目前的子宮內膜厚度，等待受精卵著床。黃體素也會向腦下垂體發送訊號，使其停止分泌 FSH 和 LH。在整個週期的末端，若卵子未受精，黃體就會重新被身體吸收回去，而雌激素、黃體素、睪固酮的濃度也會於經血流出的那一刻從最高點降到最低點。（PMS 是此階段很常見但卻完全不必要的現象，這是因為相對於黃體素，雌激素的分泌量過多的關係。）各位可以將黃體期想像成收尾的階段，如同計畫自然而然地走到終點、進行收尾工作一樣，此時妳會開始將注意力集中到自己的身上。

第四階段：休息（月經期，3–7 天）

在黃體被重新吸收後，黃體素的生成量便會同步下降，使得子宮內膜開始剝落。妳的月經稠度、顏色、時長是反應荷爾蒙健康程度的一個強而有力的訊號。雌激素的分泌量達到高峰後，濃度就會在開始行經時立刻下降，並

向下視丘傳送訊號，使其開始為另一段美好的規律循環做準備。此時是進行自省與內觀的最佳時機。

二十八天荷爾蒙表：二十八天中各激素分泌量的頂點與低點

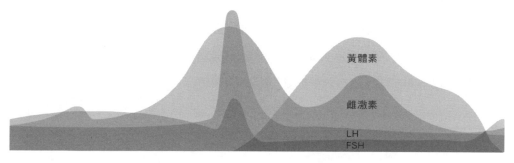

黃體素

雌激素

LH
FSH

| 01 | 02 | 03 | 04 | 05 | 06 | 07 | 08 | 09 | 10 | 11 | 12 | 13 | 14 | 15 | 16 | 17 | 18 | 19 | 20 | 21 | 22 | 23 | 24 | 25 | 26 | 27 | 28 |

月經期　　　　　濾泡期　　　　排卵期　　　　　　　黃體期

每個月檢查妳的荷爾蒙

　　我們的月經是一個重要的生物指標，能即時反應自身生物化學機制的情況。幾年前我在《奧茲醫生秀》上用各種果汁和水果，包括搗碎的藍莓、草莓醬、蔓越莓汁還有西梅乾，來展示多種顏色及稠度的經血所代表的荷爾蒙健康意義，並在無意間創造了電視史。各位可以將其想做每個月在家裡進行的荷爾蒙檢查（在接下來的章節中，妳會學到經血顏色所代表的意涵）。除此之外，也正因為經期有這幾個階段，我們才能隨時檢視自己的荷爾蒙健康狀況——**請記得，這是妳的第五個生命徵象！** 若有任何反常的狀況，妳應該馬上就能感覺得到。經痛、大量出血、亂經，這些都是身體發出的警訊，告訴我們荷爾蒙需要調理。荷爾蒙系統對於人類生存是如此重要，而其靈敏度也十分令人讚嘆，若一旦

出現失調的情況就會馬上顯示出警訊，並且每個月都會提供我們一個改善自我照護方式的機會。各位可以上 www.FLOliving.com/what-is-your-v-sign 來檢查經血的顏色，以此方式來看看妳目前的荷爾蒙狀況。但很不幸的，正如第一章中所說，我們太常使用處方藥或成藥來遮蔽住這些症狀，或是被告知說這些症狀都是出自於多心，應該要將其忽略才是。但其實只要我們學會如何傾聽並尊重自己身體所提供的訊息，就能透過簡單的改變來自我調理這個美麗又複雜的系統。

妳的第二個生理時鐘是如何影響體內的五大生物系統

其中一個我們不認為自己必須認真對待並照顧第二個生理時鐘的原因，是由於我們被告知說這只與女性的生殖和月經相關。讓我們現在就終結這項錯誤概念吧！接下來，妳將會看到第二個生理時鐘是如何影響妳身體的各方面。

生物系統一：大腦

若在科學實驗室裡面比較一下女性與男性的大腦，妳大概就能注意到女性的大腦比男性小了約 10％，除此之外，其餘部分在表面上都沒有太大差異。但若妳用高科技影像仔細檢視活體大腦的話，就會看到一些有趣的現象。感謝神經身心科醫生露安・布哲婷（Louann Brizendine）的知名暢銷著作《女人的大腦很那個……》中所詳細描述的突破性研究，還有神經科學以及身心科醫生丹尼爾・艾門（Daniel Amen）在《釋放女性大腦的力量》（ *Unleash the Power of the Female Brain* ）中的研究發現，我們現在知道女性大腦的功能非常不同，有更強的網路能促進溝通、情緒記憶、直覺，並抑制憤

怒。以下是這些研究所顯示的一些關鍵點，可以看出為何女性的大腦表現比男性突出。

- **前額葉皮質較大（prefrontal cortex，簡稱 PFC）**：女性有較大的 PFC，該區域是腦部的執行長，包含了決策執行以及較高的認知功能。PFC 位於大腦前方、額頭後方，負責規劃、判斷、進行組織安排。一般來說此一區塊越大，就會越有同理心、越能控制衝動，在風險承擔上面更為謹慎也更加專心。PFC 一直到二十五歲左右才會發展完全，而女性的發展速度較快，這可能也是年輕女性似乎比同齡男性來得更加成熟的原因。

- **海馬迴較大**：為何女性永遠不會忘記吵架的內容、結婚週年紀念日或是初次約會的日子？因為我們的海馬迴較大，而海馬迴與長期記憶和情緒記憶的形成密切相關。

- **杏仁核較小**：大腦的恐懼與憤怒中心就是這個位於顳葉中的小小杏仁狀神經群。女性的杏仁核較小，這代表女性較有能力平息緊張氣氛，不會讓場面陷入劍拔怒張的情況。

- **島葉較大**：這個區域掌管直覺，女性的島葉較大，代表我們直覺反應的能力較好。

- **下視丘較小**：此區域和性慾有關，女性的下視丘較小，所以相對來說，女性也比較不會有頻繁的性慾。

- **前扣帶較大**：女性的前扣帶面積較大，代表大腦的決策及焦慮中心常常會讓女性在做重大決策前比男性花費更多時間，也更容易擔憂。

- **胼胝體較大**：人腦分為左腦和右腦，而胼胝體是連結左右腦的一束神經纖維。女性的這束神經纖維數量較多，因此左右腦的連結力較好，讓我們得以利用腦中更多區域的力量來解決問題。

從這些大腦科學中我們獲得了什麼啟示？從個人的層面來看，代表女性有獨特的聰明才智，而女性的大腦功能也賦予了妳許多天賦，例如領導力、

同理心、社群建構能力、問題解決能力、精準直覺、公平態度以及系統性思考的能力。

❖ **妳的經期會如何影響大腦？**

　　妳是否曾覺得自己每天都像是另一個人，每個月有幾天會感覺特別有活力、有效率，但有時卻覺得更想要內觀自省？這不是妳多心，經期中雌激素和黃體素的濃度起伏會影響大腦的反應。我們應該要感謝神經科學家、美國西北大學教授凱瑟琳‧伍利（Catherine Woolley），她研究神經內分泌學領域超過二十餘年，提出了關於腦部雌激素最富有啟發性的一些研究結果。她在 1996 年於《比較神經學期刊》（*Journal of Comparative Neurology*）上發表說由於雌激素濃度的波動，女性在每次月經週期中，大腦會有高達 25％的部分出現變化。

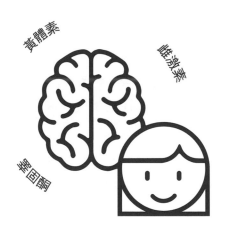

妳的荷爾蒙會在生理週期的每一週，以神奇的方式影響你的大腦。

　　排卵期雌激素濃度激增，能提高海馬迴中神經突觸的連結，增加思考的敏銳度、創意以及溝通技巧。在 2005 年刊登在《行為與認知神經科學評

論》（*Behavioral and Cognitive Neuroscience Reviews*）中的一項研究中指出，雌激素分泌量上升會釋放出血清素，也就是所謂的快樂神經傳導物質。代表女性在生理週期的前半部分，也就是雌激素濃度上升的時候，會比較想參與社交活動、健談且外向；而在週期的後半部，當雌激素濃度下降時，海馬迴的連結會隨之降低使得體內的血清素減少，導致妳的認知焦點出現轉變。人們很容易認為大腦的這些轉變意味著生理週期的前半段是好的，而後半段是不好的，這是非常老舊的自然經期詮釋法。前半與後半的價值雖落在不同的面向，但重要程度卻是相當的。週期前半部分雌激素濃度上升，會促使我們將注意力向外放並傾向照顧他人；荷爾蒙濃度在週期的後半段開始往下掉，讓我們將焦點轉於照顧自己，平衡了之前外放的部分。我們無法永遠處於生產模式，或是持續不斷地為他人服務；大自然要求我們花時間好好休息並注意自身的需求，因此才會在我們的荷爾蒙週期中建立出這樣的平衡機制。

❖ 若忽略自身的自然週期循環會出現什麼後果？

　　若妳的荷爾蒙失調或是不懂得在特定階段用特定的方法照顧自己，那原本小小的荷爾蒙起伏就會開始出現大幅擺盪。失控的荷爾蒙會在生理週期的前半段造成妳過度疲勞，讓妳熬夜加班、一次開始過多計畫或是充滿壓力與擔憂的情緒。而在週期的後半部，亂掉的荷爾蒙則會讓妳的大腦混沌、感到愁苦、讓妳覺得連早上爬出被窩都很困難。我們相信自己註定要忍受荷爾蒙問題所帶來的痛苦，接受了自己應該要在週期後半部感到難過、沒有效率，因此我們放棄做任何努力來扭轉這種自我囚禁的局勢。但生活其實不必活得這麼委屈。

　　忽略經期問題，像是經痛、腹脹、亂經這些荷爾蒙失衡的訊號，將會讓妳無法運用腦中荷爾蒙所能帶來的正面影響，而這就是妳應該要將本書下一章節中所學到的內容付諸實行的原因，如此一來妳才能維持體內最佳的荷爾

蒙濃度，使自己的創造力不會受到大量的負面打擊。就拿荷爾蒙失衡最常見的一個現象——嚴重經痛來說吧，疼痛本身就已經夠不舒服的了，根據期刊《疼痛》（*PAIN*）上的多項研究，經痛還會降低妳處理複雜任務的能力、減少集中注意力的時間、並且會造成大腦灰質部分產生異常變化。有 PMS 症狀的女性，其荷爾蒙失調主要會影響腦中兩個區域：PFC 以及邊緣系統或情感中心，並降低體內帶來良好感受的神經化學物質血清素的濃度。大腦在經過這樣的變化後，就等同於和清晰的思考、好的判斷力、穩定的情緒說再見；迎來健忘、注意力不集中、行事衝動、具侵略性、情緒化、憂鬱以及易怒。根據美國國家衛生研究院的生理週期研究，放著 PMS 不去治療的時間越久，罹患失智症的風險就越大。這就是為何與妳的週期同步以及讓荷爾蒙達到平衡是如此重要，這不單單是為了解決經痛或腹脹而已，也是為了要讓大腦的功能最佳化，確保妳未來的健康。

❖　進入生理週期節律有什麼優點？

只有在妳的荷爾蒙分泌量達到平衡時，月經週期的自然起伏才能對大腦的功能產生可預測且正面的影響，讓妳整個月都能好好利用自身獨特的天賦與才能。若荷爾蒙能達到平衡狀態，那妳的經期四階段看起來就會像下述這樣：

●**濾泡期**：荷爾蒙對大腦的整體影響讓妳對新事物、新創意和新開始抱持著開放的心態。此時妳可以想想自己生活中還缺少些什麼？妳該將自己的目標放在何處？

●**排卵期**：荷爾蒙會刺激大腦的語言與社交中心，此時妳應該跟所有交談的對象談論自己想達成的目標。此一階段非常適合進行重要對話、和妳的社群進行連結、並享受自己散發出的吸引力。

●**黃體期**：此時妳大腦的化學機制會使妳在處理事情與細節上得心應

手，並且能夠完成一些計畫。在此一階段的前半段，妳可以花一些精力與他人相處；而在後半部分，則更專注於照顧好自己、為自己發聲，可以多多說「不」，並堅決地劃下自己的界線，不然這一週妳可能會變得很易怒。

• **月經期**：荷爾蒙濃度快速滑落到最低點，使得妳大腦的左右半球彼此的溝通效率達到最高峰：左腦負責分析、右腦負責情感。這代表此時最適合綜合評估一下目前的情勢以及自己的感受，再決定最佳的行動方案；排出時間來分析並回顧自我表現，並策略性地思考生活中的整體目標。妳想要追求的事物在此刻仍舊不變嗎？妳對於自己生活中各個層面的表現感到滿意嗎？妳是怎麼分配時間的呢？都是和誰一起度過的呢？將自己的注意力轉向自我，記錄或反思目前的情況。若妳下載了 MyFLO 應用程式（www.MyFLOtracker.com），該程式就會提醒妳說要進入下一個生理週期階段了。

生物系統二：免疫系統

每次只要辦公室裡面有人生病，我先生就一定會被傳染，並且需要花上一段時間才能康復；但我只有在長時間壓力過大時才會生病。我有許多女性朋友都有類似的體驗，女性似乎對一般常見疾病的抵抗力較強，就算接觸到孩子從學校帶回來的強力病毒，我們也很少會因此生病。越來越多研究機構開始解析為何女性擁有較強的免疫系統，而此處說的不只是一般感冒和流感病毒而已，女性天生較能避開傳染病、敗血症以及創傷所引起的休克情況。女性也較不容易罹患癌症，事實上，根據 2012 年《遺傳學前沿》（*Frontiers in Genetics*）中的研究，XY 染色體族群的人一生中罹患癌症的機率是 45％，但女性卻只有 38％，其壽命比男性來得要長。

女性的荷爾蒙在免疫反應上扮演著重要的角色，根據 2017 年《荷爾蒙與行為》（*Hormones and Behavior*）中發表的一項研究顯示，一般來說睪固酮會抑制免疫反應，而雌激素則會增加免疫反應。基本上，女性的基因與荷爾

蒙天生就具有提升免疫系統的功能，有助於我們抵禦傳染病和疾病，特別是處於生育年齡的女性尤其如此，因為身體要夠健康才能夠生育小孩。

❖ 妳的生理週期會如何影響免疫系統？

妳是否曾注意到自己在經期前特別容易感冒呢？這可以從生物學上解釋。妳的免疫系統在生理週期的不同階段會對傳染病、病毒、流感病毒有著不同的反應，女性直覺注意到自己身體能抵禦常見疾病的這一點已獲得科學證實。2018 年《生態與演化趨勢》（*Trends in Ecology & Evolution*）發表了一項針對女性自然週期健康的研究，令人興奮的是其結果發現，女性在週期的前半段雌激素分泌量會上升，讓女性的免疫系統處於隨時準備進行攻擊的高度警戒狀態，能有效抵禦傳染病且維持健康。而在女性生理週期的後半部分，荷爾蒙濃度則會下降，免疫系統強度轉弱，也就代表身體較不容易產生發炎反應。免疫反應之所以會出現這些改變，很明顯是為了要增加女性懷孕的可能。在濾泡期擁有較強的免疫力能讓妳維持良好的健康；而在週期的後半部分，免疫系統則會變弱，讓身體不會將受精卵當作外來入侵者而進行攻擊。若妳的荷爾蒙分泌能達到平衡狀態，那妳其實是察覺不到免疫力變化的。一旦荷爾蒙失調的話，就很可能會在免疫力轉變時感到疲憊或是被生病的同事傳染。

❖ 若忽略自身的自然週期循環會出現什麼後果？

若無法與自己的第二個生理時鐘同步，那我們的超強免疫系統就會工作過度，有太多女性都罹患了自體免疫疾病，包括橋本氏甲狀腺炎、紅斑性狼瘡、多發性硬化症、類風濕性關節炎等等，因此我們必須考量到忽略第二個生理時鐘所將帶來的後果。科學家發現雌激素是一種免疫調節劑，也就是會和一些系統性疾病如自體免疫與發炎症狀相關。一名德國研究員於 2012 年

在《自體免疫評論》（*Autoimmunity Reviews*）中寫道，一些女性在經期前幾天或經期中間會經歷一些嚴重的慢性病症狀。讓我來更清楚地說明：妳的自然生理循環不會讓妳更容易罹患自體免疫疾病；但若妳在飲食、運動、生活層面無法與生理週期同步以支持自己的生殖時鐘的話，就會打亂妳的荷爾蒙分泌量，使妳更容易受到免疫系統壓力的影響。

❖ 進入生理週期節律有什麼優點？

　　了解自己免疫系統的週期改變能夠賦予妳力量，讓女性能透過補充可提升免疫力的微量營養素來用生物駭客法駭入自己的身體、增強抵抗病毒的能力；如此一來妳在生理週期的後半段就不會被傳染感冒或是流感。而在週期後半由於免疫力會自然減弱，因此更該好好照顧自己，才能平衡這種自然的變化，並保護自己免於罹患自體免疫疾病，讓不適症狀減到最輕。我遇到非常多女性都患有慢性疾病，但當她們開始將自己的生活與自然生理週期同步後，症狀就大幅減輕了許多。「生理週期同步法™」會告訴女性該如何照顧並滿足自己的身體所需，以促進健康的免疫反應、減輕症狀、並讓自己整個月都能擁有好心情。

生物系統三：新陳代謝

　　我們生下來就不斷被灌輸新陳代謝快代表活得極為健康，並且是減肥的關鍵要素。但幾十年的研究結果卻顯示女性的靜止代謝率比男性低，而這樣的差異不是由於身體組成或健康狀況不同的關係。我們一直以來都被迫相信女性代謝率慢是個問題，我們必須要對自己更嚴厲、更克制才能矯正回來，但卻常常矯枉過正。是時候用全新的觀點來思考這個議題了：大自然讓女性有能力創造另一個生命，因此當然也讓我們的代謝遠比男性來得有效率。當男性正快速地將營養排出體外的同時，女性卻能讓營養保存於體內較久，並

從所攝取的食物中提取更多的養分，讓體內有更加營養豐富的環境供胎兒生長。

顯然的，妳不能用男性的生物駭客法來駭入自己的營養和健康，而是需要採取專為女性代謝所設計的飲食與健身計畫，妳可以在 www.IntheFLObook.com/bonus 中獲得更多相關的資源。

❖ 妳的生理週期會如何影響新陳代謝？

妳可能會認為自己的身體應該是一台每天不斷燃燒熱量的機器，但妳的生物化學機制卻不是這樣運作的。關於生理週期對於新陳代謝的影響，一個英國研究團隊在回顧了眾多現有研究後，於 2007 年在《國際肥胖雜誌》（*International Journal of Obesity*）上發表了一項結論，指出女性燃燒熱量的能力會隨著荷爾蒙週期而變化。一般來說，雌激素上升會抑制食慾；但當雌激素減少、黃體素分泌量增加時，則會刺激食慾。女性的代謝在週期前半段是緩慢的，食慾會受到抑制以保存養分，為可能受孕一事做準備。而根據《美國臨床營養學雜誌》（*American Journal of Clinical Nutrition*）於 1986 年的一項研究顯示，女性在黃體期階段所消耗的能量大約是 8 ～ 16% 之間，也就是每天能燃燒 89 ～ 279 卡路里的熱量。聽起來很棒，但是英國科學家很快就發現這如同代謝奇蹟一般的現象常常也會促進食慾大增，讓女性每天渴望多吃進約 90 ～ 500 卡路里的熱量。想吃東西來攝取額外熱量背後的原因，就是由於在生理週期後半段，我們的生殖本能會開始啟動來滿足受精卵需求的緣故。

❖ 若忽略自身的自然週期循環會出現什麼後果？

若妳的飲食與自己的生物化學機制不同步，可能會在週期前半段減掉幾公斤，但到了後半段體重計上的數字就會回升。只依照二十四小時晝夜節律

來進行飲食調整是無法解決問題的，因其照顧不到女性的自然週期或是體內的第二個生理時鐘。其實若妳翻到下一章，就可以看到許多盛行的節食法，像是間歇性斷食、生酮飲食、原始人節食法，都是和新陳代謝相抵觸的，反而無法使我們順利減重。

❖ **進入生理週期節律的優點**

依照不同的週期階段來進行適合的飲食與運動，就能透過生物學的方法成功減肥。這個以女性為主的方法會教導妳如何平衡黃體期對養分保存的渴望，讓整個月體重都不會增加。而妳要做的就是專心攝取特定食物來更有效率地燃燒熱量，妳將會在下一章中學到哪些食物是適合此一階段食用的。上述的英國研究團隊也指出，根據他們對現有的數十項研究所進行之文獻回顧發現，在體重管理方案上，飲食與卡路里攝取量和身體活動的強度，都需要依照月經週期的不同階段來進行客製化的設計。科學理論又再次證實女性的身體自然而然會傾向與月經週期同步！

生物系統四：微生物菌叢

妳的胃腸道、陰道與乳房都充滿了數以兆計的有益細菌。當這些友善的微生物處於平衡狀態時，就能讓妳活力充沛、身體健康並且能抵禦疾病。然而若體內的微生物失衡，或是壞菌混入其中，那就會引發肥胖症、類風濕性關節炎、ADHD 等等。有越來越多科學研究發現人體中的微生物菌叢組成有著性別上的差異，例如《自然通訊》（*Nature Communications*）於 2014 年的一項研究中，就發現女性和男性的腸道菌群對於相同的飲食會呈現不同的反應。其他研究員也發現女性和男性體內特定腸道細菌的數量不同，隨著體重增加，某些細菌的增生狀況會出現性別上的差異。難怪妳的兄弟可以透過適合他們生物節律的節食法成功減重，而妳的體重數字卻毫無變化！

妳的腸道微生物菌叢與大腦有著特殊的連結，事實上，腸道中約有一億個神經元，常常被稱作為人體的「第二個大腦」。根據《細胞》於 2015 年的一項研究，人體超過 90％的血清素都是由腸道負責提供，儘管科學家沒有發現男女在腸道與血清素的連結上有何不同，但從邏輯上看來，腸道能生成「快樂神經傳導物質」就代表妳的微生物菌叢健康會對妳的心情產生影響。

　　妳知道乳房中也有微生物菌叢嗎？或是這些菌群可能可以調節妳得到乳癌的風險嗎？2016 年一項發表在《應用及環境微生物學》的研究發現乳癌病患與正常女性的細菌組成是有所不同的。此一發現針對乳房微生物菌叢在預防或發展乳癌上所扮演的角色提出了許多問題，而現在科學家也在實驗室中努力，試圖確認是否能用益菌來治療乳癌。

❖ 妳的生理週期會如何影響微生物菌叢？

　　人體的微生物菌叢與荷爾蒙息息相關，有些人甚至認為其可以算作內分泌系統的一環。科學證實雌激素會在許多方面影響腸道：促進腸道益菌成長與增生，並提供保護屏障來防止腸道出現滲透，阻止腸道內的物質漏到身體裡頭造成所謂的腸漏症，避免引起腹脹、腹部絞痛、排氣變多、對食物敏感與其他消化問題。根據《神經免疫學期刊》（*Journal of Neuroimmunology*）的研究顯示，雌激素受體也會影響腸道內細菌的組成，妳可能會傾向認為雌激素分泌量越多對妳的腸道越好，越少就越差，但這其實沒這麼簡單。就如同人體所有的生物系統一樣，荷爾蒙的平衡才是讓功能最佳化的關鍵。

　　在此方程式的另一端，妳的腸道微生物菌叢扮演著分解雌激素的重要角色，也是維持荷爾蒙平衡的關鍵。特定的腸道細菌，或更具體來說是一種叫做雌激素體（estrobolome）的細菌基因，能夠生成關鍵的酶來幫助代謝雌激素。妳的腸道因此成為了排泄系統的一部分，此重要機制能將荷爾蒙排出體外，若能有效率地進行，就能對荷爾蒙的平衡起到關鍵的作用。

❖ **若忽略自身的自然週期循環會出現什麼後果？**

　　考量到月經週期對微生物菌群在各種面向上的影響，我們可以順理成章地認為，荷爾蒙失衡會使得腸道、陰道和乳房健康出現問題；運作不良的內分泌系統會導致體內堆積過多的雌激素，而幾乎所有荷爾蒙失衡的症狀，像是不孕症、PMS、性慾低落、經痛、大量出血以及 PCOS，都和雌激素過量有關。

❖ **進入生理週期節律有什麼優點？**

　　若在生理週期中，荷爾蒙都能一直維持平衡的狀態，就能促進更多重要微生物菌叢生成。腸道更為健康就能使得消化更加順暢、減重更加輕鬆、能改善神經傳導物質的生成並提振心情。陰道細菌平衡可以降低酵母菌感染風險、改善不孕症、減少早產的機率並提升寶寶的健康。至於乳房的微生物菌叢部分，我們仍舊需要進行更多的研究──但我認為荷爾蒙的平衡是極可能對乳房健康有正面影響的。

生物系統五：壓力反應機制

　　誠如妳在第二章中所看到的，現代人追求的是永恆的收穫與無盡的生產，但這和我們的生理時鐘以及女性的自然節律相違背，並且會影響我們的壓力反應機制。女性和男性在面對壓力時，自然而然會在身心層面上產生不同的反應，根據美國心理學會於 2010 年在《美國壓力》（*Stress in America*）中的研究報告顯示，女性較容易認為自己肩負巨大壓力，也較常認為自己所受到的壓力正在增加，我們也更容易出現下述由壓力所導致的情緒及身體症狀：

- 頭痛
- 易怒

- 疲倦
- 缺乏精力

- 缺少動力
- 隨時可以哭出來
- 緊張
- 焦慮

- 感傷或憂鬱
- 反胃
- 肌肉緊繃
- 胃口改變

越來越多的研究揭露出這些差異背後的生物及神經機制，要了解這些機制，我們必須回頭來看看人類壓力反應的生物化學基礎。下視丘—腦下垂體—腎上腺（HPA）軸是該系統的航空交通管制員，一般來說當妳感受到壓力時，下視丘就會啟動並命令腦下垂體開始分泌促腎上腺皮質激素（ACTH），而流動的 ACTH 則會傳送訊號到妳的腎上腺，打開釋放壓力荷爾蒙的閘門，包括皮質醇和腎上腺素。但 HPA 軸的運作方式在女性和男性身上有所差別。

男性身上的生物反應特色為「戰鬥或逃跑」，皮質醇會將葡萄糖送進肌肉中，同時血壓與心跳也會因為腎上腺素分泌而增加。大部分描述此一過程的文章都會提到原始的穴居人類，並詳細解釋此一反應能如何瞬間增加體內能量，讓原始人得以跑贏一頭朝著他們衝過來的的水牛，或是打贏其他入侵的敵人。等到他們安全回到洞穴或趕走其他部落的入侵後，危機便會解除，而他們體內的系統也就隨之恢復正常。

然而，人們卻對女性的 HPA 軸反應鮮有著墨（並不令人意外）。在 1995 年之前，大部分針對壓力反應的研究幾乎都只有男性參與其中，而這也是為何戰鬥或逃跑反應成為文化制約的部分原因。《心理學評論》有一項較新的研究回顧了兩千份報告，並指出女性的身體並非總是照著男性的模式在運作；反之，女性在面對壓力時更容易產生「照料和結盟」的反應。女性在面臨壓力時會更傾向照顧年輕的族群，並與他人結盟來獲得支援，以此方式增加生存的機會，而這不只是為了自我的生存而已，同時也是為了提高下一

代的存活率。看看有多少女性在社交媒體的災難救援集資活動中出錢出力，募款給颶風、地震以及恐攻的受災者就曉得了吧。

從生物層面來看，和男性面對外來威脅或緊張情況時的典型反應不同，女性的荷爾蒙會抑制腎上腺素飆升。在壓力下，女性的大腦會釋放出一種讓人感覺良好的神經化學物質——催產素，也就是所謂的親密荷爾蒙。雌激素能促進催產素的釋放，而睪固酮則會阻止催產素分泌，正因為女性和男性在這些荷爾蒙的分泌量上有所不同，才會使得所啟動的腦部區域不太一樣。

❖ 妳的生理週期會如何影響壓力反應機制？

妳是否在月經來的前一週會覺得倍感壓力？是否更難處理多出來的工作量？妳是否會因為掛心和姊妹的爭吵而在半夜驚醒？其實妳並不孤單，也沒有多心，《生理與行為》（*Physiology & Behavior*）於 2017 年的一項科學研究證實了女性一直以來的感受，那就是相較於生理週期的前半部分，女性的生理機制會在週期後半段提高對壓力的反應。而早先一項刊登於 2013 年《精神神經內分泌學》（*Psychoneuroendocrinology*）的研究報告中也發現，與生理週期前半段相比，女性在週期後半段會釋放大量的壓力荷爾蒙皮質醇，讓妳在面臨壓力時反應加大，而這很可能是自然界幫助懷孕中的女性保護受精卵的方式。

❖ 若忽略自身的自然週期循環會出現什麼後果？

壓力會對妳的大腦產生極大的傷害，根據 2015 年刊登在《內分泌學期刊》（*Journal of Endocrinology*）上的一項研究顯示，壓力會衝擊負責認知功能、決策制定與心情感受的神經迴路，並會反過來改變其他生物系統如神經系統、免疫系統與新陳代謝的運作。另一項於 2011 年刊登在《工業身心醫學期刊》（*Industrial Psychiatry Journal*）上的評論則指出，壓力反應機制會啟

動女性和男性大腦中不同的區塊，女性是大腦邊緣系統，而男性則是前額葉皮質中的一區。根據 2016 年《細胞代謝》（*Cell Metabolism*）中的一項研究顯示，女性和男性在面對壓力時，位於大腦下視丘和食慾及飽足感相關的受體也會出現不同的反應；女性的食慾會下降，但男性卻不會，而這可能就是女性更容易出現飲食障礙症的原因。

　　壓力過大也可能會擾亂妳的性生活和生育能力。在壓力之下所釋放出的化學物質會干擾體內的雌激素、黃體素、黃體化激素、FSH 以及催乳激素的生成，太多壓力會讓妳的荷爾蒙分泌量失控，導致亂經、不孕、以及性冷淡。一項於 2013 年發表在《性醫學期刊》（*Journal of Sexual Medicine*）的研究指出，慢性壓力不只降低了對於床第之事的慾望，還會深度衝擊我們的生理健康。事實上，擁有高度慢性壓力的女性更容易出現性喚起障礙。

　　曝露在慢性壓力下會消耗妳體內的能量，讓妳感到疲憊不堪，最後甚至到了完全負荷不了的狀態。妳可能會認為慢性壓力最終會造成腎上腺疲勞，但傳統醫生卻不認為這算得上是一種疾病。儘管妳的症狀非常明顯，但倘若妳請醫生檢查是否為腎上腺疲勞，他卻很可能會說「妳沒事，只是想太多了」。好在健康領域還是有像艾薇娃．羅姆（Aviva Romm）醫生一樣的傑出人士，指出腎上腺疲勞其實就是所謂的身體調適負荷。研究人員認為身體調適負荷為一種生物指標，用來測量會影響人們整體健康的身體及大腦「磨損」程度。一項 2007 年發表在《公共科學圖書館：綜合期刊》（*PLOS ONE*）上的報告說，一個人身體調適負荷程度越高，身體狀況就越差。

　　壓力反應與荷爾蒙週期是互相影響的。就像妳的荷爾蒙週期能影響妳的壓力反應一樣，妳的經期也會因為壓力反應失控而被打亂。以下是五種皮質醇上升對月經週期所造成的影響：

　　• **打亂胰島素分泌**：皮質醇濃度上升會干擾胰島素控制血糖的能力，並打亂了排卵和月經週期。

- **降低黃體素分泌**：皮質醇會干預黃體素的生成，並打亂妳的月經週期。當妳的身體面臨壓力時，就會利用黃體素來生成比預期更多的皮質醇；若妳正希望受孕，那就要小心黃體素濃度不夠高會降低懷孕的機會，而且會較容易出現早產的可能。

- **推遲排卵期**：若壓力是在接近排卵期時到來，上升的皮質醇濃度就會推遲或防止卵子被排入子宮當中。從生物學的角度來看，妳可以理解為身體不希望在巨大的壓力下懷孕，因為人體會視壓力為立即的威脅，因此需要保留能量來進行應對；一旦威脅消失了，妳的身體就會重新準備受孕。

- **改變經期的長度和來潮的時機**：若排卵期開始之後壓力才出現的話，就會造成荷爾蒙失衡，導致月經發生一些變化，例如點狀出血、下一次月經提早到來、月經比平常稠或稀或是顏色跟天數有所改變。就算妳平常是不會經痛的人，荷爾蒙失衡的狀況也可能會導致妳出現經痛等等症狀。一項於 2004 年發表在《婦女健康問題》上的研究指出，和壓力程度持平的女性相比，壓力較大的女性月經週期較短，經血來潮的天數也會比較少。而根據《美國流行病學雜誌》上的其他研究顯示，常見的壓力來源像是考大學等等，都會引發較長的生理週期。

- **妳的月經可能會停止**：在壓力特別大的時候，妳的月經可能會比平常還要晚來。但妳知道晚來的月經或許不是真的月經嗎？若妳跳過了排卵期，荷爾蒙就不會如常起伏造成月經；在此情況下，這更可能是為了要讓子宮內膜剝落所產生的突破性出血。因為若妳沒有排卵，這就不算是一個生理週期，只是妳的子宮仍然會讓已增厚的內膜剝落。妳不應該認為較晚來經是一件可以輕易忽略的事，其實身體正在用這個方式指出妳正處於持續或慢性壓力當中，無法發揮最佳的身體機能。此時身體會關閉排卵期來保存資源及能量，以執行存活所需的功能。若妳沒有想要受孕，或許會覺得不排卵也沒什麼大不了的；但請妳三思：當身體不排卵了，就代表會出現更多荷爾蒙症

狀和經期問題，像是 PMS、青春痘或是經痛。因為壓力過大而導致月經延遲不只是讓人感到不便而已，而是一連串其他嚴重健康問題的前兆。

❖ **進入生理週期節律有什麼優點？**

別讓壓力主導妳的月經週期後半段，或任由身體發展出慢性疾病；應該要學會掌控壓力，而非放任壓力來控制妳。在本書接下來的章節中，妳將會看到「生理週期同步法™」如何幫助妳在黃體期克服壓力，理解到妳的第二個生理時鐘會如何讓妳遠離慢性壓力，以及如何採用女性生物駭客法來維持穩定的皮質醇濃度。

女性主義觀點：不同卻平等

看到科學證據顯示男女在生理機制上有著如此多根本上的不同，以及這些不同之處對女性各方面所產生的影響，自然會使妳感到非常驚訝，並且明白這些方法確實可行。但儘管如此妳還是會產生一絲顧慮，畢竟在過去十幾年中女性一直想方設法去證明自己和男性平等；而我們當然是平等的，也值得在工作上、在政治圈中、在整體社會裡享有平等的待遇。女性的生物特徵完全不會阻礙我們與男性平起平坐，或取得相同的機會；但從健康的觀點來說，現代女性確實值得更多的關注。當前醫界已經開始研究生物個體療法，所有人都適用同一種療法的概念已經是過去式了，例如現在醫生會逐漸針對個人的基因表現以及個體病況來進行癌症治療。在談到女性健康照護與福利時，我們也終於迎來將女性生理機制和荷爾蒙週期波動納入考量的階段了。

另一方面，若荷爾蒙在人類身上有這麼多主導權，似乎代表男女的自由意志比想像中來得薄弱許多。而現實的情況是妳得配合自己的生物節律來運作，才有辦法提高自我表達的能力；反之亦然：要是妳不配合自己的生物節

律來運作，那能做的事只會越來越少、體驗越來越糟，這點對男女來說都是一樣的。在觀念轉變後，我感到自己徹底獲得了解放，這是我初次體會到轉念的強大，原本我每天都在想辦法強迫自己要有一致的表現，現在終於可以放下這股必須做到完美的扭曲執念了。在為眾多女性提供諮詢服務的這些年中，我明白解脫是一種常見的感受。學習女性生物化學機制的知識後，我變得更加愛自己，並對女性身體、大腦與生物系統運作方式有了更多的認知和關愛。妳會清楚的理解到：一旦妳接受了體內自然的生物化學反應，並體認到這會對妳的生活產生多大的影響，那就沒什麼好猶豫的了——要對抗體內的自然反應？還是要與其合作呢？妳每天的生活方式與自我照護選擇要不就是抵觸自然生理週期，導致身體出現病痛；要不就是提供其輔助來提升妳的認知技巧、使妳活力充沛、心情愉悅。用膝蓋想也知道該選擇哪一個吧！

進入生理週期節律宣言

我明白在自己的生理週期中有四段不同的荷爾蒙律動。

每個階段都會需要用獨特的營養與自我照護法來進行輔助。

這是優化自我健康非常重要一步。

與生理週期各階段同步可以讓我利用創意來找出心目中最佳的方法，讓工作、親職、與愛情上都能有最好的表現。

依照自身的生物節律時機來過生活，可以讓我重新找回主權、讓自己活得更為自由自在。

現在妳已經對自己美好的生理機制有所了解了，是時候來看看各階段應該吃什麼食物、做什麼運動、制定何種精力管理策略才能幫助妳用生物駭客

法駭入自己的營養、健身及行程安排。下一章節將揭露一些簡單的步驟，讓妳能開始與自己的生理週期同步，並從現在起優化自我健康及生活！

第二部分

讓身體進入生理週期節律

我輕柔地對著自己的身體說:「我想當妳的朋友。」

身體深吸了一口氣然後回答道:

「我這輩子都在等待這一刻的到來!」

——內拉・瓦希德(Nayyirah Waheed)

第 4 章

永遠不再節食

一旦我們放棄節食，就能重新拿回一些年少不懂事時丟失的東西：我們的聲音、我們決定吃什麼與何時吃的能力、我們對自己的信念、我們對於放入口中食物的決定權……妳的身體是可靠的……只要妳願意傾聽，它就會告訴妳。

──潔寧・羅絲（Geneen Roth）

　　妳準備好要當一名月經週期的生物駭客了嗎？妳可以將生物駭客當成是一種持續的實驗，追蹤生物指標來調整妳的飲食、健身菜單、生活習慣，目的是找到最好的方法來讓妳的荷爾蒙、生物系統與創意都能維持在最佳狀態。早在這個當紅的術語成為日常詞彙的一部分之前，我就已經想方設法要透過與荷爾蒙同步來駭入自己的身體，目的是想治療 PCOS 並讓自己的健康能有所改善。我花了數千美元購買保證能清除痘痘的產品；嘗試了所有市面上流行的節食法；我當時看的一位醫生還要我遵守一種早晨養生法，也就是喝加了能量綠色蔬菜的胡蘿蔔汁，那杯蔬果汁看起來像一層池塘上的綠藻，而且幾個月後還讓我的皮膚變黃！那些蔬果汁不但沒幫助我消除痘痘，這些節食法也沒一個讓我減肥成功，我感到自己像個失敗者，非常沮喪，不明白為何這些方法對我都沒有效果。我真希望當時的自己已經學到現在我所擁有

的知識，因為我過去所嘗試的這些療法並非是依照女性每個月的荷爾蒙規律所制定出來的。就如同各位在前一章節所見，女性長期以來都被視為男性的縮小版，除了生理結構與性激素不同之外，人們大多假設女性身體的運作方式及反應都與男性類似，這樣的想法使得社會普遍認為對男性有好處的東西也會對女性有益。大錯特錯！就像我過去的生物駭客實驗結果，許多「保證成功的解決方案」最後都對我無效，因為這些都是為了男性的二十四小時生理時鐘所設計出來的，對於任何想要減重的女性來說，這些解決方法一點用也沒有。

在試過一堆方法都沒效之後，我明白即使女性已經證明自己能夠和男性做一樣的事，甚至還能做到更多，我們在生物化學機制上依舊和男性不同。除此之外，由於女性有荷爾蒙波動，我們每一天的狀態都會和前一天不一樣，想要天天用相同的方法來照顧自己，或是遵守為了男性所設計的生物駭客策略根本是瘋了。真正的解決方法是要找到能配合女性生物化學機制、身體週期規律、生物系統以及二十八天荷爾蒙變化的工具，但是要到哪裡去找這些工具呢？

許多當前生物駭客圈中流行的方法，例如間歇性斷食、生酮飲食等等，對女性都沒有什麼效用。因為這些生物駭客法都是針對二十四小時生理時鐘所設計的，目的是為了幫助男性以日為單位來提升精力、專注力和耐力。女性有第二個二十八天生理時鐘，因此需要使用跟男性不同且較不劇烈的做法才行。想要優化女性的系統並讓我們得以利用自身天賦的關鍵方法很簡單，只要輔助並照顧好我們的自然生理週期就可以了。有幾種簡單的技巧能幫助妳駭入自己的身體，讓經期不再有症狀、提高生產力、改善整體健康、心情更愉快、更有創意、與伴侶的感情更加良好，而且能在非常短的時間達成這些目標。與其使用男性的生物駭客法，利用外來資源在二十四小時內提振精力，不如採納以女性為主的生物駭客概念，也就是以補充微量營養素、與女

性自然週期同步的飲食法、運動和生活方式，來支持自己的內在自然能量，並解鎖體內與生俱來的生物天賦。

本書將一步一步展示給妳看如何使用「生理週期同步法™」。本章會教妳如何飲食才能在月經週期的每個階段好好輔助自己的荷爾蒙與生物系統；第五章則會揭露與身體週期同步的運動方式，讓妳少流一點汗，但效果卻更為顯著；第六章將介紹可用來規劃正確時機的工具，幫助妳達到事半功倍的成果。這些都是加入「生理週期同步社團」的基礎，即使妳的荷爾蒙失調、不規律或亂經，我也會幫助妳找到一些簡單的方法來開始與自己的生理週期同步。採用與週期同步的生活方式是最具革命性的轉變，能賦予妳權力去克服這一生中被迫接受的錯誤教育和文化制約。這同時也是照顧妳的兩個生理時鐘最有效率的方法，它將開啟讓生活與體內規律和諧共處的大門；如此一來，妳便能釋放自己的創意、重新取得自己的力量、並為生活增添動力。

妳可以將「生理週期同步法™」想像成「不用節食」的方法，因此能讓妳接觸到大腦和身體與生俱來的自然生物反饋系統。「生理週期同步法™」的核心概念就是「妳自己」！這是妳嘗試過的各種健康、飲食、或運動計畫都沒有包含的部分。這是一個全新的觀念，和妳過去所學的要控制身體完全相反，妳自己就是整個計畫的掌舵手，必須與身體合作來維持健康跟良好的感受。本書所講述的生理週期自我照護法能幫助女性修補與身體的關係；妳必須活在自己的女性身體內——妳得照顧她、餵她、讓她休息、讓她運動，並好好地愛她。

唯一能讓妳與自身的生理機制維持同步的方法，就是任何時候只要感覺不舒服，就該停下來檢視一下目前的情況，並開始進行障礙排除。這是女性生物駭客法背後的指導原則——要持續且深度地針對自己的身體進行觀察並採取相應措施，也就是我所謂的主動聆聽並愛惜自己的身體。請記得，身體是一個實驗載體，而妳是住在其中的科學家，因此要懂得解讀這些實驗的結

果。妳的精力狀態、工作表現、心情、荷爾蒙症狀都是實驗的結果，可以引導妳繼續前進；不用花多少時間，妳就能養成感受自己身體狀況的習慣，並知道該如何提供最佳的輔助辦法，畢竟妳才是最了解自己身體的人。

　　特別提醒：若妳被診斷出患有荷爾蒙疾病如 PCOS、子宮內膜異位症、無月經症或子宮肌瘤的話，請記得必須要在開始生理週期同步法前先打好一些基礎。請見「生物駭客工具組」這一章節，我將一步一步地幫助妳從各種經期問題中走向與生理週期同步的道路。

食物與荷爾蒙的關聯

　　接下來，我將講述「生理週期同步法™」的第一個部分，也就是探索食物——因為食物對身體、大腦及荷爾蒙來說是最好的藥物。我大部分的客戶都會從食物開始他們的生理週期同步生活，儘管妳只在每個階段改吃某種食物，或是只專注在某一個階段採用我所提供的飲食建議，妳依然能發現健康狀況開始出現大幅改善。例如二十六歲的愛麗，她戒掉避孕藥後月經就不來了，但作為一個有機主廚，她對於以食物為核心的荷爾蒙調理方法很感興趣。總體而言，她已經攝取很多我所推薦的健康食物了，但一旦需要提振精神時，儘管很討厭隨之而來的血糖崩潰，她還是會攝取咖啡因、巧克力和甜點來補充能量。後來她決定依照生理週期進行飲食規劃，她將上述這些食物換成營養含量更高的選項，能提供身體源源不絕的能量而非只是應急之用而已，並開始為生理週期的各階段制定客製化的菜單。透過這些微小的改變，只花了約兩個月左右，她的月經週期就恢復到正常的二十八天循環了。愛麗也注意到自己在黃體期時腹脹以及乳房脹痛的情況變少了，至於以前常常會有的下腹部不適感呢？她說現在感覺更像「下腹在嗡嗡唱歌的感覺，而非經痛。」這些改變都是當妳的飲食與生理週期同步時才會產生的，因為妳所吃

進去的食物提供了身體維持荷爾蒙平衡所需的基礎。吃進錯誤的食物或是從飲食中完全刪去巨量營養素中某幾個種類的話，就會缺少能讓身體生成健康荷爾蒙的原料。要讓身體健康、認知功能良好、心情愉快並活得長壽，飲食可說是至關重要的一環。

食物對妳的月經週期和生育能力有著深遠的影響，但當我們的荷爾蒙出問題時，卻常常被告知除了吃避孕藥、動手術或花大錢進行生育治療外，沒有其他可行的辦法。沒人告訴我們這些問題是由於攝取了錯的食物，也沒人告訴我們光靠改變飲食習慣就能治好這些症狀。但科學證明這些都是可行的，以下我將用幾個例子來講述食物對荷爾蒙健康的影響。

初潮：許多研究結果都清楚地顯示，某些含有人工甜味劑的乳製品，包括肉類、含咖啡因飲料、加糖汽水及飲料，與初潮年齡（也就是第一次來月經的時間）提早相關。一項於 2015 年發表在《人類生殖》（*Human Reproduction*）上的研究花了五年的時間追蹤 5,583 名女孩，目的是要看出含糖飲料對於初潮年齡的影響，包括非碳酸果汁、汽水、冰茶，各位猜猜結果如何？比起其他喝較少含糖飲料的女生，每天喝超過 1.5 杯含糖飲料的女孩，其平均初潮提前了三個月。初次來月經的年齡是很重要的，這是第一個能看出荷爾蒙健康與否的跡象，初潮越早的女性罹患心血管疾病、糖尿病、肥胖症和乳癌的風險就越高。

PMS：妳吃進的食物與經前症候群相關。在黃體期後期，也就是經血流出前，雌激素濃度會降低使得血清素濃度也跟著下降，這會讓妳變得更想吃一些單一碳水化合物。但科學證實這些食物很可能會加重妳的 PMS 症狀，比方說吃一袋鹹蝴蝶餅來滿足妳的 PMS 渴望，反而會使身體保有更多水分來中和那些在妳血管中多餘的鈉，最終反倒增加了腹脹的機率。屈服於自己想吃餅乾、糕點或糖果的渴望，能暫時讓心情變好，因為身體需要碳水化合物來生成血清素，但這只是一時的，之後血糖與精力都還是會迅

速下滑，讓妳搭上名副其實的血糖雲霄飛車，導致 PMS 症狀中情緒化、易怒、緊張的程度更加嚴重，並且對單一碳水化合物的渴望也會更為顯著。但反過來說，特定的食物有助於平息妳的 PMS 症狀，例如《內科醫學誌》（*Archives of Internal Medicine*）中一項 2005 年的研究就發現，比起那些較少從食物中獲取微量營養素的女性，飲食中含有大量鈣質和維生素 D 的女性罹患 PMS 的風險則較低。

生育能力：若妳是那六百萬名介於十五到四十四歲之間，難以受孕或是容易流產的女性之一，妳就必須要仔細檢查妳的飲食，或看看是否還有其他潛在問題。哈佛大學公共衛生學院的研究人員花了八年的時間，追蹤了 17,544 名已婚且嘗試要懷孕的婦女。他們將研究結果於 2007 年發表在《婦產科》（*Obstetrics & Gynecology*）上，並指出遵守「生育飲食」並搭配體能訓練來控制體重的婦女，其源於排卵問題的不孕症風險降低了 69%。根據這項研究，排卵問題佔不孕症比例的 18 ～ 30%，而生育飲食則包括下述的飲食習慣：

• 多攝取單元不飽和脂肪（橄欖油、酪梨、南瓜籽）來替代反式脂肪（人造奶油、餅乾、甜甜圈）

• 多攝取升糖指數低的食物（豆子、扁豆、花椰菜、菠菜）

• 多攝取植物性蛋白而非動物性蛋白

• 多攝取鐵質（菠菜、貝類、豆類）

• 多攝取纖維質（鷹嘴豆、朝鮮薊、抱子甘藍）

• 相較於低脂乳製品，應該多攝取全脂乳製品，這個結果讓研究人員都很驚訝（攝取乳製品時，請確保其來源是綿羊、山羊、水牛或是駱駝，因其含有 A2 蛋白質而非 A1 蛋白質，A1 蛋白質可能會引起腸漏症）

• 多吃綜合維生素

• 維持較低的身體質量指數（BMI）

- 每天都要做一些時間較長的運動

停經過渡期與停經：在生理期光譜的另一端，食物也會影響妳的荷爾蒙週期。大部分接近停經過渡期的女性來找我諮詢時，最常提出的抱怨就是熱潮紅。大多數女性會在停經後才出現熱潮紅，但也可能在停經的前幾年或甚至十年前就出現此一症狀。事實上，我聽過幾位年輕女性在月經要來前就會出現熱潮紅的現象；但這個症狀出現的時機點是合理的，因為當子宮內膜剝落後，妳體內的雌激素濃度馬上會以最大幅度開始下降，也就代表妳的體溫會改變並增加熱潮紅的可能。而食物能成為妳的救星！2015 年發表在《更年期》（*Climacteric*）的一項報告回顧了現有的研究並發現，植物性雌激素（一種模仿天然雌激素的植物性化合物）能有效減少熱潮紅出現的頻率。在生理週期的正確階段將含有植物性雌激素的天貝、味噌和亞麻籽加入飲食當中，是讓妳臉上不再出現熱潮紅的關鍵。我們很快就會更加深入地探討這個主題。

所有的這些研究都證實了我職涯中一直親眼目睹到的事實，那就是**妳的飲食能對荷爾蒙功能產生巨大影響**。現在有越來越多研究持續支持這個我早就在客戶身上觀察到的結果，使用食物而非合成激素來平衡荷爾蒙的概念將會變得越來越普遍。光是想像有一天當營養療法（類似於我們在 FLO 荷爾蒙生活中心所提供療法，之後將會有更詳細的描述）變成妳每年婦科檢查時會獲得的常規療法，就讓我感到十分興奮。最重要的一點是，此項研究解開了有害的經期迷思，告訴女性我們不是荷爾蒙的受害者，不用因為荷爾蒙失調而受苦，妳可以利用飲食來改善經期，讓未來的經期更加規律，與妳的生理週期同步就是通往此一結果的方法。

在生理週期的各階段該怎麼吃

　　妳的身體每天都處於不同的狀態，因此飲食法也應該隨之變化！沒錯，定時飲食是尊重妳二十四小時生理時鐘很重要的方法，但由於卵巢和子宮在生理週期的每一週其功能都不盡相同，對於微量營養素的需求也會有所改變。妳必須在週期的各階段攝取能輔助該階段的食物才行，而這些階段彼此連結、互相影響。因此只要在其中一個階段吃進對的食物，馬上就能看到效果。不光是如此，妳也可以將其想像成不斷地給身體禮物的一個過程，在正確的階段吃對的食物，能替優化下一階段的生理機制打下基礎，甚至能為接下來的其他階段提供益處。在特定階段攝取特定食物不只會消除經期問題，也能提升妳的生理機制、協助週期荷爾蒙分泌，並維持和增加妳的精力，讓妳能夠做自己想做的事，活出最棒的自己。上述這些資訊與我們以前所學的不同，過去人們認為荷爾蒙只會阻礙女性，因此必須要將其機制關閉，然而這並非事實！

　　讓飲食與妳的週期同步其實很簡單，在月經週期的各階段吃進不同組合的蛋白質、穀類、蔬菜、水果和其他食物，能協助荷爾蒙分泌，改變妳身體的感受。妳應該根據食物分解雌激素、協助黃體素生成、穩定血糖濃度的能力，在特定階段攝取特定食物。如此一來妳便能吃進多種營養食物，在制定飲食計畫時就能更有彈性。「生理週期同步法™」的目的是要讓妳的生活更便利，同時也幫妳省錢；忘記那些建議一週有一天只能吃半顆葡萄柚當一餐的飲食方案吧，我每次都會想，那我到底該拿另外半顆葡萄柚怎麼辦呢？與週期同步的飲食法最棒的一點就是極其自由，妳不用再斤斤計較熱量，這個方法不在乎妳吃了多少食物，而是有沒有在正確的時間吃進對的食物。一旦妳掌握了訣竅後，就能聽從自己的身體所需，依照直覺來規劃飲食，妳自然而然會渴望攝取健康的食物，而放棄那些會損害妳身體健康的食品。讓我們

來看看該如何吃才能讓妳在生理週期各階段都能維持荷爾蒙的健康。

食物表的起源

　　基於對中醫以及功能營養的研究（利用微量營養素、食物、藥草來滋養身體與器官，包括內分泌腺和荷爾蒙），我創造出了一個週期飲食方案。在這個古老的系統中，每個臟器都有一個主導季節，在這段時間內它們的反應較為活躍，養護起來也最有效率。就在我深入研究荷爾蒙週期的四個階段時，我發現了季節性食物與女性月經週期的四個「季節」之間有其相似性；我所提出的飲食健議方案正是綜合了用食物來滋養內臟的中醫理論、以及能夠維持整個月份荷爾蒙分泌量的生理週期四階段之概念。

　　舉例來說，濾泡期所吃的食物能反映出我們體內的春季，這些食物通常較為清淡，適合這個新陳代謝比較緩慢的時期；濾泡期食物也必須要帶點澀味，對肝功能以及排毒有幫助。排卵期就等同於人體的夏季，雌激素的分泌量達到高峰，因此食物能幫助我們的身體平衡雌激素分泌，滋養心臟功能。而黃體期對應的則是我們的秋季，由於黃體素上升會導致消化變慢，因此要多吃富含纖維的食物來幫助大腸蠕動、促進消化；多吃營養含量高的食物，也正好適合此一時期身體新陳代謝自然加快的現象。至於月經期反映的就是女性的冬季，由於子宮內膜剝落會讓妳流失大量血液，此時儲存能造血的微量營養素就變得非常重要；這些食物也能輔助腎功能，幫助女性平衡在月經期減少的荷爾蒙分泌量。

　　根據妳體內的季節或荷爾蒙階段來輪流吃這些食物是非常合理的。我們荷爾蒙的生物化學機制在各層面的實際運作上都需要特定食物來進行輔助，飲食能幫助生成荷爾蒙、支持排泄系統、幫助我們順利度過新陳代謝轉變的時期、穩定血糖、補充微量營養素等等，因此每天的飲食計畫都有所不同是一件很合理的事情。

濾泡期

多吃新鮮、鮮艷、清爽的食物會讓妳在這一階段感到特別活力充沛，因為此時妳體內所有的荷爾蒙濃度都在上升中。本週妳應該多食用先前提到的植物性雌激素，一種模仿天然雌激素的植物性化合物。若妳的雌激素已經很高了，就不該再吃這些食物；但由於濾泡期的雌激素分泌量較低，植物性雌激素能起到平衡的作用。這些食物包括醃漬蔬菜（泡菜和德國酸菜）、各類蔬菜（四季豆、櫛瓜、胡蘿蔔）、瘦肉蛋白（雞肉、鱒魚）、豆芽和種子，以及富含營養並能維持能量的穀物如燕麥。越來越多的研究顯示益生菌補充品有助於平衡雌激素體的分泌量，我認為富含益生菌的食物也同樣適合此階段。除此之外，妳在濾泡期所攝取的這些食物，會幫助身體為排卵期做好準備；多吃充滿益菌的發酵食物，就能將微生物菌叢以及雌激素體調整到最佳狀態，迎接排卵期的到來。

排卵期

多虧了激增的雌激素，妳在排卵期應該活力十足，心情也較為穩定；然而要是沒有正確的飲食輔助的話，一旦雌激素分泌過多，就很可能會出現雌激素過量的症狀如長青春痘等。根據傳統中醫理論，由於排卵階段會造成體溫改變，此時屬於生理週期中的「陽長期」，因此這段時間可以多吃裸食，像是蔬菜（紅椒、菠菜、番茄、綠葉蔬菜）和水果（覆盆莓、草莓），因為它們充滿纖維也具有降溫效果。這些食物能提供大量的穀胱甘肽，是一種強大的抗氧化劑，幫助肝臟更有效率地代謝體內多餘的雌激素。請記得，妳的新陳代謝在週期前半部分是較緩慢的，因此不需要攝取那麼多的熱量，輕食就足夠了；也不用吃進太多的碳水化合物，一些清淡的穀物如藜麥和玉米就能滿足身體需求。排卵期時若想維持卵巢健康，可以多吃能促進抗氧化且對血管有益的食物，妳的身體才能排出最健康的卵子。這些食物也會消除雌激

素過多所產生的症狀,例如青春痘和腹脹等等。在此階段多吃富含纖維的食物,對妳的大腸也有益處,不但可以增加消化效率,也能幫助肝臟一起努力將雌激素代謝出體外。

黃體期

如同前一章所提到的,《美國臨床營養學雜誌》發現女性的新陳代謝在此階段會自然加速,在黃體期妳的身體需要更多熱量,體內維生素 B 的需求也會增加以生成黃體素來穩定血糖,如果沒有好好遵守飲食規範的話很容易引起糖癮。要抑制住糖癮,妳在一天當中就得主動攝取燃燒速度較慢的碳水化合物(像糙米或地瓜),並轉而多吃富含維生素 B、鈣質、鐵質與纖維的食物。妳可以吃煮熟的綠葉蔬菜,像是寬葉羽衣甘藍、芥菜、西洋菜等含有大量鈣和鐵的菜類以袪溼,因為水腫是此階段許多女性的煩惱。多吃高纖維的食物如鷹嘴豆、梨子、蘋果和核桃,幫助妳的肝臟和大腸在排出雌激素時更有效率,並減少過量雌激素所產生的影響。在黃體期的後半段,雌激素濃度下降,會讓妳想攝取健康、自然的糖類,例如烘烤過的根莖類蔬菜。請確保持續攝取複合式碳水化合物如小米,來穩定血清素和多巴胺的濃度,並預防血糖波動。多攝取營養含量高的食物也能於黃體期提供身體更多的熱量,讓妳在這段時間能好好維持精力。黃體素在週期後半段分泌量增加,會使得消化變慢並可能造成便秘,因此適合這段時期吃的食物還能帶來另一個意想不到的好處:讓腸胃蠕動更快!

月經期

女性的荷爾蒙濃度在月經期會位於最低點,但妳可以透過多攝取蛋白質和健康的脂肪來彌補,因為蛋白質富含胺基酸,是合成荷爾蒙的元素之一。遵守此飲食規範能使大腦在適應荷爾蒙下降時,仍舊讓妳的能量與心情維持

穩定，並且能夠幫助妳在下一個排卵期變得更加健康。根據 2016 年《美國臨床營養學雜誌》的研究顯示，由於妳所攝取的膳食脂肪能增加黃體素和睪固酮的分泌量，因此可以減少排卵期會出現的問題。另外《歐洲實驗生物學期刊》（*European Journal of Experimental Biology*）在 2013 年刊登的一項動物實驗也發現，膳食脂肪和脂肪酸會促進雌激素和黃體素分泌，並改善卵子和胚胎的品質。若妳的身體正在經歷激烈的月經期，增厚的子宮內膜開始剝落，此時的飲食就更該著重在富含營養的食物上，例如紅肉、腰豆、蕎麥。根據傳統中醫理論，此時屬於生理週期的「陰長期」，因此溫熱屬性的食物較適合此一階段。多吃蛋白質、脂肪、蔬菜、低升糖指數的水果，例如藍莓和黑莓，可以讓妳的血糖穩定，並增加妳體內的纖維與抗氧化劑含量。海鮮、海帶、海苔都能替妳的身體重新補充月經期所流失的鐵和鋅等礦物質；這些食物能夠深度補血、補腎，是行經時最理想的食物。若妳發現經期開始後排泄物較稀的話，那是由於缺少黃體素來減緩腸胃蠕動，以及刺激子宮的前列腺素增多的關係，透過與週期同步的飲食調理法能夠幫助妳緩解排便時的異常感受。

生理週期同步法™：食物的節律

	濾泡期	排卵期	黃體期	月經期
穀物	大麥、燕麥、黑麥、小麥	莧籽、玉米、藜麥	糙米、小米	蕎麥（卡莎）、野米
蔬菜	朝鮮薊、花椰菜、胡蘿蔔、生菜（貝比生菜）、波士頓生菜、蘿蔓生菜、巴西里、豌豆（綠豌豆）、大黃、四季豆、櫛瓜	蘆筍、紅椒、紅色抱子甘藍、瑞士甜菜、菊苣、細香蔥、食用蒲公英、茄子、莙菜、闊葉苦苣、秋葵、蔥、菠菜、蕃茄	高麗菜、椰菜花、芹菜、寬葉羽衣甘藍、小黃瓜、白蘿蔔、大蒜、薑、大蔥、芥菜、洋蔥、防風草、南瓜、小蘿蔔、小南瓜、地瓜、水田芥	甜菜、牛蒡、紅皮藻、羊棲菜、羽衣甘藍、海帶、昆布、菇類（鈕扣菇）、香菇、裙帶菜、荸薺
水果	酪梨、葡萄柚、檸檬、萊姆、柳橙、李子、石榴、酸櫻桃、荔枝	杏桃、香瓜、椰子、無花果、芭樂、柿子、覆盆莓、草莓	蘋果、椰棗、桃子、梨子、葡萄乾	黑莓、藍莓、康科特葡萄、西瓜
豆類	黑眼豆、綠扁豆、皇帝豆、綠豆、去皮豌豆	紅扁豆	鷹嘴豆、白芸豆、白腰豆	紅豆、黑豆、黑眉豆、腰豆
堅果與種子	巴西堅果、腰果、亞麻籽、南瓜籽	杏仁、亞麻籽、胡桃、開心果、南瓜籽	山核桃、松子、芝麻籽、葵花籽、核桃	栗子、芝麻籽、葵花籽
肉類	雞肉、蛋	羊肉	牛肉、火雞肉	鴨肉、豬肉
海鮮	淡水蜆、軟殼蟹、鱒魚	鮭魚、蝦、鮪魚	鱈魚、比目魚、大比目魚	鯰魚、蛤蜊、螃蟹、龍蝦、貽貝、章魚、生蠔、沙丁魚、干貝、魷魚
其他	堅果抹醬、橄欖、醃黃瓜、德國酸菜、醋	適度酒精、巧克力、咖啡、蕃茄醬、薑黃	薄荷、螺旋藻、胡椒薄荷	番茶、低咖啡因咖啡、味噌、鹽、壺底油

※妳可以在 MyFLO 應用程式（www.MyFLOtracker.com）和 www.cyclesyncingmembership.com/bonus 上找到更多資訊。

與週期同步的飲食法如何支持妳的五大生物系統

與生理週期同步的飲食法之所以美妙，就是因其必須在特定階段吃進特定的食物，以支持妳的荷爾蒙，並幫助妳消除 PMS、維持生育力、保持健康體重、讓皮膚更光滑、經期更輕鬆自在、提振心情，並且讓妳活力充沛。妳可以想像配合生理週期的飲食法是為了要讓身體、大腦和精神都做好準備，如此一來，才能讓自己的生產力與創造力都達到最佳狀態，並且感到幸福快樂。以下我會用科學面來解釋各種食物對人體各大生物系統所造成的影響。

生物系統一：大腦

大腦中的雌激素會對記憶、學習與心情產生重大影響。就像我們所說的，排卵期中雌激素飆升會提升妳的談話與社交技巧。妳可能會想，若雌激素越高這些有益的特點就越明顯的話，那為何還要讓雌激素降下來呢？然而荷爾蒙並非越多越好，重點是要恰到好處：太多的雌激素會讓妳感到焦慮並且頭腦混沌；但太少的話卻又會讓妳暴躁易怒，只有剛剛好的分泌量才能讓妳維持在最佳狀態。妳所攝取的食物也會影響自己身體在荷爾蒙光譜上的位置——太多、太少、或是剛剛好；例如妳喝羽衣甘藍果昔是因為覺得對身體好？這在排卵期時對妳身體超級好，因為此時妳的雌激素濃度最高；但在月經期雌激素低落的時候卻反倒會對妳不利。另外飲食也會影響誘發情緒的神經傳導物質，像是血清素的生成，當血清素濃度於黃體期自然下降的時候，就會讓妳想吃巧克力餅乾、一大把焦糖爆米花或紅絲絨杯子蛋糕來應急提神，但根據《印度身心醫學與公共衛生影響期刊》（*Indian Journal of Psychiatry and Public Health Nutrition*）的研究顯示，糟糕的食物選擇會導致心情緒障礙如憂鬱症等，而部分原因也可能是由於血清素濃度下降的關係。若沒有按照生理週期規劃飲食，妳的食物選擇就可能會使得神經傳導物質失

調，影響妳的思考、情緒和衝動控制能力，而這些影響在女性生理週期後半段尤為顯著。這就是為何這麼多女性相信迷思的原因，她們認為自己註定只能在生理週期前半段有良好感受，到了週期後半段感覺就會變得特別糟。正如妳在第三章所讀到的，這是一個錯誤的觀念，排卵期激增的過量雌激素會讓妳感到焦慮，然後黃體期雌激素下降時又會感到憂鬱，但妳其實能透過明智的食物選擇來平衡這種忽高忽低的狀態。

與週期同步的優點：飲食與週期同步可以優化大腦的化學機制。妳應該在濾泡期多吃能促進雌激素代謝的食物來預防荷爾蒙堆積在腸道中，這是影響血清素生成的重要因素。而當雌激素於排卵期中的分泌量達到高峰時，則該改吃蔬果裸食來將荷爾蒙排出體外，並平復自己焦慮的心情。當妳處於黃體期時，要多攝取燃燒較慢、複合式的碳水化合物（也就是所謂的「情緒食物」）來穩定血糖並促進神經傳導物質血清素的生成，讓心情感到愉悅，達到一種天然食欲抑制劑和情緒穩定劑的作用。另外內分泌系統最主要的功能之一就是護送葡萄糖到腦部，因此若妳想擁有健康的心情，就必須確保大腦能從複合式碳水化合物中獲得足夠的葡萄糖養分。

生物系統二：免疫系統

食物在妳的免疫系統中扮演著至關重要的角色，能保持身體的健康。研究顯示女性的免疫系統運作在生理週期的前半段會火力全開，幫助妳抵禦病毒；而到了週期的後半部則會開始減弱。若妳的飲食法在此一轉換過程中沒有與生理週期同步的話，就會使妳更容易被外界的病毒傳染。根據《歐洲臨床營養雜誌》（*European Journal of Clinical Nutrition*）在 2002 年刊登的一項研究中顯示，缺乏微量營養素，特別是鋅、硒、鐵、銅、維生素 A、C、E、B_6、葉酸的話，會使得人體免疫力變弱。

與週期同步的優點：週期同步飲食法所建議的食物營養含量都非常高，

能提供妳增強免疫系統所需的微量營養素，對處於黃體期後段的女性來說非常重要，因為此時妳的免疫系統是最需要能量支持的。在這段時間妳應該跳過生冷的食物（再見了，沙拉）轉而多攝取一些熱食，像是湯或蒸花椰菜，因為加熱的過程會讓微量營養素更好吸收、更容易被生物所利用。額外好處是若妳正受到自體免疫疾病所苦，與生理週期同步的飲食法也能夠平衡雌激素的分泌量，將有助於減緩症狀。

生物系統三：新陳代謝

如同妳在第三章所讀到的，女性燃燒熱量的能力取決於她正處於生理週期的哪一個階段。雌激素在週期的前半段濃度會上升，讓妳胃口變小、新陳代謝變慢；而在週期的後半段，雌激素下降、黃體素上升，則會讓身體自然而然多燃燒 8 ～ 16% 的熱量。但這一轉變也會激發食欲，若此時妳採用限制性節食、速效節食或是逼迫妳跳過主要的食物種類——特別是碳水化合物跟脂肪的節食法，反而會讓身體無法產生維持代謝運作及有效燃燒熱量的荷爾蒙；這些限制性節食其實是與妳的脂肪燃燒系統互相抵觸的。

與週期同步的優點：要啟動身體燃燒脂肪的能力，妳必須先在正確的階段吃進對的食物種類與適當的份量才行。在生理週期的前半段，雌激素分泌量增加會抑制妳的食欲並讓妳維持血糖穩定，因此此時的飲食應該要較為清淡，例如沙拉或果昔，並多吃低碳水化合物的食物如雞肉配菠菜和扁豆。但在週期後半段，妳就得多吃一點才能滿足身體對額外熱量的需求，若在這一階段讓自己挨餓的話反倒會加速身體的脂肪儲存機制。此時適合攝取含有豐富蛋白質與減緩燃燒碳水化合物的食物，例如豆子、穀物、根莖蔬菜等等。

生物系統四：微生物菌叢

當妳的飲食與生理週期不同步的時候，就會改變微生物菌叢的平衡，導

致一連串的問題，包括雌激素過量、經期問題、消化問題、容易感染疾病、頭腦不清、焦慮和憂鬱等等。

　　與週期同步的優點：建議濾泡期可以多吃發酵食物來為體內的微生物菌叢種下對身體好的益菌。飲食則應該要從精緻糖與單一碳水化合物轉成複合式碳水化合物（燕麥、大麥）與低升糖指數的水果（葡萄柚與李子）還有蔬菜（胡蘿蔔跟豌豆）來防止身體發展出有害的腸道細菌、維持體內微生物菌叢的平衡，以提升荷爾蒙健康並減少雌激素分泌過量的風險。如此一來妳將不再受 PMS 問題所苦，可以擁有清楚的思緒、歡快的心情以及足夠的能量。由於妳每週都會依照生理週期的階段來更換食物種類，從排卵期的裸食到月經期的熟食，妳的腸道永遠不會因為過度接觸特定的食物而造成發炎反應；這就像是輪耕一樣，是改善腸道健康的一個關鍵。

生物系統五：壓力反應機制

　　科學研究證實了特定食物與營養對壓力管理來說非常重要。根據 2016 年《營養與食物科學期刊》（*Journal of Nutrition & Food Sciences*）當中的一項研究顯示，大量運用在週期飲食計畫中的複合式碳水化合物、蛋白質、維生素 C、維生素 B、鎂和硒，能減少皮質醇與腎上腺素的濃度，在減壓方面扮演著重要角色。若妳忽略自身的生理週期需求，就沒辦法在正確的時機攝取到足量的微量營養素，如此一來會導致壓力增加；這種情況特別容易發生在女性生理週期的後半段，因為此時身體自然而然會多分泌一些皮質醇，因此要是飲食沒有配合生理週期的話，身體就會為了穩定波動的血糖而大量製造皮質醇，使得胰島素分泌量無法即時跟上。在排卵期荷爾蒙濃度會達到高峰，有些無法有效代謝雌激素的女性常常在此時感到焦慮；而當行經時雌激素銳減，她們又會感到非常憂鬱。跳過特定食物種類不吃，是許多目前盛行的節食法常見的方式，但這樣會限制妳獲取一些重要的微量營養素，也會對

身體造成壓力。

與週期同步的優點：當妳聽從自己的生理週期本能，在對的階段吃進對的食物時，就能確保身體獲得所需的微量營養素，不讓壓力入侵，就連月經要來的前幾天也都能保持輕鬆的心情。若妳感到有些疲憊的話，也可以吃海鮮、酪梨、黑巧克力來舒緩妳的壓力系統。

妳的基因藍圖

　　妳的個人基因組成能透露出許多健康的祕密。由於現在已有許多公司提供基因檢測服務，要看看自己是否屬於容易患上特定疾病如乳癌、卵巢癌、阿茲海默症、乳糜瀉的體質可說是容易許多。但妳可能不知道這些測驗同時也能揭露出妳的荷爾蒙健康狀況，例如研究員於2016 年在《疼痛》期刊上就曾發表說他們找出了一個與嚴重經痛相關的基因變異。2009 年基因科學家也辨識出了決定初潮年齡的十個基因變異，以及十三個決定何時停經的基因變異，並將結果發表在《自然遺傳學》（*Nature Genetics*）上。某些基因突變可能會讓妳的荷爾蒙更為敏感，提供消費者 DNA 檢測的公司「23andMe」推出了血栓風險的基因測試，可以由此看出自己是否不適合服用避孕藥。海麗‧貴格斯波（Holly Grigg-Spall）在她的著作《美化避孕藥》（*Sweetening the Pill*）中詳細描述了醫護人員分發荷爾蒙避孕處方的方式，並指出他們都沒有好好警告女性說她們的基因可能不適合服用此藥。現在基因檢測技術越發成熟，妳甚至可以從中發現自己是否應該避開咖啡因的攝取（我下面會詳細討論咖啡因和基因之間的關係）。

　　若妳在荷爾蒙出現重大問題、在避孕藥大肆破壞妳的身體系統前、在咖啡因上癮之前就學到了這些知識的話會如何呢？妳越早了解這

些知識，就越快能開始採取行動來輔助自己的生理系統，避免發展出荷爾蒙症狀。研究也顯示妳能利用飲食與生活習慣為基因表現帶來正面影響，若妳已受到經期問題、疲憊無力、或各種身心健康疾病所苦，基因測試可以提供一個確切的證據，來激勵妳開始配合自己的週期生活。

咖啡因：生物駭客奇蹟或是阻礙生理週期節律的因素？

咖啡（特別是加一大杓奶油或酥油的那種）最近快速崛起成為一種高效、燃脂、提神、止欲的生物駭客工具，若妳打算嘗試此種方法，當然對身體也會有幫助；但我必須再次強調，此一領域大部分的研究受試者都是男性，並沒有將女性週期荷爾蒙的事實因素納入考量。咖啡因對於女性到底有什麼影響呢？讓我來分享一個故事，告訴各位是什麼契機永遠改變了我與咖啡因之間的關係吧。我二十幾歲的時候去婦科做了一次年度健檢，在檢查胸部的時候醫生發現了一個腫塊，並找了其他幾位醫生一同來察看情況。若妳曾被醫生告知說胸部有腫塊的話，就會明白那是多麼可怕的情況。在似乎無止盡的等待後，醫生終於告訴我說這只是個囊腫，是內部充滿液體的良性囊袋，在任何年齡的女性身上都會看到。我鬆了一大口氣，好在不嚴重，但我還是想知道造成囊腫的原因可能為何。「妳攝取很多咖啡因嗎？」女醫生問我，而我當時是個還在準備期末考的大學生，當然喝了很多咖啡！當她告訴我說咖啡因會增加乳房組織產生囊腫的風險時，我馬上就戒掉了所有形式的咖啡因，從此再也不碰了。而根據不斷出來的研究報告成果，我很慶幸自己當時聽從了身體發出的早期警訊。

我們都知道懷孕或哺乳期間不該攝取咖啡因，但科學顯示咖啡和其他含咖啡因的飲料，例如能量飲料和汽水，對女性任何時期的身體來說都是極為

負面的。以下有五大女性應該避免喝咖啡和攝取咖啡因的原因，特別是當妳有 PMS、正在備孕或被診斷出有經期問題的女性則更要注意。

1. 咖啡因可能會導致乳房與卵巢囊腫生成。對有 PCOS、子宮肌瘤、子宮內膜異位症、卵巢囊腫或乳房纖維囊腫的女性，攝取咖啡因是助長良性囊腫繼續發展的不二法門。對於沒有被診斷出有荷爾蒙疾病，但卻屬於荷爾蒙敏感族群的女性，喝提神飲料可能不會讓妳產生囊腫，但還是會打亂妳每月的生理週期。

2. 基因會影響妳安全代謝咖啡因的能力。妳是那種在晚餐後喝一杯雙份濃縮咖啡，還是能睡得跟嬰兒一樣熟的人之一嗎？還是一杯單份拿鐵就會讓妳徹夜難眠呢？這其實是取決於妳的基因。越來越多遺傳學研究都瞄準了一個叫做 CYP1A2 的基因，它控制著一種與其同名、並能分解肝臟中咖啡因的酶，這種基因的變異決定了妳的肝臟能夠分解並將咖啡因排出體外的程度。根據基因變異，妳的身體可能生成許多這種酶，讓妳成為「代謝快的人」（以及成功的咖啡因飲用者）；或只會生成少量的 CYP1A2 酶，讓妳被歸類為「代謝慢的人」。根據基因檢測公司 23andMe 的報告，世上能大量生成這種酶的人不到一半。但這項資訊和妳的生理週期有什麼關係呢？CYP1A2 基因也會代謝雌激素，若妳代謝咖啡因的能力較慢的話，通常代謝雌激素的速度也會趨緩。因此當妳喝咖啡或能量飲料時，肝臟就必須超時工作才能代謝掉咖啡因，而可能剩下的微量營養素也不足以將多餘的雌激素排出體外。若妳屬於代謝較慢的那群人，請注意，一項 2006 年發表在《美國醫學會雜誌》的研究顯示代謝慢的人若每天喝兩杯以上的咖啡，其非致命性心臟病發作的風險就較高。因此在妳咖啡因上癮前，最好先去看看自己是否屬於代謝偏慢的族群。

3. 咖啡因會降低生育率。咖啡因會對女性及男性的生育率都造成負面影響，這是非常令人擔憂的。若妳想要備孕，現在就得改掉這個習慣！以下

是一些最新發表的研究，講述攝取咖啡因與不孕和流產之間的關聯：

- 咖啡因會增加皮質醇濃度、促進腎上腺素分泌，打亂排卵。

- 咖啡因會消耗重要的維生素和礦物質，包括排卵與健康受孕所需的維生素 B 與葉酸。

- 根據 2016 年《生育與絕育》（*Fertility and Sterility*）的一項研究，女性受孕前每天喝三杯以上的含咖啡因飲料會使流產的機率增加 74%。

4. 咖啡因會減少維持荷爾蒙平衡的重要微量營養素。咖啡因會降低重要營養素和礦物質的吸收，例如鎂和維生素 B，這些都是對荷爾蒙平衡來說非常關鍵的元素。

5. 咖啡的酸度會改變腸道菌叢。咖啡的高酸度會導致腸道菌群失衡，降低身體吸收微量營養素的能力。因此就算妳攝取了很多健康食物，身體卻依舊無法受益於這些食物中的維生素和礦物質。沒有足夠的微量營養素，內分泌系統就很難讓荷爾蒙維持正常分泌。

在學到咖啡背後的科學原理後，妳還在猶豫是否要放棄喝咖啡嗎？放心吧：若妳能與生理週期同步的話，身體的血糖與精力就會趨於穩定，如此一來，離開滿載咖啡因能量的雲霄飛車就會比想像中容易得多了。我一般會建議咖啡因成癮的客戶循序漸進地戒掉咖啡因，首先改喝半低咖啡因咖啡（half-caf），然後再逐漸用低咖啡因咖啡來替代，最後換喝南非國寶茶，而且就算妳是一天要喝掉八杯咖啡的人，這個方法也依舊管用。我的一位客戶露辛達擁有各種荷爾蒙症狀，而當她知道咖啡因可能是元兇之一時就希望能擺脫這個習慣。她開始試著配合自己的週期來生活，同時減少咖啡因的攝取量，幾個月後她就成功戒除咖啡因，並且發現自己的荷爾蒙症狀也隨著咖啡因攝取量變少而減輕了。

與生理週期的生物化學機制同步，就能自然而然增加妳的能量儲備，讓妳不用向外求法，透過咖啡或能量飲料來快速提神。一旦妳感到精力下降，

就知道是身體告訴自己該休息、充電一下了。忽略這個訊號然後大啜一口含咖啡因飲料來維持生產力，會打亂妳的荷爾蒙、造成身體發炎，就短期與長期而言，都會對妳的整體健康、心情、生育能力造成傷害。

一起來烹飪吧！

不只是吃什麼、何時吃的問題，如何準備妳的食物也非常重要。根據傳統中醫理論，對身體來說食物有寒熱屬性，會影響妳的荷爾蒙週期。當濾泡期和排卵期雌激素濃度上升時，身體會變得較為燥熱，依照生理週期飲食法的建議，此時最好多吃一些寒涼的食物如蔬果裸食來中和一下。相反的，在之後的黃體期與月經期雌激素濃度會下降，因此該多吃一些溫熱的熟食來支持妳的身體系統。

- **濾泡期**：雌激素濃度開始上升，適合吃蒸、炒等做法的清淡食物。
- **排卵期**：由於雌激素飆升，妳的身體在排卵期屬於最燥熱的階段，此時是享用新鮮裸食如蔬菜、水果、沙拉的最佳時機，果汁與果昔也是不錯的降火選擇。最好選用清淡的烹調方式如蒸或水煮即可。
- **黃體期**：雌激素會在黃體期開始下降，此時可以選擇一些溫熱的烹調方式，像是燒烤或烘焙。
- **月經期**：妳的身體在月經期是屬於最寒涼的時候，因此在食物準備上應該多吃溫暖、滋補的食物如湯或燉菜、燉肉。

減重以及為何節食反倒會讓妳失敗

妳是否也是那群嘗試了所有節食法但都無法成功減肥的女性之一呢？或著妳成功減去了一些體重，但卻在過程中感到非常難受，開始出現經期問

題，最後減掉的體重反而又增加回來了？我時不時就會聽到來諮詢的女性講述類似的經驗，減肥對女性來說是很棘手的，原因有幾項，但都和妳的個人意志無關。事實如下：

• **盛行的節食法沒有考量到荷爾蒙的波動狀況。**這些節食法期待妳每天的飲食計畫都一模一樣，但正如妳在本章中所看到的，每天吃相同的食物其實並不合理。許多流行的節食法，像是低熱量飲食、間歇性斷食與生酮飲食，都不是專為女性生物化學機制與荷爾蒙週期所設計的。看看間歇性斷食的研究，妳就會發現他們的受試者都是男性或停經後的女性。而且妳也會看到近期的幾項包含女性或母老鼠的研究清楚顯示，此種節食法在女性身上的效果遠不如男性顯著。事實上，這類節食法中有些會打亂女性的生理週期、干擾妳的荷爾蒙系統，反倒讓妳無法減重成功。

• **妳的熱量需求在生理週期各階段都有所不同。**女性身體在週期後半段，每天能自然燃燒 98 ～ 279 卡路里的熱量，食欲也會增加，但上述節食法卻都沒有考量到此一變化。

• **妳在生理週期前半段有較多機會燃燒掉更多的脂肪。**懂得利用這項優勢是維持減重成果的關鍵。

• **妳必須先治好荷爾蒙問題。**若妳正受經期症狀所苦的話，就得先讓荷爾蒙分泌量達到平衡後，再去思考減少熱量、不吃碳水化合物、或任何其他的節食法；不然妳既無法消除那些頑固的脂肪，又可能會使得經期症狀加劇。作為一名曾經有過 PCOS 的患者，我親身驗證了荷爾蒙達到平衡之後再進行減肥的重要性。我之前曾一度胖到超過 90 公斤，也嘗試過了所有市面上的節食法；我恪守一切規定，不論是計算所攝取的熱量、量測食物本身的重量、還是跳過一整類食物不吃等等我都照做，但卻毫無成效，就是瘦不下來，而且荷爾蒙症狀還變得更為嚴重。我感到非常沮喪，而且很長一段時間都認為是自己的問題。後來我發現，這套將體重、皮膚、經期、情緒問題或

其他健康問題——單獨拉出來處理的做法，無法反映身體的整體運作方式。我們身體各層面的健康都與女性荷爾蒙週期和自然的生物節律彼此互連互通。不理會潛在荷爾蒙因素的情況下試著解決某一層面的問題註定會失敗，但倘若妳滿足了體內生物化學機制的需求，身體各系統就會開始調整——甚至有點像魔法一樣——讓妳的體重、精力、皮膚問題通通迎刃而解。

請別誤會，若妳有將女性生理機制考量進去的話，許多盛行的節食法還是對女性很有益處的。要是妳對市面上流行的節食法還是很感興趣（生酮、間歇性斷食、無穀物飲食、蔬菜裸食、長壽飲食或熱量限制節食法），那首先我們可以來看看這些節食法會如何影響女性的荷爾蒙，以及妳該如何利用這些節食法才會對健康有益。

生酮飲食

生酮飲食是低碳水化合物、高脂肪的飲食計畫，主要的目標是觸發酮症。碳水化合物是妳身體最主要的能量來源，而酮症是當身體的碳水化合物攝取量不足時自然會產生的一個新陳代謝過程，由於此時沒有碳水化合物可以燃燒來形成能量，因此身體便會轉而將脂肪作為燃料。此概念非常簡單：燃燒脂肪減重，變得更加苗條。生酮飲食有幾種變化類型，但最常見的標準生酮飲食建議實行者攝取 75％的脂肪跟 20％的蛋白質，然後吃少於 5％的碳水化合物。（我的天啊！）這個比例基本上就代表妳每天只能吃少於 50 公克的碳水化合物（或甚至在某些情況下會少於 20 公克），要具體感受到這個數字所代表的意義，可以用燕麥片為標準，一杯煮好的燕麥片所提供的熱量為 30 公克。生酮飲食可說是原始人節食法與阿特金斯節食法的極端版本，上述兩種都強調要吃蛋白質和脂肪多於碳水化合物。

- **優點：**以蛋白質和脂肪為主食可以幫助妳維持飽足感，並多吃新鮮、

全穀物的食物，並減少妳吃加工垃圾食品的機率。

• **對荷爾蒙的負面影響**：燃燒脂肪聽起來很棒，但生酮飲食可能對女性沒那麼有益。動物性蛋白含量高的飲食會導致鬱血性肝病變以及雌激素分泌過量，而這些是荷爾蒙功能失常的最大元兇。《21 天增肌燃脂計畫！啟動生酮與改造體態攻略》的作者馬克‧西森（Mark Sisson）說道：「女性在實行生酮飲食時，需要採取特別的預防措施。」他明白女性的生理機制對於熱量限制較為敏感，因為我們的身體為了孕育下一代，其能量儲存機制在設計上就得特別精巧。他同時也指出要讓女性的生物化學機制適應生酮飲食，應避免刻意限制熱量，不能將生酮飲食搭配間歇性斷食或過於嚴格遵守生酮飲食的規範。另一個在採取生酮飲食前應先三思的理由，就是生酮飲食對於甲狀腺健康的影響。針對這點各項研究結果都有所不同，但許多研究都指出生酮飲食會影響三碘甲狀腺素的生成。由於女性甲狀腺問題比男性多出了五到八倍，而且很多女性都患有甲狀腺機能低下症，使得減重更為困難，因此在斷然採取生酮飲食前更該好好地考量這個問題。

間歇性斷食

間歇性斷食（Intermittent fasting，簡稱 IF）是在進食與禁食間循環的一種十分流行的節食法。其概念是基於我們的穴居人祖先的經驗：他們會有一段時間沒有食物吃，然後狩獵成功獲得食物，接著再回到無糧可吃的狀態。倡導者宣稱這是我們身體自然運作的方式，並認為其有助於調節血糖並燃燒脂肪。IF 也有許多種類，一些較為常見的策略包括一週斷食兩天，然後其他五天正常飲食；或是一天中進食八小時然後再禁食十六個小時。

• **優點**：一些研究發現 IF 有助於減肥並減少體脂肪，提高胰島素的敏感度，改善消化功能，降低許多疾病風險並幫助新細胞生長。

• **對荷爾蒙的負面影響**：IF 會在許多方面傷害妳的荷爾蒙與生物系

統。舉例來說，莎拉・加特弗萊德（Sara Gottfried）是一名醫生兼多本書籍的作者，她在《終結肥胖：哈佛醫師的賀爾蒙重整節食法》中就指出 IF 會對實行者的血糖產生不良影響。斷食導致血糖驟降，而大吃大喝則會讓血糖飆升；任何造成血糖不穩的做法都會傷害荷爾蒙的健康。

　　妳可能會懷疑，那些認為 IF 對人體有益的研究又是怎麼一回事呢？大部分針對間歇性斷食的研究都是以男性為受試者，少數將女性納入其中的研究則對此節食法持有不同的意見。2005 年一項針對肥胖症的研究結論指出，IF 會增加男性體內的胰島素敏感度，但在女性體內作用卻完全相反。另一項 2013 年刊登在《公共科學圖書館：綜合期刊》上關於老鼠進行間歇性斷食的研究發現母鼠卵巢的大小會因而萎縮、停止排卵並出現睡眠障礙。壞消息層出不窮，在 2018 年又有研究員發現斷食兩天會讓體重過重的女性在心理上產生中度壓力。馬克・西森總結說，相比於男性「就目前而言，我傾向於認為在更年期前（或許還有停經過渡期）的女性可能在間歇性斷食（起碼在其作為減重工具）方面會產生較差——或至少與男性不同——的效果。」在我看來，對女性來說唯一安全且有效的斷食時段，就是每天晚上七點到早上七點間的那十二個小時。

無麩質／無穀物飲食

　　如今，菜單中提供無麩質品項的餐廳已經隨處可見了，超市貨架上也有成堆的無麩質產品。麩質是小麥、大麥以及黑麥中所含的一種蛋白質，近幾年由於其對健康有潛在的不利影響而備受批評。儘管眾所皆知攝取麩質會導致乳糜瀉，並且有越來越多人知道麩質不耐症這一疾病，但麩質對於荷爾蒙健康的負面影響卻還是鮮為人知，而正是這個緣故，我建議各位在將飲食與生理週期同步時，把麩質從飲食清單中刪除。許多流行的節食法如原始人節食法，會提倡刪去所有的穀物來促進減重，但妳還是應該要攝取那些不會讓

妳過敏的穀物才是。

• **優點：**有些人會發現不吃麩質或穀物能夠緩解胃痛、腹脹、讓頭腦較為清晰；而有些人不吃麩質或穀物則是為了要快速瘦身。若妳有腸漏症或其他過敏症狀，限制麩質或各類穀物的食用可能會妳是有益的。

• **對荷爾蒙的負面影響：**許多我遇到的女性都認為無穀物飲食能夠停止她們對食物的渴望、不再暴飲暴食，但最後卻發現無穀物飲食反而會讓自己更想吃東西，甚至更有可能抵擋不住暴飲暴食的誘惑。會出現這樣的狀況是由於胰島素濃度不規律的關係，而這也會干預排卵、打亂新陳代謝、使妳瘦身失敗。無穀物飲食也有可能讓女性在生理週期後半部血糖指數較低的時候出現問題，因為在黃體期，我們會需要多攝取一些複合式碳水化合物來幫助穩定葡萄糖、胰島素和雌激素的濃度。若妳一直都是採取無穀物飲食，並且在黃體期多吃穀物的想法會讓妳感到困擾的話，可以試試看吃根莖類蔬菜，並且嘗試一點像蕎麥這種很好吸收的穀物，來看看自己的感覺如何。

蔬果裸食

純素飲食主要是攝取蔬菜、水果、堅果、種子和其他植物性食物，而排除了所有動物食品——不吃肉、不吃魚、不吃蛋和乳製品。蔬果裸食指的是不能將任何植物性食物加熱超過攝氏 40 ～ 50°，也得避免吃任何經過殺菌、精製、使用過殺蟲劑、或加工處理過的食物。倡導蔬果裸食的人認為烹煮會破壞重要的酶，並降低食物中的營養含量。

• **優點：**多吃有機、富含纖維的水果與蔬菜總是好的。植物性食物對健康好處多多，包括促進消化、改善心臟健康、降低膽固醇、減少發炎反應。這些食物也富含抗氧化劑，可以消除痘痘、減緩衰老、並且有些研究結果也顯示植物性食物具有防癌效果。

• **對荷爾蒙的負面影響：**蔬菜裸食法會打亂妳的生理週期。一項發表

在《營養與代謝年鑑》（*Annals of Nutrition & Metabolism*）的實驗指出，約有30％採用蔬菜裸食法的女性會出現亂經的情況。若妳的腸道微生物菌叢失衡的話，身體就很難吸收進裸食中所含的健康養份。時間一久，吸收困難的狀況就會導致身體缺乏微量營養素，而少了讓荷爾蒙平衡的必要營養素則會打亂妳的生理週期，導致月經不來以及 PMS 症狀加劇。缺乏這些營養素也會使體重上升，但這樣就違背我們採用該節食法的目的了。況且根據中醫理論，若女性整個生理週期都只吃裸食對身體來說太過寒冷，會讓生殖系統變得遲緩——例如經期晚來以及延遲排卵，甚至經血也只會流一點點而已。以蔬菜為主的純素飲食通常也缺少足夠的胺基酸來讓身體分泌出一定濃度的荷爾蒙。

長壽飲食

長壽飲食源於古老的東方傳統並根植於陰陽理論，在 1960 年代的西方社會非常盛行。此節食法著重於全穀物、蔬菜、豆類以及豆類製品如豆漿和天貝，其菜單中不會出現肉類、加工食物、精製糖、汽水以及咖啡。

• **優點**：科學家已經證實以植物性、高纖、低脂肪為主的飲食可以降低發炎反應，並減少罹患心臟疾病和癌症的風險，同時這些食物也富含微量營養素。

• **對荷爾蒙的負面影響**：加工大豆是對女性最不好的食物之一。大豆製品含有高濃度的植物性雌激素，為一種模仿人體天然雌激素的化合物。因雌激素過量而罹患荷爾蒙失衡疾病，包括子宮內膜異位症、PCOS、子宮肌瘤、卵巢囊腫的女性，對於加工大豆中的植物性雌激素尤其敏感。一些替代食物如豆奶、豆製素肉、豆乳酪、豆奶優格中都含有加工大豆。但少量攝取發酵、有機、未加工的大豆（也就是天貝、味噌、納豆）對女性則是非常有幫助的。

熱量限制飲食

極端的熱量限制（calorie restriction，簡稱 CR）一般包括要求妳將卡路里攝取量減少 25 ～ 50%，並鼓勵人們在接下來的人生少吃為妙。

- **優點**：限制熱量可以降低罹患重大疾病的風險，並且能夠延長壽命。
- **對荷爾蒙的負面影響**：妳可能會在生理週期前半部減掉一些體重，但卻又在後半段胖回來，讓妳繞一圈後回到原點。當妳的 BMI 因為熱量限制而落到一定的數值之下時，就會完全打亂女性的生理週期——排卵和行經都會停止。在 2006 年一項發表在《美國生理學雜誌》（*American Journal of Physiology*）的實驗中發現，受試母鼠的生育力下降、卵巢萎縮、亂經情況增加、腎上腺腫大都和熱量限制相關。CR 也與女性骨質密度疏鬆有關。

生理週期搭配流行的節食法

看了上述這些潛在的負面影響是否代表女性需要避開所有節食法呢？其實不然，但正如妳在本書中所看到的，因為飲食與妳的女性生物化學機制息息相關，妳得確保自己能綜觀全局才是。由於上列所有的節食法都完全忽略了女性的生理週期與荷爾蒙波動，是只針對二十四小時生理時鐘所設計出來的，因此倡導每天要吃相同食物的節食法無法與女性的自然生理週期同步，而限制或去除重要的巨量及微量營養素成分則會阻止身體獲得維持荷爾蒙平衡所需的足夠養份。限制任何食物類別都會讓妳的身體缺乏微量營養素，若妳長期吃避孕藥、或有任何類型的荷爾蒙失衡，那體內微生物菌叢本身就營養不良了，再限制飲食反而會使得情況更加惡化。此外，限制某一類型的食物，通常代表妳會過量攝取另一種類的食物，一樣也會讓妳的身體失衡。但若妳依照自己的生理週期各階段來調整上述那些盛行的節食法，還是可以從中受益的。以下是妳該如何在生理週期中搭配流行的節食法，來最大化它們的效益並提供體內荷爾蒙分泌所需的支持。

生理週期節食法計畫

階段	節食法	為何此節食法有效
濾泡期	熱量限制飲食／間歇性斷食	在濾泡期妳的胃口會被抑制,所以減少熱量攝取的方法也較為身體所接受,並且能幫助妳在週期的前半段減重。
排卵期	蔬果裸食	當雌激素的濃度達到高峰時,蔬菜可以幫助代謝荷爾蒙,避免雌激素堆積過多造成過量的情況。而此一階段女性的體溫會上升,也是吃蔬果裸食的最佳時機。
黃體期	長壽飲食、複合式碳水化合物	在此一階段,妳的身體需要更多熱量,複合式碳水化合物與豆類不但可以提供熱量,也能穩定血糖。
月經期	生酮、原始人或無穀物節食法	荷爾蒙濃度與妳的體溫會在此階段開始下降,因此可以跳過那些會促進雌激素代謝的食物,並多吃溫熱屬性的食物。生酮、原始人或無穀物節食法能在行經期提供女性身體所需的養份。

在廚房裡與妳的生理週期同步

下廚:用簡單明智的料理方式!

　　妳不用成為大廚也能利用「生理週期同步法™」來增進健康。我其實不喜歡花很多時間下廚,也自認為不算美食主廚;對我來說,比起烹飪技巧或漂亮的擺盤,料理更重要的是重視身體在特定生理週期階段所需獲得的營養價值。一般來說我喜歡簡化事情,與生理週期同步的概念就是根據「簡化生活的同時又能增進健康」的哲學所設計出來的。我們建議「生理週期同步成員」採用下述的一些做法來讓煮飯變得更加輕鬆。

- **配合妳的週期來購物**：在去購買食材前，我會先檢查本章前面所提到的「生理週期食物表」並列出一份短短的清單，寫下適合自己本週生理週期階段的食材。

- **多做點準備可省下煮飯時間**：我制定了一個策略，讓自己只需要一週「下廚」兩次，一次煮一大批。週日我會專心備料，並將未來幾天的主要的食材分裝好；若有必要的話，我也會在週四重複一次這個過程，如此一來要烹調的時候就會變得快速許多。我總是煮一鍋穀物、一盤豆類、一盤蛋白質、兩種蔬菜——然後吃剩的菜還可以做許多簡單變化。

- **份量一次準備一點多**：我總會想辦法一次多煮一點，這樣煮一次就可以吃很多天。舉例來說，若我要在週日烤一隻全雞，那接下來這週我就會用雞來燉湯、做三明治跟沙拉，並用雞骨頭來熬煮健康、富含營養的高湯。

- **簡化妳的搭配**：我喜歡讓菜餚維持在二或三種食材以內，比方說在黃體期，我可能會準備火雞、地瓜和芥菜。另外無論是用烘烤的、水煮的、燒烤或拌炒的方式來料理，我都會用同樣的方法來準備所有食材以加快煮菜的速度。看吧，我就告訴妳煮菜很簡單！

生理週期四階段的每日飲食計畫範例

妳可以在本書最後找到針對生理週期各階段的每日飲食計畫，以及「生理週期同步成員」所提供的食譜範例。

別有壓力！與妳的週期同步比想像中容易

「我一定要完全遵守規範嗎？」

「我要每件事情都做對之後才能看到成效嗎？」

「若在不對的階段吃了不對的食物，努力就白費了嗎？」

「我有全職工作跟小孩，這會很花時間嗎？」

　　我常常聽到新接觸週期生活法的女性提出上述疑問，而我針對所有疑問的回答都是「不」！妳可以不用再因為想要完美地配合生理週期生活而感到充滿壓力了，也不必擔憂此方法排不進妳的行程裡。事實上，妳只需採納上述幾項建議，就足以開始看到並感受到此方法所帶來的好處。而且由於妳的自然生理週期是動態的，會從一個階段逐漸過渡到下一個階段，因此妳可以為自己預留一些緩衝空間；比方說，儘管妳的排卵期才剛開始三到四天，由於身體還是處於前後幾天的轉換期，因此妳這一整週都可以食用能支持排卵期的食物。就算妳正從濾泡期過渡進來，或正要進入黃體期，排卵期的食物還是能夠提供許多好處來輔助肝功能和分解雌激素，讓妳的身體能受益。沒必要用類似下述這類想法來責怪自己：「喔慘了！我難道多吃了一天濾泡期食物，但我實際上已經進入排卵期了嗎？」妳可以試試看各種可能，然後找出最適合自己的方法。「生理週期同步法™」的目標不是要做到完美無缺，或是擔心自己會搞砸，重點在於妳要懂得自己的身體在每一階段需要什麼，如此一來才能在下一個週期做得更好。若妳想要在適應與週期同步的過程中獲得更多食譜、購物清單與支援的話，可以連上生理週期同步讀書會（www.cyclesyncingmembership.com/bonus）並加入採取革命性「不節食」策略的女性社群，其中有許多實用的工具和額外的資訊，例如特定週期階段的餐點食譜、健身影片、計畫手冊、連線諮詢以及各類支援等等。

　　當然，若妳有任何不能吃的東西或患有自體免疫疾病，妳可以跳過任何個人禁忌清單上的食物。週期飲食法與傳統那種規定妳什麼能吃、什麼不能吃的節食法不同，請記得，此方法是一種飲食法，而不是節食法，目的是要讓妳多吃對自己荷爾蒙功能有益的食物，其核心觀念是增加，而非減少。此做法能反映妳的女性能量——充沛、慷慨、滋養，與妳的生理週期同步永遠

不會讓妳產生被剝奪感，反而會讓妳感受非常良好。

飲食失調的注意事項

　　許多患有厭食症、健康食品癡迷症或暴飲暴食的女性，都曾告訴我說讓飲食與生理週期同步有助於她們擺脫掉飲食失調的情況。有些女性在青春期開始後就出現了飲食失調的問題，這很可能就是因為社會希望我們每天都有一樣的感受跟相同的行為，而這樣的訊息太過強烈所致。當初潮為我們的自然生理週期揭開序幕後，女性便發現自己得想方設法來否定自身現實的生理狀況，而有些女性會因此開始控制所攝取的食物。讓飲食與生理週期同步的話，女性就能跳脫將自己推往不健康飲食習慣的思維。

五項快速入門策略，輕鬆實踐「生理週期同步法™」

　　配合生理週期的飲食習慣不必一次到位，按部就班慢慢養成即可。事實上我發現許多女性最後之所以能夠成功，是因為她們一開始只有做出些微的改變，對此飲食法感到較為習慣後，再逐漸進行調整的。給自己一點時間來習慣新的思考方式、烹飪方式以及飲食方式吧，初期確實會花上一些心力，但不久後習慣就會自然而然養成了。若妳想在全心投入週期性飲食法前先稍微嘗試看看的話，可以採取下列幾項策略，是為了那些像我一樣正在為了事業或職涯打拼、忙著照顧家人、沒時間留給「自己」的女性所特別創造的快速入門計畫。

　　快速入門策略一：只要輪替蔬菜種類就好。蔬菜是如此重要，能提供我們身體所需的微量營養素，是優化體內荷爾蒙促進生物系統健康的關鍵。只

要根據妳目前的週期階段，從下列清單中選擇幾樣蔬菜即可，還有什麼比這個更簡單的呢？

- 濾泡期：朝鮮薊、花椰菜、胡蘿蔔、豌豆、巴西里、四季豆、櫛瓜
- 排卵期：蘆筍、抱子甘藍、瑞士甜菜、闊葉苦苣、蔥、菠菜
- 黃體期：椰菜花、寬葉羽衣甘藍、白蘿蔔、洋蔥、防風草、小蘿蔔、小南瓜、地瓜
- 月經期：甜菜、羽衣甘藍、海帶、菇類

快速入門策略二：當 PMS 發作時嘗試與週期同步。許多女性會在生理週期最麻煩的黃體期後期階段，PMS 症狀開始出現時嘗試與生理週期同步。妳在 PMS 症狀出現的那幾天，可於飲食中攝取更多複合式碳水化合物，如地瓜、糙米、鷹嘴豆跟蘋果，然後觀察一下自己的感受，是否覺得心情好一點了呢？頭痛是否消失了呢？睡眠狀況是否有所改善呢？

快速入門策略三：與生理週期同步來抑制經痛。若妳生理期主要的問題是經痛的話，可以在月經期著重改變所攝取的脂肪種類，多吃富含 Omega-3 脂肪酸的食物如野生鮭魚對於緩解經痛有很好的效果。

快速入門策略四：採用配合生理週期的料理方式。我的許多女性客戶一開始嘗試與生理週期同步時，都是先從能配合身體自然寒熱變化的料理方式著手，以下是為妳準備的小抄：

- 濾泡期：蒸、炒
- 排卵期：裸食、沙拉、果汁、果昔、蒸、水煮
- 黃體期：燒烤、烘烤
- 月經期：湯、燉煮

快速入門策略五：嘗試在生理週期間吃種子。有些女性會在生理週期中食用特定種子來緩解荷爾蒙症狀。做法如下：

- 週期前半段：當雌激素分泌量上升時，可以每天食用一大匙的亞麻

籽和南瓜籽。亞麻籽的木酚素含量很高，可以阻止雌激素分泌過度。南瓜籽富含鋅，能在黃體期時幫助黃體素分泌。

• 週期後半段：黃體素濃度上升，此時可以換成每天一大匙的芝麻和葵花籽。芝麻裡的木酚素——含量雖沒有亞麻籽多——也能避免身體堆積過多的雌激素，並富含鋅有助於黃體素分泌。葵花籽有高濃度的硒能幫助肝臟解毒，並富含維生素 E，使黃體素維持在健康濃度。

讓自己進入生理週期節律

妳不該將「生理週期同步法™」當作是一種臨時修復身體的方式，實行一陣子後就又放棄了；這是一種積極與荷爾蒙和諧共處的長期解決方案。這是我在解決了自己的 PCOS 問題後，為了確保症狀不會再度惡化而創造出的方法，因為我再也不想要有任何囊腫型痘痘、多餘的體重和不規則的經期了。但若我重新回到過去的飲食和生活作息——乳製品、麩質、糖、咖啡因、不重視自己的身體和壓力——症狀絕對會再度復發。勝利得來不易，我必須確保此種情況永不再發生，而與生理週期同步能給予身體必要的保護。

對各位來說，與妳的生理週期同步不只能治療荷爾蒙問題，還有更多隨之而來的好處。採用此種生活方式時，妳將在日常中的各個層面感受到正面效果，妳會擁有健康的體重、整體身心狀態都能有所改善、積蓄能量、完成更多目標、進入心流狀態、感到更快樂。「生理週期同步法™」是一種終極健康保險方式，讓妳得以活出最佳自我。

第 5 章

讓健身事半功倍

是時候承認女性的生理機制與男性不同，並依此機制來對待、訓練、激勵女性了。

——史塔琪・蒂・西姆斯（Stacy T. Sims）博士

　　幾年前一位名叫愛麗莎的女性來到了我們中心，她非常沮喪地說自己正在以訓練鐵人三項的方式減重，但卻獲得了反效果。「我真的不懂，」她說，「我的運動量比以前都要大，但反倒增胖了 9 公斤！到底發生了什麼事？」愛麗莎不是唯一一個有此困擾的女性，抱怨花了很多時間運動，但體重卻不減反增的客戶在我們諮詢中心可說是應接不暇。在普世認知中：若妳更努力、更頻繁地鍛鍊，體重就會減輕；但這些女性都想知道為何她們的經驗卻不是這樣，就算運動了也還是會變胖，而這激起了我的好奇心，想去找出為何會發生這種情況。我深入科學當中尋找答案，而所發現的真相徹底改變了我對於女性及運動的看法。

　　若妳像我大部分所遇到的女性一樣想嘗試規律運動，而且也已經上過了一些目前市面上流行的、高強度的訓練課程，那可能也會覺得只要每週再上一次軍訓健身課、或在飛輪課上再多流一點汗，就能夠達到健身目標了；但通常的情況是，妳就算有時間、有錢、有動力去上這些課，卻也還是無法獲

得自己想要的成果。若妳在健身房弄得汗流浹背，最後只是把自己累個半死也沒減到肥，或更慘的是不知為何褲子還大了一號，那就該看看為何「努力就有回報」的策略在妳身上沒有用了。可想而知，這種佔主導地位的「努力鍛鍊不然就別練」心態是針對二十四小時生理時鐘所設計的，目的是要最大程度強化男性的體格，而這也是各位在第二章所讀到的「持續不斷收穫」之概念。但女性的身體並非是以不斷前進的模式來運轉，也不該每天都進行高強度的訓練。每週都維持一樣的健身菜單與女性二十八天生理時鐘相違背，而現在妳也明白女性的身體狀況每天都不一樣，要天天堅持相同的體能訓練並不合理。是時候學習如何運動才能配合而非違背妳的自然週期規律，只有這樣，妳才能獲得最佳的生理表現、在健身完後更有朝氣、並且體重也不會再像坐雲霄飛車一樣上上下下了。

女性荷爾蒙、新陳代謝及運動的真相

正如妳所猜想的那樣，我為了知道為何客戶的運動量和體重成正比而進行了深入研究，並發現到大部分運動研究的受試者都是男性或停經後的女性。因此，大多數針對運動的專業建議——頻率多長、逼迫自己的程度、哪一種類型的運動最佳——都是基於優化男性體能而提出的。這些建議對於女性生物化學機制來說並不適用，而這也是為何妳的健身成果總是不如預期。健身風潮以及訓練菜單完全沒有將女性的荷爾蒙週期列入考量；在一定程度上，我們可以歸咎於鮮少人去研究運動的新陳代謝和生理效應與月經週期之間的關係。2017 年刊於《英國運動醫學雜誌》（*British Journal of Sports Medicine*）的一項針對 2011 到 2013 年間和運動相關的文獻回顧報告中證實了女性在此研究領域上代表性不足，並揭露說此領域超過六百萬名的受試者中只有 39% 是女性，而在這些包含了 XX 染色體的研究當中，參與者卻又只

限於處於濾泡期早期，荷爾蒙濃度對於減脂有利階段的女性。研究代表性不足導致女性曲解了運動的成效，並促使她們產生了一種集體信念，認為自己每天都應該更努力、做更多高強度的鍛鍊才行。

在女性的生理週期前半段，若血糖濃度正常的話，身體將碳水化合物轉換為燃料的速度會較快，此時燃燒脂肪並增加精實肌肉也就相對變得容易許多，使得能量與耐力也一併增加，讓妳在飛輪課、軍訓健身課、或高強度間歇式訓練（high-intensity interval training，簡稱 HIIT）結束後感到活力充沛。2017 年發表在《公共科學圖書館：綜合期刊》上一項針對女性足球員的研究總結說比起黃體期，女性在週期前半段的耐力是更高的；而濾泡期的另一項好處就是較高濃度的睪固酮能讓身體在增肌上更有效率。事實上，一些研究（包括於 2014 年刊登在《施普林格跨學科期刊》（Springerplus）上的一項試驗）已經發現當女性在濾泡期而非黃體期時進行阻力訓練的話能變得更強壯、長出更多精實的肌肉。因此妳應該在濾泡期啟動高強度訓練、在健身房揮灑汗水、並獲得減重的成果。

但妳不該整個生理週期都在進行高強度訓練，因為另一項於 2008 年發表在《生物節律研究》（Biological Rhythm Research）的報告指出，女性若進行太多高強度的運動會導致經期紊亂或月經沒來，是荷爾蒙明顯失調的現象。反之，荷爾蒙失衡也對運動的耐力、肌力與新陳代謝有負面的影響。這樣的惡性循環會讓妳感到疲憊不堪，並使得妳無法取得預期的成果。

在妳的週期後半段，由於新陳代謝加速的關係，身體自然會消耗掉更多卡路里，但在一此階段進行激烈運動卻會產生反效果，因其會激發壓力荷爾蒙皮質醇的分泌量，導致脂肪囤積和肌肉量減少。此時由於體內雌激素、睪固酮以及血糖濃度都會下降，會讓妳的能量消耗較快、流更多汗，並且在飛輪課與軍訓健身課中感到較前幾週來得吃力。在這裡我要告訴各位：這不是妳個問題，是鍛鍊的方式錯誤！ 2003 年一項刊登在《運動醫學》（Sports

Medicine）期刊上的研究顯示，比起濾泡期與排卵期，女性在黃體期中段會較容易感到疲累；而在週期後半段不只有肌耐力會下降而已，在阻力訓練上面也無法獲得相同的成效；另外比起週期前半段，妳在黃體期和月經期的前幾天其實更容易受到運動傷害。根據《婦科內分泌學》（*Gynecological Endocrinology*）於 2003 年刊登的一項研究顯示，若妳還有 PMS 問題的話，在經血來潮的前幾天受傷的風險會更大。即便身體告訴妳運動強度要降下來一些，妳卻還是想在週期後半段貫徹「做就對了」這個理念的話，最終反倒會破壞自己努力運動的成果，所有在濾泡期所做的辛苦鍛鍊都會付諸東流，最後又讓一切回到原點。

　　營養科學家、運動生理學家以及鐵人三項運動員史塔琪・蒂・西姆斯在進行艱辛的夏威夷世界超級鐵人賽（Ironman Kona）中發現自己的黃體驟降。在她的著作《怒吼：如何讓食物與健身配合妳的女性生理機制來優化生活中的表現、改善健康、並擁有強健且精實的身體》（*Roar: How to Match Your Food and Fitness to Your Female Physiology for Optimum Performance, Great Health, and a Strong, Lean Body for Life*）中描述了自己如何在比賽的後半段發展出頭痛、水腫並出現明顯低血鈉症（血液中的鈉濃度變得比平常要低）的現象。她最後還是設法完成了比賽，但卻對自己的完賽時間不甚滿意，想知道到底出了什麼問題？她接受了高溫適應訓練，也和大部分的選手一樣遵守著中性的營養策略，於是她調查了一下其他女性參賽者的情況，發現了一個驚人的事實：那些和西姆斯一樣在賽程中處於黃體期後段的女性，身體也同樣出現了問題，並影響到她們的表現；而處於濾泡期的女性卻沒有任何身體上的不適，完賽時間也非常出色。於是西姆斯發現她在規劃訓練策略時，得開始配合自己的生物化學週期才行，她說：「我跑去研究荷爾蒙是如何影響體溫調節、巨量營養素利用、補水過程、身體表現以及復原能力，然後我馬上就發現，很顯然性別差異不光是反應在馬尾跟運動內衣上而已。」她說得真

是太對了！

　　妳不必成為鐵人三項選手也能從運動中獲益，但若妳想要從訓練中獲得最大的效益，那麼配合著生理週期各階段來做運動計畫就是十分必要的了。就像妳在第二章中所讀到的，女性的生理機制自然而然會引導我們在生產與休息之間交替運作，因此妳的運動計畫也必須尊重這個節奏才行。我們的文化崇尚不間斷的努力，許多女性會將其解讀成每天都要進行高強度有氧運動，但有氧運動只是健身方程式的其中一個面相而已，增加精實的肌肉、提高柔軟度、讓身體修復都是同等重要的。要採用一套面面俱到的菜單，需要擺脫文化束縛，甩掉我們對於「健身」原有的想像──也就是必須流汗受苦才能擁有健康的身體。

少即是多──認真的！

　　若妳和我一樣，可能早就被灌輸了運動界崇尚的「越多越好，越累越棒」的概念。我們全都向女性職業運動員看齊，認為她們精實的身體就是健康的代表。但儘管她們外表看起來無懈可擊，內在荷爾蒙卻不一定協調。鐵人三項冠軍以及職業三鐵選手梅蕾迪思・科斯勒（Meredith Kessler）在青少年時期就開始長跑，她承認自己一直到十九歲才來初經，並由於缺少雌激素而差點罹患骨質疏鬆，這可是一點都不健康啊！好在她說自己已經解決了那些問題。極限運動以及極端飲食都會導致嚴重後果，並會造成專業醫護人員口中的女性運動員三症狀：由於大量訓練導致的營養不足、月經不規律、骨質密度過早降低。越多越累的運動很明顯並不適合女性。

　　事實上，少做一點可能才會達到妳想要的成果。在我終於明白除了要依照自己的生理週期來做飲食計畫，也得配合生理週期進行運動之後，就算沒有劇烈運動，我也輕輕鬆鬆減掉了 27 公斤。於是我便開始減少健身時間，

我不是在開玩笑，這麼做之後又減去了幾公斤。更棒的一點是，我感到精力充沛、思緒敏捷並充滿動力。同樣的事情也發生在生產完之後，懷女兒時我胖了 18 公斤，而在生完後我用溫和的皮拉提斯與短程走路取代了所有高強度的訓練——一趟不超過一個半小時，多餘的公斤數很快就不見了，我又回到了自己感覺良好的體重。終於能與自己的身體停戰讓我感到非常興奮，也有些震驚，畢竟這些做法都和我所學過的健身及減肥相關知識相違背。

　　女性生理機制提供了一盞明燈，指引我們明白為何少即是多的方式才適用於女性。當妳心跳加快、身體燃燒血液中的葡萄糖來做為能量時，這樣的供給只能維持三十分鐘而已；而在這之後，妳的身體需要找到替代燃料來維持精力，那什麼是替代品呢？就是所謂的腎上腺，腎上腺啟動後會分泌出壓力荷爾蒙皮質醇，將儲存在體內的脂肪轉換成可供使用的葡萄糖，如此一來妳才有能量繼續運動。儘管此一過程中的燃脂部分聽起來像是雙贏的局面，但其實是有嚴重副作用的。若妳有未解決的荷爾蒙問題如雌激素過量（我在客戶身上最常發現的荷爾蒙失調症狀），皮質醇飆升與燃脂會產生適得其反的效果。過量的雌激素會下達指令，讓妳的身體將任何循環中的葡萄糖轉換回脂肪，而雌激素也會使妳體內的脂肪細胞囤積在身體中段及臀部上；這些脂肪細胞組織一旦受到荷爾蒙刺激後，便會分泌出更多雌激素，讓脂肪囤積的情況倍增。因此體內脂肪細胞越多，雌激素濃度就越高；而雌激素濃度越高，身體就會囤積更多的脂肪細胞。因此妳非但沒成為一個燃脂機器，反而卡在了用皮質醇燃燒庫存脂肪的惡性循環中，讓高濃度的雌激素將脂肪全部打包送回到錯誤的部位去。而這一情況在黃體期特別容易發生，因為此時身體自然會分泌較多的皮質醇。

　　更糟的是，若妳患有腎上腺疲勞，太激烈或時間太長的運動則會過度刺激妳的腎上腺。在已經有慢性壓力的情況下，在健身房裡卯足全力訓練只會讓妳感到更加疲累，並且對腎上腺造成更大負擔；最後腎上腺疲勞可能會惡

化到一個程度，讓妳每天早上都不想爬起床，運動訓練也變得非常費勁，並感到前所未有的疲憊。這是一個全輸的局面，妳強迫自己健身是因為想要讓身體更健康，最後反而卻惡化了妳的荷爾蒙問題。

但別擔心，還是有辦法解決的。

與其努力鍛鍊，不如聰明健身

女性的生物化學規律提供了一個清楚的藍圖來幫助妳做出最佳的健身計畫；在月經週期的每個階段，女性的身體都已經準備好要回應不同種類的運動。在週期的前半段進行有氧運動和打造精實肌肉是最為理想的；而在週期後半段，跳過高強度有氧運動，轉而做一些阻力訓練、柔軟度訓練以及身體修復活動則對妳較有益處。甚至有某幾天妳會連健身房都不想去──而這不但沒有問題，我也建議妳這麼做！最後妳會停止責怪自己做得不夠多，也不會再由於踏入舞蹈課半小後就轉身離開而充滿罪惡感。妳可以少做點運動，卻反倒獲得更佳的成果，感受也會更為良好。

放棄「越多越好，越累越棒」的心態很困難，事實上，妳可能還會問自己：「若沒有每天都進行相同的高強度訓練，難道不會變胖嗎？」而這也是來諮詢的女性總是會問我的問題。我向各位保證，答案絕對是否定的！當妳與週期同步，並允許自己在週期後半段減輕健身的強度，妳將會在一、兩個月內看到成效。打個比方，比起想要緩解 PMS 的腹脹症狀而在跑步機上累得汗流浹背，妳將會發現自己根本感受不到腹脹了，因此完全沒必要維持這麼高強度的訓練。為何要不斷地逆流而上呢？

這就是二十歲的健身兼瑜伽教練愛蜜麗所學到的一課，她一直以來都屈服於更多、更多、再更多的心態，每週教授二十堂課，在經痛時也逼迫自己去上課因為害怕一旦休息就會增肥，最後因為壓力過大而導致身體開始抗議

說需要休息，她才發現自己必須有所改變。在接觸了這個生理週期同步方案後，她承諾要開始尊重自己的身體、輔助自己的生理循環，因此便開始在經期第一天請假不教課，然後自己在家做一些能修復身體的動作，於是她開始注意到自己的身體會依照生理週期的階段不同而渴望不同種類的運動，傾聽內在的智慧讓她發展出一套能支持自己生理週期，並感到朝氣蓬勃而非精疲力盡的健身菜單。她說：「我現在覺得自己找到了身心的平衡。」而且她也不用再管體重到底有多重了。

做就對了（這是不對的）

妳可能會說，等等，我們在長大的過程不是一直被教導說，在高中體育課、做任何運動、或是訓練馬拉松時，都絕對不該讓經期阻礙或耽誤到自己嗎？現在讓我們從此思維的兩個錯誤面相來做解讀：

1. 這是一種有毒的思想，認為女性經期是一種負擔，必須要用意志力來戰勝。

2. 將文化規範強行加諸在女性身上，認為運動時不必在乎自身感受如何，並進一步逼迫女性練習主動忽視自己內在的智慧，與自己的身體更為脫節。

若女性的生物節律還沒有準備好，是什麼標準規定女性一定要去上健身課呢？由於男性的生理機制對於每天鍛鍊會產生良好反應，因此讓我們覺得自己要模仿男性的行為才能被當一回事、受到尊重與重視。只要是了解自身生物節律的女性，有誰想要在會導致肌肉量減少又囤積脂肪的荷爾蒙階段進行高強度鍛鍊呢？

承認並尊重女性的不同需求是一種生物學上的常識。女性難道不能重新架構出我們的文化敘事，讓我們的不同之處變成值得慶賀的事

情，並在差異之下也能受到同等的尊重與重視嗎？不論處於生理週期的哪個階段，女性都應該要能自由地進行想做的運動，不該基於文化制約而被迫做出選擇，這一個文化讓女性因為害怕被當成弱者而得不斷去否定自身的荷爾蒙波動。在強迫自己健身——把自己逼到極限並忽視自身的生物節律——與在配合生理節律的過程中強身健體間是有著極大差異的。若妳採用週期法來運動，就能在最適合自己的時機「做就對了」。

當運動計畫與波動的荷爾蒙週期同步，就能支持妳的生物系統、提供身體能量、啟動健康的新陳代謝、提振心情、鞏固整體健康、預防受傷或對運動產生倦怠感。想要知道更多細節嗎？只要查看下面依照特定階段安排的運動指南即可，十分方便。若妳也想要讓健身菜單能配合自己的二十四小時生理時鐘的話，可以試試看在週期前半段於早上運動，然後到週期後半段就改成下午運動，前提是此一菜單能排進妳的行程，並讓妳感受良好。

讓健身運動進入生理週期節律

濾泡期

在妳行經結束後的頭幾天，能量會再度開始上升，此時適合用一些有趣的有氧運動來喚醒身體；由於妳在此一階段會特別願意嘗試新事物，因此也可以將舊有的運動計畫搭配一些新的課程來練習。在濾泡期的這段時間中，妳的身體會對於有氧運動產生更有效率的反應以促進新陳代謝，幫助妳減重並打造精實的肌肉。然而若妳有荷爾蒙失衡的情況、正嘗試要減肥，或正受到焦慮、疲憊、憂鬱症所苦的話，每次的訓練就不應多於半小時，因為超過

半小時就會給身體施加過多壓力，逼迫其進入脂肪堆積的模式。

運動建議：跑步、騎單車、跳舞、健行、跳繩

排卵期

在此一階段，雌激素和睪固酮的濃度皆處於高峰期，能夠提供身體燃燒的能量。此時適合進行高強度運動並選擇團課來滿足妳高漲的社交慾望。

運動建議：衝刺式間歇訓練、HIIT、飛輪健身車、軍訓健身、跆拳道

黃體期

在黃體期的前五天，妳的雌激素與睪固酮濃度依舊很高，同時黃體素也開始分泌，因此妳仍然會擁有充沛活力，但能量卻不足以進行高強度的運動。此時妳可以進行各種阻力訓練的項目，並利用此能量盡可能打造出精實的肌肉。一旦進入了黃體期的後半段，這三種荷爾蒙的濃度就會開始消退，讓妳退出增肌模式；若要與此階段同步，妳就必須轉向柔軟度的鍛鍊。

運動建議：黃體期前半段：阻力訓練、高強度瑜伽；黃體期後半段：皮拉提斯、芭蕾提斯、溫和瑜伽

月經期

當妳開始行經，荷爾蒙的濃度就會降到最低，連帶能量也會變少。在此一階段進行任何高強度的運動都反而會導致脂肪堆積，使得肌肉量減少，並且讓心血管系統壓力變大。此時妳應該要多做能修復身體的運動，別忘了深層、放鬆、不受干擾的睡眠也能幫助妳減重，因此應該要著重睡眠品質。這段時間把小睡一下當做是一種鍛鍊毫無不可！

運動建議：走路、滾筒按摩、陰瑜伽、墊上皮拉提斯 、呼吸運動、小睡片刻（真的！）。這裡提供各位快速緩解經痛的妙招：讓瑜伽來幫助妳。

波比・克蕾奈爾（Bobby Clennell）寫了一本很棒的書叫做《女性瑜伽之書：適用於月經週期各階段的瑜伽體位法與呼吸技巧》（*The Woman's Yoga Book: Asana and Pranayama for All Phases of the Menstrual Cycle*）建議女性可以使用三角式、站姿前彎、下犬式、魚式（盤腿向後躺在瑜伽磚上使背部彎曲）來緩解經痛。

生理週期同步法™：健身節律 ※

下表提供了每週的運動建議，但也能依照個人的身體狀況、各階段時長、荷爾蒙情形來做調整。若妳體力很好、荷爾蒙也很健康，那天天鍛鍊也沒問題；但要是妳有荷爾蒙失調的情況，最好先從一週運動三天開始。請記得，各生理週期階段都是逐漸過渡到下一階段的，因此可能會有一些重疊的情況發生，例如排卵期一般會維持三到四天，但妳可能在排卵期過後幾天依舊感到精力充沛，所以妳還是可以繼續享受幾次高強度的訓練。雖然每個階段都不會正好是一週的時間，但此計畫表能幫助妳順利地過渡到下一個階段。我能提供最實用的建議就是傾聽自己的身體，然後進行讓身體感受良好的運動。

妳可以下載 MyFLO 應用程式幫助妳追蹤自己處在哪一個週期階段，以及此一階段最適合哪種運動。這個應用程式能輕鬆讓健身運動與妳的生理週期同步，如此一來就能從運動中獲得最大的益處，而且妳也可以在 www.cyclesyncingmembership.com/bonus 中找到更多配合生理週期各階段所客製的運動影片來學習。

	濾泡期	排卵期	黃體期	月經期
週一	有氧舞蹈	壺鈴	HIIT	休息
週二	彈床課	HIIT	皮拉提斯	休息
週三	舞蹈課	飛輪健身車	舉重	陰瑜伽
週四	跳繩	軍訓健身課	皮拉提斯	走路
週五	飛輪健身車	踢拳道	芭蕾提斯	墊上皮拉提斯
週六	健行	強力瑜伽	瑜伽	走路
週日	休息	休息	休息	休息

※若妳正開始嘗試與生理週期同步來治療荷爾蒙失調的症狀，那麼就必須將運動維持在半小時內。這個時間限制會預防皮質醇過度分泌與腎上線疲勞，也能讓妳在生理週期中變得更加有活力。請記得在開始任何運動計畫前都要先諮詢過醫生才行。

勇奪金牌

美國女子足球隊的選手會依照每個人獨特的生理週期時機來規劃最有效的訓練與休息時程，並且搭配飲食計畫以發揮最佳精力並讓身體充分修復。

配合生理週期的健身四步驟

從每天必須「努力鍛鍊不然就別練」的心態，轉而接受少做點訓練並讓身體引導運動強度的過程，很容易會激發我們對於身體失控的深層恐懼。為了幫助妳轉換心態，不要一直跳回到舊有的訓練模式，並開始用週期性的方式來思考，我建議各位可以試試看以下四個步驟：

1. 注意自己處於生理週期的哪個階段。了解妳的荷爾蒙波動會如何影響妳的表現，能讓妳在選擇健身項目上更為明智。若妳曾試過在月經來時參

加軍訓健身訓練，並感到疲憊不堪的話，妳就會知道自己需要的是更具修復性的運動。我發現對女性來說，知道自己正處於生理週期中的哪一個階段，就是最能賦權並解放自己、讓自己與體內第二個生理時鐘同步的方式。妳將會明白為何自己能在某一週的舞蹈課上翩翩起舞，但在另一週的課上卻感到步履蹣跚；然後妳就算跳不起勁也不會再自責，因為妳明白自己並非懶惰，只是在錯誤的時間點進行了對女性生物化學機制來說錯誤的運動！透過教育自己認識身體獨特的自然循環及其如何影響妳的表現，就能避免具挫折感和令人受傷的內心對話讓自己變得更加悲慘痛苦。妳可以使用 MyFLO 應用程式追蹤進度，讓妳每天都能感覺良好，並取得持久的成效。

2. 要有一個撤退計畫。 若妳正在治療荷爾蒙問題並需要將運動時間限制在半小時內，但卻報名了長達一小時的課程或與朋友約健行的話，就得在開始運動前先想好一個撤退計畫。我們都太習慣於從眾、表現客氣禮貌、避免製造混亂，但比起中途離開教室，過量運動反而會讓我們有受傷的風險，或危害到荷爾蒙的健康。妳可以用此項策略：事先告訴教練妳需要早退，這樣她才有心理準備妳會在課程結束前先離開；在教室後方找一個位子進行練習，這樣才能快速離席又不打擾到其他人上課。若妳和朋友一起去健身，先行知會他們妳正在治療荷爾蒙問題，因此會在運動半小時後離開。當妳與朋友談論到荷爾蒙問題時，妳將會感到非常高興且驚訝於大家有如此多的共鳴，畢竟這應該是女性可以聚在一起輕鬆談論的一項事實，就如同我們會說有些事要根據天氣狀況來做決定一樣，我們也應該要能夠大方地談論女性根據自己生物節律來做選擇的話題。

3. 要保有彈性。 妳是否正處於生理週期前半段，但卻覺得想要上點輕鬆又溫和的伸展課呢？這是完全沒問題的！妳隨時可以降低訓練強度，因為荷爾蒙週期具有流動性，所以妳得以在健身菜單上面保有更多彈性。但若妳正處於生理週期的後半段，卻突然非常想繫緊鞋帶上路，進行一趟高強度衝

刺跑的話呢？妳可能要先試試看身體的反應如何。我目前遵循這個生理週期方案已經快二十年了，但我依然很喜歡做一些實驗，來看看身體會有何反應；最近當我處於黃體期初期時，常常會有一股強烈的衝動要想進行間歇性慢跑，但各位要知道，我不常跑步因為這對我來說並非是個理想的運動，但這個慾望強烈到我決定試試看。我繞著公園邊跑邊走了幾分鐘，然後再逐漸加速跑了一分鐘，前兩次我進行這項運動時排卵期才剛結束，當時感受非常棒；但我在進入黃體期第五天後第三次嘗試慢跑，卻把自己給累壞了，結束回到家後馬上倒在沙發上，一直到第二天精力才恢復過來。而這是個很好的例子，提醒我說要尊重自己的生理週期，不要在週期末端進行高強度間歇式訓練，儘管這項運動可能在幾天前還讓自己感到生龍活虎也是一樣。畢竟科學就是科學：我是無法違背體內生物化學機制的。

4. 在運動完後問問自己感覺如何。妳覺得充滿活力並且感受良好嗎？還是覺得疲憊不堪、心力交瘁呢？仔細檢視身體對於運動的反應，從中妳會發現能讓體內生物化學機制運作良好的寶貴資訊。打個比方，若妳感到精疲力盡，並且要花上數小時才能讓心情和精力恢復的話，那就是運動過量了，此時妳可能已經用光了體內的腎上腺以及葡萄糖存量，並且開始將身體推進生存及脂肪儲存模式。先不要責怪自己，在心裡記下這個結果，然後下次不要練得這麼累就好了。請記得，目標是要讓妳在運動完後感受良好。

聽起來都很棒，但是……

「**我不想要變壯。**」為何妳該進行阻力訓練呢？會讓妳看起來結實且勻稱，而非大隻又粗壯的精實肌肉，是新陳代謝良好的關鍵要素。骨頭上有越多精實的肌肉，妳的身體燃燒熱量與脂肪的速度就越快。研究顯示約從三十歲開始，身體的肌肉量就會逐年下降，除非妳主動進行

阻力訓練來對抗這一點，不然這些精實的肌肉很快就會被脂肪取代，並激發雌激素分泌，增加體內雌激素過量的風險。體內精實的肌肉越多而脂肪越少的話，就能阻止雌激素分泌過量。

「伸展是浪費時間。」花時間伸展對身體非常有益，有助於妳達到理想的健康（和體重）目標。伸展可以活化肌肉，為接下來的訓練做好熱身，使妳在訓練中表現更好；伸展同時也能預防運動傷害；降低皮質醇濃度來減少壓力；甚至可以幫助妳睡得更熟。（睡眠對於平衡身體的飢餓激素與飽腹激素來說至關重要！）

「休息一天就代表自己很懶惰或著會拖累健身進度。」妳的身體在激烈運動過後及生理週期中的某些時刻需要好好休息才能恢復。若妳陷入持續產出模式，一直運動不休息的話，健身成效反而會停滯，進度也會完全脫軌。若身體告訴妳要再努力一點時，妳得聽從她的指示；但若她要求喘口氣修復一下的話，妳也必須尊重身體的意願才行。

讓我們來說服自己適應新常態吧

在本章一開始，我提到了鐵人三項運動員梅蕾迪思・科斯勒，她十分有勇氣地分享了自己月經不來的故事，我欽佩她願意公開自己的經驗，並且也非常樂見越來越多的職業運動員願意在推特和媒體上面談論自己的月事。英國職業網球選手希瑟・沃特森（Heather Watson）在一場澳洲網球公開賽輸球後，將失利歸結於經期間體力較差的關係，她對媒體說：「我會做惡夢，夢到在溫布頓網球錦標賽上來月經了。」奧運體操選手亞莉珊卓・芮斯曼（Aly Raisman）也曾公開提到自己因為月經而面臨到的困難，她告訴《誘惑》（*Allure*）雜誌：「妳不能跟評審說想要明天或過幾天後再比賽。」這

位體操選手勇敢地說出自己曾受到前美國體操國家隊的隊醫賴利‧納薩爾（Larry Nassar）性虐待的過去，並鼓勵女性不要再對自己的月事感到不自在或羞恥，反而應該要開始談論這件事。我非常同意，也認為健身產業、高中、大學以及職業運動圈的每個人都應該要開始談論月經一事；專業的運動教練、訓練員、健身教練也該考量到女性經期的問題。若妳的私人教練知道妳今天是月經來的第一天，因此而主動調降訓練等級，不會在妳已經感到渾身乏力時，還逼迫妳在舉重完後進行衝刺跑，而是多安排一些伸展動作和柔軟操的話，該有多棒呀！想想若有一天團體運動課的老師在一小時長的課程開始時就宣佈，所有在生理週期後半段的女性都不用擔心，可以待在教室後方運動，等到半小時過後就能提早離開，妳難道不會很想參加會根據女性生理週期階段來安排課程的瑜伽教室嗎？還有拜託那些教練幫幫忙，能否別再過度鍛鍊女性到月經都不來的程度？這些練習對女性的生物化學機制是有害的，這是由於忽略我們體內第二個生理時鐘所導致的直接後果。

我明白職業運動員可能無法配合自己的生理週期來重新排定賽程，但妳可以試著在日常生活中實踐這一點；也就是說，與妳的生理週期同步不代表月經是不做運動的藉口，而是配合妳的生理週期運動以讓妳的經期更加順暢，經痛減緩、較不疲累、更有精力，因此妳就能更有「幹勁」地享受自己所愛的運動。

產後瘦身以及親餵母乳

生產完後女性會因為想恢復到懷孕前的性感身材、希望能毫不費力地當回以前的自己而倍感壓力。但就像金佰利‧安‧約翰遜（Kimberly Ann Johnson）的著作《第四妊娠期》（*The Fourth Trimester*）所提到的，由於身體發生了極大的變化，要從中恢復並同時調適生產所帶來的重大情緒、神經系

統、與感情生活中的大幅波動是需要時間的。這段時期養生和休息非常重要，能幫助身體從懷孕與生產中復原。我們得將產後的十二週當作是延長的月經期來對待，並以富含營養的食物如大骨湯、自製雞肝醬、野牛漢堡等等來補補身體。妳可以在歐姮（Heng Ou）的書《產後四十天》（*The First Forty Days*）中找到非常棒的產後食譜。女性在這一階段也需要大量的休息並搭配一些輕柔的運動，例如散步、放鬆瑜伽、皮拉提斯來幫助妳重新將骨骼和肌肉調整回原本的狀態。

在生下女兒後的頭一年，我基本上都沒特別做運動。我會去走路（其實大部分是散步，而非快走），每週去公園推著 13 公斤的嬰兒車走三到四趟；我也會在家跟物理治療師一起運動，而且我不管做什麼運動都不會超過三十分鐘。猜猜看怎麼著？我在沒有進行任何節食、沒有用劇烈運動把自己累個半死的情況下，於六個月內減掉了 18 公斤。我之所以能成功減重是因為我在產後階段傾聽體內第二個生理時鐘，並尊重自身的荷爾蒙分泌狀況。我們的文化制約了女性，讓她們認為在生完孩子後應該要減肥並運動來減去懷孕時所增加的體重，但這個建議非常不好。我們必須尊重身體的生物化學需求，為了確保自己能分泌出母乳給寶寶，我必須吃進足夠的熱量才能應付這個非常消耗身體能量及營養的工作。女性的身體在懷孕及生出小寶寶的過程中需要大量的營養，而此刻我正結束此一過程，要逐漸恢復成過往；而且就像所有的新手媽媽一樣，我的睡眠嚴重不足，因此一有空就得盡量休息。我傾聽自己內在的指引系統，並且了解說我得滋補自己的身體，才能養育孩子並保持自己身體健康、心情愉快。

許多女性認為親餵母乳是燃燒熱量、讓身材回到產前的關鍵。雖然根據 2014 年刊登在《預防醫學》（*Preventive Medicine*）中的一項研究顯示，純餵母乳超過三個月的女性比使用替代餵法的女性體重少了 1 公斤，但還是有許多客戶告訴我說她們餵母乳反倒變胖了。通常我會問她們平時都吃些什麼與

運動頻率，而大部分的情況都是吃得不夠又運動太多，這樣的組合反而會使新陳代謝停滯。美國婦產科醫師學會建議每天要多攝取 450 ～ 500 卡路里的熱量才能補回分泌乳汁所消耗的能量。

若妳不聽從自己的身體，反倒試著要採用低熱量飲食與直接參加軍訓健身課來減重的話，身體就會有所反彈而進到脂肪囤積模式。把自己逼得太緊也會讓體內營養、能量與荷爾蒙不易留存，導致腎上腺疲勞或甲狀腺出問題，影響妳未來好幾年的健康。產後是妳此生最關鍵的時刻，一定要與自己的身體合作，讓她好好休息並補充所需的營養。　　•

妳的身體最大

本章提供了一個框架來幫助妳選擇能配合自己生理週期的健身方式，但此一框架的目的並非是要限制或阻止妳進行自己喜愛的運動。最終，讓運動與生理週期同步的意義在於尋找出什麼運動能讓自己感受良好。妳才是住在自己身體裡面的人；只有妳知道什麼感覺對、什麼感覺不好。繼續自我覺察，如此一來就能聽見身體內在透過感官和感受來與妳溝通的聲音，並且依照身體的意願進行相應的調整。運動沒有好壞，只有是否能滿足此刻妳的身體需求而已。傾聽自己的身體，妳將會重新找回體內原有的力量。

第 6 章

壓力變少、產值增高的藍圖

對大部分人來說，創造力是一項嚴肅的工作。他們忘記了所謂「玩樂
中激發靈感」，而認為自己需要的是更認真努力地工作，但常常情況
恰好相反，他們缺少的是玩樂才對。

—— 茱莉亞·卡麥隆（Julia Cameron）

當我還是小女孩的時候，自然而然會被各種具創造力的事物給吸引，
我喜愛跳舞、參加合唱團、彈鋼琴、自己縫衣服甚至製作首飾。但等到正值
青春期開端的十五歲左右，我卻決定放棄自己藝術的那一面，並從此與其所
孕育出來的女性能量脫節。我當時認為，若想在這個世界上取得成功，就得
放下自己對於創造的喜好，變成一個認真嚴肅的人。當時沒有人直接地告訴
我跳舞或是製作首飾是不能成大器的，但這些想法卻不知怎麼地就溜進了我
的潛意識中，反映出我對於社會文化的解讀：我相信自己必須做完所有功課
才能玩樂，似乎得持續不斷地逼迫自己才會有成功人生；由於生長在一個重
視生產力的家庭，我對於創意的追求以及探索興趣的渴望，好像都不符合
平常所觀察到的成人舉動。於是我開始變得更加努力，減少玩樂與休息的時
間，並且放棄了孩童休息、玩耍、成長、學習／工作的模式（而有趣的一點
在於，這正是陰陽能量能達到最佳平衡的方法）。我們全都用自己的方式走

過這種轉變：女性開始過度仰賴自己的陽剛之氣，不斷努力地做事，在休息的時候感到焦慮無比，也總是忽略身體吶喊著要休息、滋補、享樂的聲音。當年的我將重心轉向快速獲得傳統意義上的成功，比如好的工作、漂亮的薪水、寬敞的房子等等。在高中階段，我就將自己的行程排滿了大學先修課與社團活動，開始在暑假去不同的公司打工。一開始是小公司，然後從高中升大學後，就換到更大的公司、到更多的企業實習。我以為這種方法會幫助自己在事業上取得先機，但卻沒有發現早在被檢查出患有 PCOS 前，那些所有加諸在自己身上、逼迫自己盡力的壓力，就已經使得荷爾蒙症狀開始逐步惡化。我不但沒有時間追求創意發想，也發現自己變得越來越焦慮，除了常常感到力不從心之外，還因為想喘口氣但又不敢休息而養成了拖延的習慣，最後來不及了再熬夜趕上截止日期。這一切都讓我感到非常疲憊且痛苦，不但完成不了待辦清單上的事項，還覺得自己被困在迴圈中走不出來。當時我還未被診斷出患有 PCOS，所以並不知道為何自己無時無刻都覺得糟透了，這種必須持續逼迫自己的想法一直到出社會後還是在腦中盤旋不去，直到我終於開始主動尋求方法來重新掌控自己的生活、讓自己感覺良好、重拾過去所放棄的創造力、擁有較多精力來完成自己想做的事情為止。

二十九歲的喬瑟琳知道何謂精疲力盡，她的 PMS 症狀非常嚴重，經痛、乳房脹痛、全身腫脹、感到沮喪、疲憊到甚至無法工作的地步。她覺得自己被身體給拖累，一整個月只有七天是有力氣的，並且感到什麼都力不從心。而當她配合著生理週期來生活時，事情漸漸出現了轉機，也讓她找回了能量，於是喬瑟琳便開始重新辨識能讓自己快樂的事物，與其順從別人的指示與感受，不如開始傾聽自己的內心。她說：「這完全改變了我的生活。經痛不見了，血塊也消失了，一整個月都充滿了活力。現在我甚至連月事來時都精力充沛呢！再也不用沒事就去看醫生了。」

時間管理的迷思

我過去以為學習時間管理是能讓事情好轉的關鍵，因此說服了暑期實習中的一位同事派我去參加時間管理的研討會。結果這場研討會是在推廣一個非常受歡迎的方案，內容包括了使用精心製作、重複性極高的時間管理計畫表——每天都進行相同的活動來確保妳一天當中每一小時的規劃及制定的待辦事項都能夠達標。起初我非常興奮，並開始將待辦清單填入表格中，但不管我怎麼努力嘗試，就是沒辦法按表操課，而且裡頭也沒有針對自我照護法提出完整的架構或指示，只有講說這是應該天天做的事情。當時我每天都興致高昂地企圖要完成前一晚或前一週所訂下的各種計畫，但最後非但沒有輕鬆完成待辦事項、讓壓力減少、使自己變有成就感並充滿自信，反而感覺比之前還要糟！而且我發現自己幾週前所訂下的計畫，到了該付諸實踐的當天，卻完全不想處理這個待辦事項。兩週前我認為自己該著重去做的事情，現在卻讓人感到窒息、沒有心情去處理。例如我計畫要完成一項專案、參加團體健身課程、或是在某天與朋友見面，但當那一天真的到來時，我的心思卻完全神遊到其他地方去了，導致無法貫徹執行。我開始覺得自己沒辦法按照計畫走或是做出承諾，因此不出幾個月，就把計畫表丟到一旁，告訴自己：「我做不到的、做什麼都失敗，我永遠都無法管理好時間。」最後甚至連手錶也不戴，完完全全與時間決裂了。

找到我的女性能量

我二十多歲時好不容易恢復了荷爾蒙健康，當時的我想要在努力維持健康的同時也能完成生活中想做的各種事情，因此打算制定一些生理週期節律原則，但在接近完成的時候卻總覺得還少了某些關鍵部分；而就在此時，

一個意想不到的靈感來源突然出現，引導我問出了正確的問題，並且最終使我得以創造出「生理週期同步法™」。當時我和一群女性朋友決定要去印度旅行，並拜訪一位當時我們能找到的唯一一位女性禪師。我們下榻在靜修所附近，因此也參加了許多禪修課程，這和我過去所參加過的禪修課大不相同，這些課程都是以動作為主，練習透過連結自己的身體，而非將其忽略來使得自我覺察力達到最高的狀態。這些方法與我過去所接收到的文化制約大相逕庭，也使我開始用全新的視角來看待陰陽之力，並於此時找到自己所缺少的那一個關鍵部分：與其將我的身體及生理節律放入明顯較適合男性生理機制的模式當中，不如自創一個以女性生理機制為中心的模式。我明白自己之所以在青春期決定放棄自我創造力，與我的身體無法支持我隨心所欲地表達出創意是有著某種關聯性的：我沒有運作良好的生理週期。在接受了文化制約、認同了依賴自身的陽剛之力才是通往成功之路後，我下意識就與自己的女性能量脫節了。克莉絲汀·諾瑟普（Christiane Northrup）醫師在其著作《女性的身體，女性的智慧》（*Women's Bodies, Women's Wisdom*）中寫道許多女性會由於文化制約或是虐待關係而封鎖自身的女性之力，導致最終與其分道揚鑣，而這樣的結果便體現在身體出現 PCOS、子宮肌瘤等疾病上（在「生物駭客工具組」中會更加詳細說明）。我們許多人背後都有著一段封印女性能量的故事，而目的只是為了在這個貶低女性之力的文化中求生。

　　從印度回來後，我覺得自己醒悟了關於人生的重大真相，並且明白自己得創造出一個實踐法，來保持我的荷爾蒙平衡並獲得更多益處。我過去的疑問總是類似於：「我還要做些什麼才能擁有成功與快樂？」但新的問題卻與之前的疑問有著根本上的不同：「要如何生活才能體現出自己是與內在智慧和創意相連結的女性呢？」我想要從父權文化在身體、心靈與精神上的各方制約對我造成的傷害中復原，如此一來才能活出陰陽能量更為平衡的生活。此時我突然靈光一閃：只要看自己的生理週期所指引出的完美道路，就能夠

抵達我對於成功所制定出的新願景了。我體內的生理節律模式已經鋪好了能支持自己一生的理想道路，不光是用能輔助生理週期各階段的營養與運動來照顧我的身體，同時也會依照特定週期階段來進行每日活動安排，以此激發出我的女性能量與創意。我的目標變得更為深層，不再是能完成更多事項、追求男性觀點中的理想成功了。我想要每天都充滿成就感，不需要等到完成或達成了某事才覺得自己成功，並且希望能一直處於心流狀態。

因此當我開始踏出自己的生理週期旅程後，便著手記錄自己每天的感受，看看我所吃的食物、所做的運動、安排日程的方式會如何影響自己的心情、能量變化與滿足感。我進行了各種嘗試，直到最後終於創造出了「生理週期同步法™」，而本書也會詳述其中的原則。首先，我注意到的是體重下降以及經期變規律了！這是很激勵人心的里程碑，讓我知道列在《女性密碼》中的頭三項生理週期節律原則是有效的。然後我便開始關注一些更加細微的部分，看看自己是否每天都感到更有活力、更常進入心流狀態、會傾聽內在的指引系統並注意到直覺所提供的訊息。我越是尊重自己的女性能量，就越能充滿熱情地去進行自己感興趣的計畫，並因此而感到更為充實。同時我也學會將「停下來、休息、騰出空間」作為創作過程中安全且必要的一環，並從中重拾對自己的信心。在開始與生理週期同步的幾個月後，我的健康、身體、心情、精力都發生了轉變，我以前總覺得自己老是像陀螺一樣轉個不停，只有完成待辦清單上的事項時才能稍微喘一口氣。現在我每天起來都感到很興奮，想知道今天又會發生些什麼事情，也發覺自己更常在對的時間出現在對的地點，準備好擁抱各種豐富的機會。另外我也注意到，比起過去在生理週期後半段時，我總是感到「銀行帳戶」裡的能量被提領一空、覺得精疲力盡；現在我反倒可以每天往帳戶裡增添新的能量，來抵銷健康生理週期節律中能量自然下降的部分。採用此項以女性為主的能量實踐法，妳將會一直與自己體內的智慧連結，而不會執著於那些自認為應該要完成的事

情。這是很重大的心態轉換，但妳在跳脫了做個不停的狀態、開始重新感受到自己的身體和欲望後，將明白這個選擇是正確的。

陰陽之力

男性和女性都擁有陰陽之力，這兩種能量都是好的，只是妳必須去尋找屬於自己的平衡。若妳只偏重其中一種能量的話，反倒會使其自己感到精疲力盡。

- **陽剛之力**

  線性的

  目標為導向的

  競爭的

  靜態的

- **陰柔之力**

  循環的

  過程為導向的

  合作的

  彈性的

休息的價值

一開始在與自己的生理週期同步時，因為以陽剛之力為主導力量，我會較為習慣採取一些主動性的措施，就和許多人一樣：在父權環境下求生存，會讓許多女性轉而依賴體內不斷努力與逼迫自己前進的線性陽剛之力。因此當我開始實踐「生理週期同步法™」來治療體內能量（以及其他部分）失衡的情況時，我注意到開始「做」這件事本身是更加容易的，而較具挑戰性的是「不做」的部分。有很多外向的、我喜歡在週期前半段（濾泡期與排卵期）進行的事，在月經期間都不想去做。當然我那時的理解是自己每天都

該努力，因為陽剛之力讓妳覺得自己每天都必須付出同等的「努力」才行，但這是有害的想法，要從其中跳脫出來，就必須透過黃體期與月經期這份禮物，讓女性在配合著生理週期生活時，能順著每個階段的能量所給予之指引，從施與受、休生與養息的陰柔觀點來療癒自己。陽剛之力的動態是二元性的（開啟或關閉），但陰柔之力則是遞增的（週期循環的）。

各位可以盡量練習專注於內心、與陰柔之力連結、少做一點，並從中觀察到自己這樣做也不會怎樣且事情依舊可以順利解決，再加上每個月不斷地反覆練習，就能帶來極大的好處。對我而言，這樣的練習在我重新找回平衡的道路上提供了非常多的幫助。我是美國一代公民，而所有擁有類似經驗的人都知道不斷努力工作是每個移民家庭中都有的文化；除此之外，我就像大多數人一樣，對陰性能量沒有任何想法。作為家裡唯一的女兒，我混在兄弟與堂、表兄弟間長大，而家族裡的每位女性都和世界各地的女性一樣，因為父權體制而深受創傷。

我成長的過程中沒有能體現女性之力的模範可以看齊，來教我整合自己的女性能量。我視「生理週期同步法™」為一種解方，來治療我們在這個重男輕女的環境中作為女性所受到的心靈創傷，並與認為女性的價值體現在成就上的這種文化制約脫鉤。我已經可以證明休息與照顧自己、放慢腳步、誠實面對自己的情緒、好好考量自我需求是至關重要的，其具有清理、治療的效果，而我也很期待做這些事情，但這是我在反覆不斷地進行這些生理週期儀式後，才終於將這股力量整合起來的。

管理妳的生活

本章節我們將檢視妳與時間、能量、創造力與生產力的關係。若妳和大多數女性一樣，可能會假設這些概念是特指女性的職業生活（第九章將會專

門討論工作）；但由於與妳的生理週期同步事實上是在比較妳的精力管理與時間管理，因此也能延伸到妳的愛情、親職、家庭生活、社交生活等面向。當妳能有效地管理自己的行程時，就不會再被自己的日程累到精疲力盡，反而可以釋放出多餘的空間，讓妳能在生活的各個層面將創意用自然而然的形式發揮出來。

首先，我們將探討社會文化中充滿缺陷的步調所帶來之負面影響，並且學習掌握更為直觀的一種行程安排方式。然後我們將重點講述如何利用女性的週期優勢來創造更加永續、充實的生活。我希望在這一章結束時，各位能理解成功的秘訣不在於搞懂怎麼完成所有的事情，而是要定義屬於自己的成功，並知道如何在正確的時機集中精力去處理對妳來說最重要的事物，讓妳每天都能感覺良好，能持續打造能量而不會感到精疲力盡。

能量流失的代價

我們生活在一個鼓勵人們不斷逼迫自己努力的文化當中，為了滿足外界的需求，我們試圖向外求法來增加精力並提升專注力，例如喝雙份濃縮咖啡與提神飲料。但事實上，我們應該是要透過支持自己的生物節律、向內求法來創造出更多能量。這就類似於存錢，少花一點就能存多一點錢；同樣的，若妳仔細規劃要將力氣花在何處，妳就能擁有更多精力。那能量到底都流失到哪去了呢？是因為妳吃的食物不對嗎？缺少運動嗎？休息不夠嗎？沒有在工作與戀愛中設下健康的界線嗎？

事實在於妳無法創造出更多時間，但可以用防堵能量流失的方法來創造出更多精力。由於我們已經受到了強大的制約，因此要放下持續不斷前進的模式可說是極為困難。但我建議各位聽從科學的指示，有大量研究成果明確證實說長時間過度逼迫自己，會損害一個人的生產力與創意，讓妳感到精疲

力盡。過勞真的令人痛苦不堪,而世界衛生組織(WHO)也在 2019 年 5 月正式承認過勞算是一種疾病。

讓我們回到生活中能量大幅流失的問題上吧。妳現在可以明白這些能量流失會對生產力與創造力造成什麼樣的影響了,但妳是否知道這也同樣會損害身體的生物系統,造成負面的生物回饋循環,進一步地耗盡妳的精力呢?

判斷自己是否正在流失能量

妳的能量流失到哪裡去了?我們總在不知不覺中一點一滴地做出妥協,犧牲掉那些能讓我們進入高度心流狀態所需具備的事物,因而使得自己的能量被耗盡。這些事情長久累積下來除了會使得心理無法承受之外,還會造成大量壓力讓身體出現發炎反應。檢查看看自己是否常常會出現下述狀況:

☐ 常常休息得不夠

☐ 不做運動

☐ 不按時吃飯,或沒有吃進高營養價值的食物

☐ 沒有設好界線,或是不想做某些事卻老是答應別人

☐ 沒有向人求助,事情做得太多

☐ 金錢管理不佳,並且對於管錢感到有壓力

評估自己的能量和時間都花在哪裡,然後堵住這些漏洞吧!

損害生物系統的生產力

生物系統一:大腦。慢性壓力會對腦部造成長期損害,進而影響認知功

能，包括記憶、學習、心理健康都會有所改變。例如妳知道壓力會使得大腦萎縮嗎？耶魯大學的研究人員發現，壓力會讓位於大腦前額葉皮質與邊緣系統關鍵區域的灰質體積減少，而這些區域掌管的是情緒穩定、衝動控制與獎勵調控。一項 2012 年刊登在《生物身心醫學》（*Biological Psychiatry*）的研究就指出在所有心理健康病患當中，出現上述腦部區域萎縮的患者得到憂鬱症與成癮症的風險較高。若大腦無法維持最佳運作，妳要怎麼發揮出最佳表現呢？《分子身心醫學》（*Molecular Psychiatry*）中一項 2014 年的研究指出，慢性壓力會改變掌管記憶與學習的海馬迴中神經幹細胞之發展。這些細胞一般來說會發展成神經元，但是在慢性壓力下，這些細胞反而會轉變成一種被稱為髓磷脂的保護膜，過量生成髓磷脂會打斷神經網路的溝通時機，增加罹患憂鬱症、焦慮與其他心理疾病的風險。當妳感到焦慮或憂鬱時，就很難專心或熱衷於處理待辦清單上的事項。若壓力得不到排解，就可能會出現專注力下降、決策困難、做事沒有條理的情況。既然大腦是監督身體荷爾蒙生成的關鍵部位，太多壓力也會增加壓力荷爾蒙皮質醇的分泌量，因而抑制黃體素的生成，導致更為嚴重的 PMS 症狀與其他的經期問題（在第九章會有更多詳細敘述）。

生物系統二：免疫系統。 壓力會損害妳的免疫系統，讓妳變得更容易得到感冒和流感，同時也容易產生皮膚搔癢、皮疹、蕁麻疹、痘痘或唇疱疹，使妳無法專心並阻礙妳在創造力上進入心流狀態。若妳常常在對抗感冒、病毒或是一些症狀時，自然就不會想去完成手上的任務、雜事、參加會議或開創副業了。若免疫系統不斷地受到攻擊，也會導致系統性發炎，造成嚴重經痛和 PMS。一項 2016 年刊登在《婦女健康期刊》（*Journal of Women's Health*）的研究就指出女性的發炎生物指標 C—反應蛋白（C-reactive protein，簡稱 CRP）要是增加的話，出現 PMS 症狀如經痛、腹脹、乳房脹痛的風險就會提高 41％。

生物系統三：新陳代謝。 若妳一直被困在持續要求產出的模式當中，新陳代謝就會失控，體重便會隨之上升。我們都知道當自己感到壓力時，拿起巧克力、蛋糕或冰淇淋的可能性就會大幅提高。這股衝動背後的生物化學機制就是皮質醇濃度增加，促使胰島素大量分泌後血糖下降，而一旦血糖下降，我們就會想吃充滿糖份與脂肪的食物。《肥胖》（*Obesity*）期刊中有一項 2017 年的研究，該研究觀察了 2,527 名男女，並發現皮質醇濃度慢性上升與變胖、腰圍變粗有關，而濃度越高，罹患肥胖症的風險也會大幅增加。誠如妳所讀到的，脂肪細胞也能分泌雌激素，因此肥胖會導致體內雌激素過量，使得 PMS 的症狀加劇，流出更多經血，而每位經血過量的女性都知道這會使得自己喪失活力和創造力。低血糖會讓妳緊張、焦慮、易怒、不耐煩、困惑等等，而這些感受也會傷害妳與親友、同事的互動，甚至連結帳隊伍前面的顧客都會讓妳看不順眼。

　　生物系統四：微生物菌叢。 持續不斷的產出帶給妳莫大的壓力嗎？壓力可能會讓妳感到噁心、胃灼熱、潰瘍或是讓妳一直尷尬地腹瀉。慢性壓力的後果還可能更嚴重，2010 年一項研究顯示實驗中的老鼠在經歷十天的壓力後，比起其他沒有壓力的老鼠其腸道微生物菌叢的多元性會大幅減少。根據 2017 年《自然微生物學》（*Nature Microbiology*）的一項研究發現當人處於壓力時，荷爾蒙的改變會打亂腸道維生菌叢，造成其組成不穩定、反應過激的情況。腸道菌叢不穩定會讓人容易出現情緒障礙、大腸激躁症、肥胖症和第二型糖尿病。其他研究也指出健康的微生物菌叢能增加心理韌性，但腸道健康若受損則會使妳無法好好應對職場或個人生活中的每日挑戰。壓力過大與受損的微生物菌叢會導致雌激素分泌過量，擾亂女性的二十八天生理時鐘，讓人頭腦混沌不清、疲累、腹脹、憂鬱並完全與自己的創造力脫節。

　　生物系統五：壓力反應機制。 若妳的行程一直都是滿檔、工作上得滿足諸多要求、對自我表現的期許壓力不減的話，身體的壓力反應機制就會像妳

一樣超時工作。最終壓力反應會被定格在高警戒模式，讓妳隨時都覺得自己遭受威脅，因而導致腎上腺工作過度，造成腎上腺疲勞，讓妳更難拿出最佳表現，還會使得女性停止排卵，並降低生育力跟性慾。

但一定還會有更好的方法，對嗎？

別再管理妳的時間，開始管理自己的精力吧

妳是否凡事都想要做到最好，盡量一心多用、處理各種日程安排、找時間與家人相處、擠出時間來維持社交生活，但還是感到上緊的發條已經到極限了？若是如此的話，妳可能（也肯定就是）累壞了。而像妳這樣的積極女性，很可能就會開始想辦法解決這個問題，或許是下載了幾種不同的待辦清單應用程式；或著買了保證讓妳做事有條有理又專注的計畫表；或許會開始寫能激勵自己的日記；又或著會跟我一樣去上時間管理課程。妳可能會像我一樣期待自己的努力能幫助妳重新奪回對生活的掌控權，但這些應用程式或計畫表卻都不管用，而我必須坦白跟妳說，它們是永遠都不會有效的。為什麼？因為傳統的時間管理工具並非是為了依照二十八天荷爾蒙時鐘生活的女性所創的。大部分的時間管理系統要求女性列出待辦清單，在當天完成清單上的事項，然後隔天起來再重複相同的流程。每一天都要進行相同的事情，不斷地重複相同的過程。

而我是在總算和體內的生物化學機制同步後，才明白說自己與時間的關係或時間管理上並沒有出問題。我了解到那些線性的計畫工具是為了二十四小時生理時鐘所規劃的，因此對女性來說效果不彰。請別誤會，它們對於只按照晝夜節律運作的人們來說是極佳的工具，但卻不適合女性荷爾蒙週期的波動模式，也與「正確時機」的概念不符。若女性在安排行程時沒有考量到體內自然的二十八天荷爾蒙時鐘，我們就無法好好利用自然循環所賦予女性

的天賦，而且會一直感到精疲力竭。當年的我知道自己得停止管理時間，並開始與體內的二十四小時及二十八天兩種生理時鐘一起同步，以此來管理精力。就如同各位在第二章所見，只需要細微且有力的心態轉換，就能讓妳停止做不完的任務循環，走上一條能達成更多更重要的目標，並且同時也幫妳省下更多力氣的道路。

「生理週期同步法™」對於賴瑞莎來說是有效的，這位平面設計師已經開始根據生理週期階段來管理自己的精力，而非只是依照任務來排定行程而已，她說：「感覺像是撥雲見日一般。」然而，儘管她已經配合著生理週期過生活一陣子了，卻偶爾還是會被困進舊有的思想中，覺得：「我這週的生產力還不夠。」但只要當她不這麼僵化、懂得尊重自己的生理週期，比方說在月經期拒絕掉一些事項或讓自己放輕鬆一點時，賴瑞莎就能感受到真正的回報。她說：「我發覺自己下一週在做事時可以毫不費力就火力全開、停不下來。待辦清單上的事項砰、砰、砰就完成了，相形之下，根本不用試圖逼迫自己一直要有一定的產出。」

勵志大師東尼‧羅賓斯（Tony Robbins）曾幫助過數百萬人包括我，學會如何觸發心流狀態，讓自己能進入最佳表現的模式。他指出無法達到心流狀態的主因，就是因為自己對於人生的核心信念及期許與現實不符。若妳相信我們的文化所告訴女性的迷思，認為女性應該要不斷地努力，忽略自己的生理狀況的話，妳就會因此而感到痛苦。羅賓斯解釋說妳必須改變自己體內的設計藍圖，使其能符合自己的生理現況，如此一來才能享受生活並優化妳的表現。在他諸多的課程中，羅賓斯都希望大家能認知到自己的動力為何，並發展出日常的身體習慣，為自己的成功鋪路；並且要忘記恐懼，每天採取大量行動來朝著自己的夢想前進。我相信對於女性來說，關鍵重點在於解放體內根據荷爾蒙生理節律所賦予我們的創造力與生產力，好好實踐的話能讓我們擁有充實與永續的人生。

當妳停止思考時間管理，開始根據自己的生理週期階段來管理妳的精力時，壓力就會變小、生物系統能獲得支持、優化溝通、儲備能量、並享受持續不斷的生產力，生活中每件事都將會變得更簡單、一切都能事半功倍。讓科學以及生理週期法的原則指引妳吧，能減少一心多用的情況、更專注於自己最在乎的事項上，並有更多時間休養生息，這樣做的成果就是能讓一天結束後不再充滿疲憊，而是會有更正面的心態、更豐富的創造力。而關於第二章詳細描述過的自然創造循環「啟動、成長、完成、休息」呢？妳將會發現自身的荷爾蒙週期也能反映出相同的模式，透過好好照顧每個階段，妳將解鎖體內的創造力。這裡我指的不一定是傳統的創造力——舞蹈、彈鋼琴、或是製作首飾，而是可以將厲害的想法、方案、夢想的規劃付諸實踐的意思。妳將能夠根據可預測的自然生理週期（當妳的荷爾蒙達成平衡時）來優化自己的創意產出。跟隨著這個節律便能獲得極大的滋補，妳再也不會喪失能量，而且也不會再感到與自己的創造力脫節了。對我來說，作為一個年輕時就自己決定要與內在創意脫節的女性，週期同步法替我打開了一扇門，讓我得以利用創造力模式來達到更多自己對生活的期望。重視自我的創造力大過於產出，最終讓我變得更有創意且壓力更小了！

選擇良好感受

我曾是一個很猶豫不決的人，總是被困在自己的想法中，與自己來回爭辯並列出利弊清單，但卻老是下不了決定，也會一直瘋狂詢問朋友的想法，讓自己跟朋友都被煩個半死。我確信各位也都曾有過類似的經驗，對任何決定都感到苦惱，但最後卻還是沒得出任何結論——不論是維持交往關係，還是要不要買一雙新鞋都是如此。當時的我真的很困惑，不知道如何才能明白什麼適合自己，一直到我下定決心實行「生理週期同步法™」之後，才得以

採用不同的方式來做決策。

　　舉例來說，我現在有機會重新考慮是否要參加某項活動。每次我想到這個活動時，就會一直跳出兩種對立的想法：要是不去參加會錯過些什麼；以及若是去了可能會因此無法完成一些待辦事項。於是我便著手檢視自己的身體狀況，想像參加活動的話身體會有什麼感受：我感到前去參加活動的整體過程會讓身體感到緊繃與壓力；然後我又進一步去感受若自己用同樣的時間來處理計畫清單上的事項，身體會感覺如何：我感到踏實、安心。這套詢問身體的過程總是會提醒我，自己的想法與情緒總有諸多面相，但身體的感受卻很清楚、明確，因此我能依靠身體的感受來自信地做出決定。

　　此外也由於我實踐與生理週期同步的生活，便能看出眼前的事情是一個機會，能將自我偏好放在首位來建立起自信。例如當我允許自己在每個月的月經期少做一點事的時候，就能感到更為踏實、身體感受也會更加良好，平常在做決定時就能夠以此感受為依據。我明白與週期同步的感覺為何，相比之下困惑、壓力與焦慮的感受則是身體在傳達自己與最佳心流狀態不同步的警訊。這種做法能讓我不斷回頭檢視自己的身體，而且將自身作為決策參考依據的感覺很令人安心，同時也是極大的解放。

　　我直到現在才理解到與身體和生理週期脫節曾經對我的生活帶來了許多焦慮。我記得青少年期會為了功課、交作業的日期、社交情況而感到焦慮，而荷爾蒙失衡也加重了我的焦慮情緒。現在我配合著生理週期生活已經快二十年，發現自己對事情比較看得開，也較能夠處理偶發的焦慮情緒了。舉例來說，若起床時感到一陣壓力來襲，我就會檢視壓力的來源，問自己是否睡得夠飽、看看自己現在處於生理週期的哪個階段、以及最近生活上發生了什麼事情，並且轉而加強自我照護，用適合該階段的食物及運動來優先幫助自己處理掉焦慮的能量。

　　我決心要活得自在，並且做出讓自己感受良好的選擇，這對我來說是一

種自我革命，想想看要是所有女性都致力於選擇讓自己感受良好的話，會給我們的整體文化帶來何種轉變；我們越是在內心做此練習，就越能在這個世界中獲得自在與平衡。儘管選擇讓自己有良好感受如散步、配合生理週期來做事聽起來都很簡單，但其對於女性家庭及社區所產生的漣漪是很強大的。

根據妳的生理週期來管理創造的過程

女性可以，而且確實能夠依照生理週期不同階段所帶來的優勢進行不同的創造。這些優勢會根據每一週而有所變化，因此女性不用再覺得自己是荷爾蒙的受害者，也不必再感到像被突如其來的潮水拍打翻滾、威脅著要將妳吞噬。只要懂得利用自己的荷爾蒙轉換，自身的能量就能源源不絕地湧出，變得既可預期又穩定，學會駕馭這道浪潮，一切就能事半功倍並且讓滿足感升級。一旦明白了自身的荷爾蒙是如何影響妳整個月的能量時，妳就能十分輕易地利用這個知識來制定出更多成功的計畫、有更佳的表現。

這個過去人們認為生理週期在每月的特定時刻，會對女性的認知功能產生負面影響，2017 年的研究打破了這個迷思。但其實女性在生理週期中的任何時刻都能做自己想做的事，不過只因為妳可以做，並不代表妳應該去做。一旦進入了自己的生理週期節律，妳就會更常體驗到處於巔峰境界的狀態。

若我們依照女性在生理週期四階段所具有的獨特技能來安排活動，而非將所有能量都用來強迫自己日復一日地專注於類似的任務，那麼我們就能完成更多自己真心想做的事情，並且能輕鬆地將對自己身體有益的事物排在優先順位。突然間我們就會從覺得時間永遠不夠用，轉為擁有許多時間可以進行自己想要且必須去做的事情。我們會有更多餘裕來將工作做好，也可以呈現出自己最佳的表現，並且在一天結束時還是能夠活力滿滿。

生理週期同步法™：創造節律

階段	時長	荷爾蒙此時的運作狀況	優勢
濾泡期準備	7-10 天	雌激素濃度上升	創造力
勇於夢想、腦力激盪、發起行動、進行準備與計畫。做研究、用好奇心看世界、進行探索、訪問他人、上課、收集資源、談論妳的策略。為本週、本月、本年度制定目標，釐清妳的願景並開始執行新計畫。在計畫表上填入妳未來幾週想完成的事項。			
排卵期啟動	3-4 天	雌激素濃度處於最高點	溝通與合作技巧
安排行程與會議日期、和女性友人一起吃午餐、舉辦派對、與他人社交。進行重要對談。			
黃體期工作	10–14 天	黃體素處於濃度最高點	完成度、發展、關照
此時是將事情完成的最佳階段！不要拖拖拉拉，要有條有理地達成妳在濾泡期所計畫要完成的專案和目標。享受將事情收尾所帶來的良好感受。關心自己的家庭、財務及行政工作，投入於深度工作，肯定並犒賞自己的強大之處。			
月經期休息	3–7 天	所有荷爾蒙的濃度都處於最低點	評估力與準確直覺
放鬆並反思過去的一個月。對自己好一點，回顧自己做得好的地方，並記下任何生活中不夠完美或需要多注意之處。此時特別需要相信自己的本能，妳的直覺告訴了妳什麼事情？花時間寫日記、回顧反思過去、記下自己下個月該放下以及該轉變的部分，並將此時視為一個新起點，為下一個濾泡期的目標設定做準備。			

　　相同的四階段創造模式也能應用於業務週期內所進行的所有計畫中。假設妳需要更新網站，那麼就得先從腦力激盪環節（啟動）開始，在產出所有妳會用到的文字和圖像（成長）後，便能加入所有的新材料和變化（完成），最後坐下來評估看看是否需要進行任何最終調整（休息）。不論妳在計畫的哪一個步驟，都能把妳當下所處的生理週期階段優勢發揮到極致。

而業務週期也是一樣的，例如在我的公司裡，有時大家會處在我所謂的排卵期，其主要目標是透過行銷來宣傳我們所做的事情，而有時我們又更像是處於黃體期，必須處理幕後的一些事務如系統更新。儘管這些任務的本質偏向黃體期，但我還是能將濾泡期、排卵期、黃體期和月經期的優勢都於不同時刻帶入到計畫當中。

女性計畫表：以週期性的方式來管理妳的精力

在我掌握了按照自己的荷爾蒙自然規律安排行程的概念後，便開始開設課程，教上班族女性何謂正確的時機／精力管理方式。我提供給學員一個以女性為中心的計畫工具（請見 168 頁）來幫助她們在個人以及工作團隊的層面都能順利進入生理週期節律。我試過幾乎所有市面上的時間管理系統，從各系統中汲取最佳的實踐方式，創造出能配合女性生理機制，使學員能夠以健康、平衡、永續的方式來進行產出的系統。本計畫表之所以特別，就是因為它不只是用來記錄待辦清單的本子而已，它是一項工具，能幫助妳將自己的身體、心靈、精力、心情融入到每天、每週、每月的計畫當中。本計畫表不光是能確保妳不會過勞並流失精力，同時也能讓妳有更多時間專注在對自己來說真正重要的事物上，因此每天不管生活是起是落，妳都會感到更加滿足、踏實。我所設計的這個計畫表對女性而言是最佳的行程安排工具，能將她們的自然生理週期優勢發揮到極致；而妳也能隨時用相同的原則創造出屬於自己的計畫表。我所設計的「每日節律計畫表」是依照下列幾個部分編排而成的：

當前階段：追蹤記錄妳目前所處的週期階段，如此一來就能確保自己可以針對每個階段安排適合的活動，並且與妳的身體保持連結。

每月主題：記下每個月妳想要關注的主題，而妳也能依照一年中的自然

季節輪替來決定每月主題。這些主題是我用來確保自己會於今年處理好生活中重要面相的方法；例如三月是我的清潔與排毒月，在此一主題之下我可能會在週末整理衣櫥，或將冬季衣服收起來換成春夏服裝。如此一來，我就不用到五月一號還在想：「喔，不好！已經春天了，我還沒把冬天的大衣收起來。」妳可以自己試試看每個月制定不同的主題，或著依照「生理週期同步社團」中的每月主題來進行實踐。

任務或工作重點：在這一欄中妳可以規劃自己何時要進行什麼工作。不論這一階段妳著重的是創造力、溝通技巧、完成度或評估自己的表現，都要確保自己記下這一階段的整體重點。對妳來說今日必須要達成的是什麼事情？妳要如何將這些事情排入每日行程當中？利用早晨、下午、晚上的欄位來填寫每日計畫，寫得越詳細越好。

飲食計畫：此一欄位幫助妳根據週期特定階段的食譜來安排每日三餐。

自我照護的重點：在此一欄位，妳能根據自己當前的生理週期階段與當天需完成的事項，記下那天的自我照護方式。

檢視能量：在這一欄妳將檢視自己的精力、心情、睡眠感受如何以及是否出現任何症狀。妳是否充滿活力，或是在一天結束後覺得疲憊不堪？這是每天都要問自己的重要問題，若妳持續感到精疲力盡的話，就是身體所散發的危險訊號，可能是由於腎上腺的壓力過大、系統負擔過重而導致的。

每日結束後的反思：記下任何有助於妳檢視自身狀況的事物，問問自己今天的感受如何。妳的週期性計畫做得如何？對妳有幫助嗎？許多來找我諮詢的女性都很喜歡計畫表的這一個部分，因其能給她們一些空間跟時間與自己進行情感上的交流。在這一欄妳可以用一些正向的獎勵來為自己打氣，下面是一些其他女性在這個欄位中所寫下的例句：

「在自己需要去做某些事情的時候，允許自己去做這些正確的事感覺真好。」

「我今天留了一些『私人』時間，而天也沒塌下來，可見我之前都是白擔心了。」

「儘管我今天沒有做任何高強度運動也沒變胖。」

「哇！我整週都沒有出現 PMS 症狀，這讓我感覺真好！」

「我感到活力充沛！」

這些描述與一般女性會對自己所說的話完全相反，想想看在妳了解自己的身體需要依照生理週期來生活前，妳不得不透過恐懼、罪惡、焦慮感來驅動自己。我記得在讀到歌手與詩人凡妮莎·杜歐（Vanessa Daou）的文字時不由自主地停下了腳步：「沒有什麼能比女性在自己的腦中用舌頭一點一點地鞭打自己來得更痛苦的事了。」這句話不偏不倚地擊中了我的下腹，點出我每天試圖保持一成不變是一種自討苦吃的行為，許多女性在結束一天時都會用類似下面的負面話語來斥責自己：

「我今天在健身房逼自己逼得還不夠，我真遜。」

「我今天事情完成得不夠多，我真是個懶鬼。」

「我今天吃得超級不健康，我沒有意志力。」

作為一個康復中的完美主義者，這一類問題我之前常常會犯。直到現在，我都還是得提醒一下自己要轉換心態，別一直往負面去想，而是要以慈悲感恩的心態來看待一切。我注意到當女性開始與自己的生理週期同步時，她們便能夠停止這種情緒上的自虐，並開始敞開心胸來愛自己，而這是最美好的一件事了。

這裡還列有一些額外的小技巧，能讓此計畫表更加適用於妳。

妳的時間與精力分配是否亮起了紅燈：每天都要問問自己：「我花時間所處理的事情是否與生理週期不同步？」例如工作的截止日期快到了，而妳還有很多事情沒做完，但此時身體卻正處於月經期，需要更多的休息時間；

請記下此種不同步的情況，因為這些工作要求對妳生理週期的這一階段來說並不理想。就此情況而言，妳可以多放一些心力在自我照護上，以確保身體需求能重新達到平衡，並且多補充身體所需的營養才不會過度疲勞。我明白大家都不是處在一個完美的世界中，沒有人身邊的一切都一直能與自己的荷爾蒙週期同步。（但若是可以的話不是很棒嗎？）然而我們依舊不能放棄自己，當這種情形發生在我身上時，而作為一名忙碌的企業家、太太、母親，可想而知這類情況比我預期的還要常出現，我馬上就會採取相應策略。若情況允許，我會將工作放到不同的生理週期階段來進行，但若是有截止日期或其他職責的關係，使得工作無法轉移或延後的話，我也想出了一套計畫來將當天或那幾天的自我照護升級，一直到能夠將這些消耗掉的多餘能量補充回來的時候為止。

排定休息時間：請記得，要取得正確時機依靠的是自然的荷爾蒙與精力起伏。休息與放鬆的時間是平衡各階段活動所必須的。若妳能像安排與客戶開會一樣，在計畫表上標出休息與放鬆的時間，這段時間就會被放入行程當中，而能夠貫徹的可能性也會提高，因為妳會將休息時間看得與當天其他的待辦事項同等重要。

給自己留點緩衝空間：請記得妳的生理週期各階段並非壁壘分明，而是逐漸由一個階段過渡到另一個階段的，所以絕不可能一個月中每週的開始與結束都正好能呼應到其中一個階段，而這其實是一件好事！代表在這過程中妳不用一直保持「完美」或「精準」，反而可以利用對自我精力和週期階段的覺察，去感受及安排妳的行程並進入心流。妳是最了解自己身體的人，此一概念的重點在於妳越是勤快地去練習過週期性的生活，就越能學會信任自己的身體，而生活也就能隨之過得更加順暢。

少做一點，活在當下

當我從印度旅行回來後，整個人對於成功及幸福的想法都有了大幅的轉變，我不再被「做越多越好」的概念給束縛住了，也不再認為若自己獲得了某樣特定的東西就會變得更加快樂。而且很明顯地，以不斷「做！做！做！」的方式，不惜傷害健康也要努力爬到頂端的想法現在看來完全不合理；例如當我在寫這本書時，有一些朋友和同事也在此時邀請我去許多地方活動演講，我們受到女性要去討好他人的文化制約會告訴自己說應該要答應，但我知道自己必須儲存能量才能專注於寫作並激發出自己最佳的創造力，於是我便回絕了邀約並解釋了原因。而妳知道嗎？沒有人因此而不滿，而我也為自己感到驕傲，因為這對我來說就代表了成功——我為自己說話、為自己著想，這些小小的勝利就像工作上的大專案一樣讓我非常享受。

當妳揮別二十四小時生理時鐘的不斷產出模式，並啟動包含女性生理節律的雙重生理時鐘時，就能迎接良好的荷爾蒙狀態、更健康的生物系統，並在個人生活與工作上都能充滿創造力、處處取得成功。工作到底是什麼呢？從本質上來說，就是從無到有的過程，針對如何填補空白進行思考；而不論是在私生活或職場上，工作都是一個將想法實踐的過程。我們會制定計畫、展示簡報、推出新品；理想上，女性就該從留白的空間中進行創作，如同肥沃空白的子宮可以孕育出新生命一樣，在自然界中，所有生物都會依循「種子—生長—開花—休息」的循環模式運作，而這讓當時第一次上生物課的我著迷不已。妳的身體也會自然而然依照相同的模式來進行創造：腦力激盪環節就等同於將新想法播種在腦中，等到概念發芽時好好培養，就能將其推出、使其成長，最後收尾並評估表現後再繼續前進到下一個創作的階段。

同樣的，所有生物都會經歷活動與休息、擴張與收縮的時期。想想看農作物的成長模式，農夫知道他們必須輪作才能讓收穫過的土地休息並重新

再肥沃起來，不然的話作物是無法生長的。人體也必須跟隨著相同的模式，才能讓荷爾蒙與生物系統達到最佳狀態，如此一來我們才能發揮出自己最大的潛能。我很喜歡暢銷書《創作，是心靈療癒的旅程》的作家茱莉亞·卡麥隆在書中所寫的話，她提到「休耕」時段對於創造過程的重要性是不容質疑的。若將我們目前要求不斷地收穫和最大程度產出的模式套在農耕上面的話，就會需要有毒的生物駭客法、有害的肥料、殺蟲劑以及基改種子。不斷產出的模式並非是永續的，而且還會損害環境讓我們生病。

　　同樣的模式也適用於我們的身體，若妳一直「做」個不停的話，大腦和身體就沒有時間充分休息來儲存妳的創意點子。我們需要有幾天休耕日才能重新激發自己的思想和創意，並讓身體再度充滿能量；而不是期待自己每天都得在已經負荷不了的待辦清單上增添更多事項，然後又依靠能量飲料來提神。花點時間踏實地與自己的身體做連結、尋找靈感、在大自然中散步、看妳的小狗或小貓玩耍、隨著自己最愛的歌曲舞動、伸展一下肢體，給大腦和身體時間來探索自己從未想像過的潛能吧。如此一來，妳的荷爾蒙和生物系統就會煥然一新而非疲憊不堪，妳也能感到更有活力並且諸事順遂。

生理週期同步法™：每日節律

日期：_____ 目前的生理週期階段：_____

主要專注的任務：

1. _____ 2. _____ 3. _____

本日計畫

早晨 _____

_____

下午 _____

_____

晚上 _____

_____

是否有任何與生理週期不同步的項目需要完成呢？ *

○是　　　　○否

若妳回答「是」，請特別注意後面打星號的部分。

於一天結束時……檢視能量：

精力？　　●————————●————————●

　　　　　0　　　　　5　　　　　10

睡眠？　＜8 小時　8 小時　＞8 小時

心情與症狀？_____

_____

○ 記得要制定明天的計畫

POWR 階段：準備／啟動／工作／休息

目前的創意循環階段：發想／合作／產出／評估

本月主題：_____

飲食計畫：

* 若妳之前選了「是」，請記得要吃營養補充品！

早餐 _____ 　零食 _____

午餐 _____ 　飲料 _____

晚餐 _____ 　營養補充品 _____

本日自我照護重點（至少選擇一項！）：

* 若妳之前選了「是」，請於今日多增加一項自我照護方法！

○ 運動　　　　　○ 家中 SPA　　　　　○ 其他：

○ 自我享樂　　　　（臉部、美甲等等）

○ 社交時間　　　○ 睡覺

自我反思：

_____

_____

_____

_____

_____

採用卵子的做法

　　每個月會有一顆成熟的卵子從卵巢中被釋放出來，卵子靜靜地在輸卵管中等待受精，它不會去追求精子，也不需要這麼做，因其所散發出的化學物質會讓自己變得不可抗拒地迷人，使得精子發狂般地試圖要與其接近。數百萬個精子會逆流而上尋找誘人的卵子，大部分在中途就會迷失，但還是有幾百個精子會成功到達美麗卵子的所在處，不過最終只會有一個幸運的泳將精子被卵子選中，贏得為其授精的殊榮。這個比喻非常棒，很值得各位女性學習，我們不該總是不斷追尋，若我們像卵子一樣，將自己放在一個適合的位置，則會有更多事物追尋著我們而來。而創造的過程也是如此，推動與接收都是成功的創造過程不可或缺的。若受精條件並不理想的，卵子就會隨著經血流出，等待下一個週期循環。妳不必為了自己的生理週期而去做什麼補償，專心展現自己活力滿滿的樣子，相信身體的時機，並選擇讓自己感受良好的事物吧。

與月亮週期同步的話會如何呢？

　　我的社群媒體動態消息上到處都是女性在分享自己的新月儀式，並且詢問自己是應該在新月或是滿月時來經較好，可見許多女性都受到某種感召，想透過讓自己的經期與月相一致來追求女神文化。這完全是一種出於自然的渴望，畢竟人類的眼睛構造就是要能接收月光及日光，而這些光線也會影響我們的松果體與腦下垂體，刺激人體晝夜節律的運作以及荷爾蒙生成。可想而知過去許多群居的女性經期都會與新月時間重疊，且生理週期會依照著月亮週期變化是很合理的一件事，因為她們都曝露在相同的光線中——日出而作，日落而息，並沐浴在夜晚強大且變化多端的月光之下。此時是女性最容

易排卵的時期，這就是跟生育有關的慶典都舉辦在滿月時節的原因。人們觀察到女性身體和地球週期循環與月亮的關係，並創造了儀式希望這些元素能彼此和諧運作。然而現代人生活在光害嚴重的環境，許多人晚上根本見不到月光，又有科技裝置所散發的藍光來進一步擾亂人體的晝夜節律，使得我們與女性祖先所依循的月亮週期漸行漸遠。我們必須逐漸將身體調回到大自然原本設計的運作模式，首先要做的就是透過與生理週期同步來讓月經重新變規律，並減少藍光的照射，練習在晚上出去走走，看看星星跟月亮。

這點對於居住在大城市中的人們也適用，像我就住在城市裡，但只要夠勤奮也是能夠做到出去走走的。在一開始我的月經很偶爾才能與月亮週期同步，但自從搬到另一間公寓，每晚可以看見透進窗的月光後，我的月經週期就深深受到了月光的影響，排卵期越來越常出現在滿月時分，並且在新月時開始流經血。但妳不用搬家也能與月亮週期同步，我會在顯眼處放置一本農民曆方便查看，並盡可能使用濾藍光裝置來最小化其對自身晝夜節律的影響。我認為與月相同步可以令人享受額外的好處，但就最佳生理機能狀態而言並非是不可或缺的必要元素，因此若妳的月經週期無法配合著月亮週期的話，也不用給自己太大壓力。但若妳想要追求此一經驗的話，可以好好利用所有與自己生理週期同步的優勢，然後再來探索配合月亮週期來經的感受。若妳沒有來經的話也請將原因記錄下來，例如是因為停經了、還是因為癌症治療而使妳無法來經、或著妳是變性人，妳也可以使用月相的陰晴圓缺來維持與週期能量的連結。

讀完這一章後，妳會了解到自己擁有獨特的天賦，可以依照體內荷爾蒙規律來進行創造，並且明白跟隨著生理節律走便能提升做事的效率和生產力，讓自己更加有創造力。而且有時妳甚至也能在無人定義或設下框架的情況下，直觀地感受到這一點，然後在翻閱本章節時找到與自己情況相似之

處，並想著：「沒錯！這就是我的狀況。」儘管如此，妳還是可能會對於採取新的精力及生活管理方法猶豫不決，就像是逆流而行還是會有風險存在一樣，妳懷疑自己真的能在現今這個推崇永久生產力的文化下成功地採取週期性的運作模式嗎？答案是肯定的！只要妳願意敞開心胸去嘗試這種以女性為主的生活方式，就可以親身體會到感受有多麼美好；只要妳願意給自己一個機會，就能一直讓身體配合著自己的想像力來創造出妳所愛的生活。

進入生理週期節律的四週快速入門計畫

- 確認自己正處於生理週期的哪個階段。
- 決定自己要從改變飲食還是健身習慣開始著手。
- 第一週：選擇只讓飲食或健身與妳所處的週期階段同步。
- 第二週：在妳的下一個週期階段，讓飲食與健身都能配合著生理週期運作。
- 第三週：在第三個階段，繼續維持與週期同步的飲食與健身方式，並檢視自己的行程與待辦事項，看看有沒有什麼活動是此一階段適合進行的，記錄下有多少活動與此週期階段不同步，並決定哪些活動該保留，哪些該移到下一個階段再做。
- 第四週：拿出妳的每日計畫表，檢視接下來的四個階段，為下一個完整的週期規劃出一個理想的行程表。

第三部分

生物駭客工具組

第 7 章

荷爾蒙失衡時該如何進入生理週期節律

若女性懂得照顧自己的健康，那麼她們就會是自己最好的朋友。

——瑪雅·安吉羅（Maya Angelou）

　　當妳了解配合著生理週期生活其背後的科學原理後，一切就會變得十分合理。當然妳會因為想擺脫經痛、腹脹、經血過多、或是更嚴重的症狀如子宮內膜異位症或 PCOS 而希望荷爾蒙分泌量能達到平衡，但這只是開端而已；在荷爾蒙機能達到最佳狀態時，其可成為提升人體各生物系統功能的一種驅動力，能提振心情、創造力、精力等等。一旦妳感受良好的話，妳的生產力、感情生活以及做個好媽媽的能力都能有所進步。擁有良好的感受能幫助妳無痛達成生活目標，明白了這些益處後，妳可能會想要馬上實行與生理週期同步的生活，但要是妳的經期無法每個月準時報到的話呢？若經期不規律，甚至是好幾個月不來經呢？若妳正在荷爾蒙地獄中苦苦掙扎呢？妳完全不知道自己正處於週期的哪個階段，該如何開始配合著生理週期來生活呢？我明白妳的苦處，此一部分就是專門要為所有跟我之前被診斷出患有 PCOS 一樣，正在處理荷爾蒙問題的女性提供解決方案，並且告訴各位當妳出現症狀時，什麼都不做是不行的。妳可以也必須駭入自身的症狀來促進康復，「生物駭客工具組」將會教妳該怎麼做，並幫助妳了解為何自己會有目前正

在經歷的這些症狀。同時我也會整理研究報告中的建議，告訴妳該如何才能自然而然地緩解症狀，還有該如何用生物駭客法駭入自身，讓妳能在此刻或是任何妳覺得荷爾蒙狀態不佳時迅速恢復平衡。若妳因為特定的身體狀況而需要了解更多細節的話，我也附上了個人的生物駭客指南，需要時就能下載查看。

若我沒有荷爾蒙問題的話怎麼辦呢？

若妳沒有任何嚴重荷爾蒙問題的話，稍微翻閱過這一章即可，或是直接跳到自己感興趣的章節。但假設妳正在吃避孕藥，或妳有一個還未青春期或正處於青春期的女兒，並考慮要讓她吃口服避孕藥來解決經期問題的話，我強烈建議妳閱讀本章節的荷爾蒙避孕部分。若妳有PCOS、子宮肌瘤、子宮內膜異位症、嚴重經痛、亂經或嚴重 PMS 的話，請繼續閱讀下去。

首先我想說明的是，我能切身體會各位的沮喪之情！當我在處理自己的PCOS 問題時，總是在尋找不同的淡斑產品來治療痘瘡、嘗試各種飲食法來減重、服用能使月經規律的藥物；從皮膚問題到體重管理、再到亂經治療，我看遍了各科醫生。妳或許已經和我一樣嘗試過許多方法來解決經痛、情緒不穩或痘痘問題，醫學界總是用相同的症狀療法來解決女性的月經問題，提供止痛成藥、荷爾蒙避孕藥、抗憂鬱劑或手術介入來解決個別的症狀；但此種處理荷爾蒙問題的思考方式必須要有所更新，需要採取更多功能醫學為基礎的方法。

許多針對個別症狀的療法都會產生嚴重的副作用。多種止痛成藥中也含

有咖啡因成分，根據各位於第四章中所看過的種種原因，服用咖啡因對女性來說並不理想；又或著是這些成藥會傷肝，因而進一步影響雌激素的代謝。其他藥物也會對荷爾蒙系統造成負面影響，而一旦這些藥物無法起作用，妳接下來可能就要忍受長期的痛苦或是接受手術治療了。從歷史上來看，女性有兩種選擇：（1）什麼都不做然後默默受苦，或（2）採用無法治本又會產生嚴重副作用的療法。其實應該要有更好的、能提升女性體內生物化學機制以及生理狀況的方法才是。請各位放心，確實有一個辦法，那就是要先承認一個事實：所有這些看似不同的荷爾蒙症狀，全都是出自於同一個原因——內分泌功能失常。

　　這一點便是我整個研究中最令人興奮的發現。我在《女性密碼》中描述過生理週期節律原則，首次完整歸納出此原則時我感到十分興奮，因為我發現大部分的荷爾蒙症狀都是出自同一個原因。愛因斯坦和曼德博（Mandelbrot）也解釋過，大自然的事物儘管看似複雜，實際上常常是優雅且直接的。女性的月經紊亂症狀看起來很難解，但絕大部分都是由於內分泌系統被打亂所造成的。我所設計的生理週期節律原則就是為了解決各種荷爾蒙症狀的本因，也就是內分泌失調。若妳被診斷出月經問題的話，在開始與自己的生理週期同步前，務必採取生理週期節律原則中的三個關鍵步驟：

1. 穩定血糖。
2. 滋補腎上腺。
3. 輔助消化器官的運作。

　　按照順序來解決問題是重新讓內分泌系統恢復平衡的關鍵。穩定血糖非常重要，因為不穩定的血糖會嚴重破壞荷爾蒙健康。妳的大腦和身體需要葡萄糖來運作，但很多人都攝取了太多精製糖類，破壞了內分泌的功能。吃進碳水化合物會引發身體的胰島素反應，但要是吃太多葡萄糖則會使得胰島素分泌過量，讓血糖飆高後馬上又降回谷底，這樣大起大落的狀況會打亂排卵

並減少黃體素生成，也會導致雌激素過量，而妳現在也知道這就是造成許多普遍經期問題的主因。皮質醇是人體另一個重要的荷爾蒙，其分泌量失衡也會打亂女性的生理週期，滋養妳的腎上腺則有助於平衡皮質醇的濃度，並保護妳的身體，幫助其對抗壓力；而輔助身體的消化器官，如皮膚、肝臟、大腸、淋巴系統，使其運作順暢，也有助於身體排出過多的雌激素。

由於我們對於自己身體的運作方式一無所知，看不清各症狀之間的互聯性，並且相信每種經期問題都需要採用個別的針對性療法。但事實並非如此，我想讓各位停止以為自己的經期問題是一系列需要單獨解決的隨機症狀；而開始將它們看作是系統性的內分泌失調徵兆。當妳以此角度來解讀時，通往荷爾蒙健康的道路就會變得清晰許多，很顯然光吃藥卻不做出任何生活上的改變，是永遠無法治好荷爾蒙問題的。請記得，妳的內分泌系統由許多腺體及器官所組成，一種藥物要如何既治療甲狀腺、又解決下視丘、腎上腺、卵巢等等的問題？要處理人體中這個複雜且互聯的系統只有一種方法，那就是給予妳整體的內分泌系統輔助。在這一部分，各位將學到在開始與生理週期同步前，為了讓荷爾蒙分泌量能達到平衡，妳需要先做好哪些事前準備工作。

步驟一：檢視妳的第五個生命徵象

每月進行個人的荷爾蒙檢查

我很喜歡使用能優化自我的高科技追蹤器，除此之外，若妳知道怎麼評估數據的話，人體也會提供許多的生物反饋來讓妳即時獲取自己的健康資訊。女性的經期是絕佳的荷爾蒙自我評估工具，就像一間每月運作一次的實驗室，一旦荷爾蒙失調妳馬上就會獲得提醒。要如何利用月經來理解身體想告訴自己的訊息呢？妳必須要用看的。沒錯，在妳將衛生棉條或棉片用衛生

紙包起來並丟進垃圾桶前，好好的看一眼，熟悉一下自己的經血可以提供妳自身整體健康的珍貴線索。如同我之前所提到的，女性的經期健康是和體溫及血壓一樣關鍵的生命徵象，美國婦產科醫師學會宣佈其為第五個生命徵象。因此妳可以將其當作自己每個月的一次荷爾蒙健康檢查。

在為數千名女性提供諮詢後，我辨識出了五種月經類型，並將其稱為「五徵象™類型」（V-Sign™ Types）。請查看下述解釋並找出自己的類型，同時也可以在 www.FLOliving.com/what-is-your-v-sign 上面進行快速測試，來看看自己需要做些什麼才能使月經回到正軌。不論妳是那一型，請記得改變飲食及攝取營養補充品的習慣，如此一來便能在一到兩個生理週期後改善妳的經期問題。

五徵象紅色型：若妳在換衛生棉條或棉片時看到如蔓越莓或櫻桃般的紅色，且沒有任何血塊的話，就代表妳的荷爾蒙濃度是平衡的，恭喜妳本次週期的荷爾蒙非常健康！

五徵象紫色型：妳可以觀察自己的經血，看看是否為深紫藍色且帶血塊？若是的話就代表妳的雌激素和黃體素分泌量比過高，這會造成子宮內膜比一般人來得更厚，也會導致經血過量以及更嚴重的 PMS 症狀，包括嚴重經痛、心情起伏大、憂鬱。過多的雌激素會造成常見的婦科問題像是子宮肌瘤、囊腫、子宮內膜異位症。體內雌激素濃度過高卻不處理的話，也會增加罹患某些醫學病症的風險，包括甲狀腺功能障礙，以及乳癌或卵巢癌。

五徵象褐色型：代表妳的黃體素分泌量不夠，子宮內膜沒有完全脫落乾淨，才會讓剩餘的內膜氧化後變成褐色。若妳想要懷孕的話，黃體素低下可能會增加第一孕期流產的機率。再者，妳的經血是否看起來像梅汁？若在月經來的第一天或最後幾天經血的顏色為褐色的話，代表妳的黃體素濃度過低，會讓妳的生理週期拉長或甚至幾個月不來經。月經為此類型的女性可能會有心情起伏、焦慮、憂鬱、無法專心、睡眠不佳、頭痛或偏頭痛、性慾低

落的情況。

　　若妳想要受孕，請小心低濃度的黃體素會讓妳在第一孕期難以保胎。許多來找我諮詢的女性若黃體素分泌量低的話，儘管只有二十或三十多歲，也還是會出現熱潮紅等其他停經過渡期的症狀。要是時間拖得越久，妳的子宮內膜就越可能在增厚時出現異常，引發所謂的子宮內膜增生症，某些病人也會因此而發展出子宮內膜癌。

　　五徵象粉色型：若妳的經血在經期第一天跟最後幾天是呈現淡粉紅色的話，就代表雌激素分泌量過低。當身體無法產生足夠的雌激素時，子宮內膜就沒辦法在週期中增加至該有的厚度。經期較短是雌激素低下常見的副作用，雌激素分泌量不足也會加速女性老化，導致晚年骨質疏鬆並出現心臟問題。低雌激素也是進入停經過渡期以及停經的一項指標，此時皮膚會喪失彈性、陰道乾燥、性慾低下、頭髮稀疏、焦慮、憂鬱、難以受孕。年輕女性若是雌激素分泌量低的話，儘管還有許多年才會進入停經過渡期，也還是會出現相同的症狀。

　　五徵象亂經型：妳的經期是否不規律且無法預測呢？終於來經後經血的顏色是不是也無法預期，紫色、褐色、粉紅或紅色都有可能？若是如此，代表妳的身體出現問題了。月經好幾個月都不來是一個重要的危險訊號，表示荷爾蒙分泌不正常。但要是妳一個月來經不只一次？一次只來一或兩天？或是在兩次月經之間有點狀出血呢？若出現上述情況的話，就代表妳的月經週期太短了，這可能是由於雌激素低下或甲狀腺功能失常的關係。若妳的週期較短，可以去婦科門診檢查一下荷爾蒙濃度；反之，若月經週期超過三十五天，那就代表週期過長，表示身體無法產出足量的 FSH 及 LH 來刺激排卵，或是黃體素濃度太低無法促使子宮內膜剝落。週期太長也可能代表腎上腺或腦下垂體出現問題，所以請記得要去醫院就診，找出病因。若妳超過六十天沒有來經，很可能就是基於上述原因之一或是多重因素所導致；另一個月經

可能會不來的原因就是妳的體脂肪不夠支撐住一個健康的生理週期。月經沒來可視為像是 PCOS、閉經、或腎上腺增生症一樣的醫學病症，因此請及早就醫進行診斷。若妳的生理週期變得越來越短、越來越長、或開始無法預測，那就是進入停經過渡期的徵兆，但還是需要根據年齡來做判斷，請婦科醫生替妳排一次荷爾蒙檢查吧。

月經：到底怎樣才算是「正常」？

月經週期長度：妳的週期應該要持續二十八天或三十二天，只要對妳來說月經週期規律並且一致的話，落在這天數中間都算是正常。

顏色：妳經血的顏色應該要從開始到結束都像是深紅色的蔓越莓汁，或深色的櫻桃汁一般。

行經期長度：理想的情況下，妳的經期應該要持續四到七天。

經血量及稠度：妳的經血要多但不該有血塊，同時量也不應過多到讓人不方便的程度，或讓妳感到自己每小時的經血量都超出衛生產品的負荷。

身體的感受：妳應該要感到子宮在運作，有一些輕微的或是溫熱的感覺，但不該出現任何讓妳想吃藥或是敷熱水瓶般的疼痛。

分析妳的結果

在妳完成個人檢查、對自己的情況進行過評估後，假設只有輕微或甚至嚴重的 PMS（腹脹、經痛）但其他經期問題都相對正常的話，就可以直接開始配合著生理週期來生活了，如此一來可以幫助妳減輕這些症狀。但要是妳的月經沒來，或被診斷出有像是 PCOS 或子宮內膜異位症等婦科疾病的話，

就必須先打好更多基礎後，才能夠跟隨其他章節的步驟去實行。若妳剛生產完或正在餵母乳，想知道自己是否該與第二個生理時鐘同步的話，請見第十一章，該章節對於此一特殊的人生階段將有更詳盡的描述。

步驟二：轉換成生物駭客的心態

「每個人都會經痛」、「PMS是正常的」、「女性註定要忍受經期的痛苦」，妳現在知道這些關於月經的迷思都是胡說八道了吧，其中最大的謊言就是女性一旦出現經期問題後，就一輩子都擺脫不了。我們的社會中就屬這一迷思特別根深蒂固，從根本上剝奪了女性的權力，並使得女性在面對荷爾蒙健康時一直無所作為。這個迷思讓女性的生理週期似乎變得更為神秘、無法預期且無法管理，由於經期問題看似完全無解，因此妳也就不去處理，然後猜猜會如何？妳的經期問題就會變得更加嚴重，讓妳感到迷思是正確的，所以妳不只是認為自己必須持續為每月一次的災難受苦，同時也會讓自己的生物系統面臨到危機，可能導致嚴重且長期的健康問題。除此之外，妳也無法利用任何在荷爾蒙達到平衡以及與生理週期同步時所能帶來的神奇益處，妳錯過了擁抱女性生理時鐘時會有的充沛活力、歡快心情以及清楚的思緒。

其實不需要這樣子的，妳不必終生忍受PMS、PCOS、子宮肌瘤、子宮內膜異位症或任何其他荷爾蒙問題所帶來的痛苦。娜塔麗治療子宮內膜異位症已經五年了，有時候甚至會痛到完全走不了路，她嘗試過聽從醫生的指示吃避孕藥，但卻效用不大。但當她停止服藥並開始以食物與營養補充品來輔助自己的荷爾蒙健康後，總算與自己的生理週期同步並且改善了症狀。六個月後，她的子宮內膜異位症疼痛幾乎完全消失了，雖然偶爾在排卵時還是會感到些微的腹痛，但她認為其疼痛程度在一到十分的疼痛表上只佔了一或兩

分。她說 95％的時候自己是完全沒長痘痘的、也不會腹脹、沒有 PMS、感到神清氣爽且活力充沛。而當她出現了荷爾蒙症狀時，儘管只有一點點，自己也會馬上知道原因並且採取相應的行動。而這就是「生理週期同步法™」的美妙之處。如妳所見，此方法可持續緩解症狀，但妳得自己決定是否要採取行動來改善自身的荷爾蒙健康。我是吃過苦頭才學到教訓的，在一開始被診斷出患有 PCOS 時，我也不相信藥物會對治療我的病情完全無效，但這也成為了一股推動力，因為我必須成為自己身體的生物駭客總指揮，而現在該是時候輪到妳了。

步驟三：排除掉內分泌干擾物

在現今能保持荷爾蒙健康是非常不容易的，現代生活環境充滿了化學物質、殺蟲劑、藥物、人工照明等等，讓人難以維持荷爾蒙的協調。我們每天都曝露在空氣、水、土壤、食物及消費品所含的數百種化學物質當中，而這些化學物質會打亂我們生成、分泌、傳送、代謝、結合或排泄人體自然荷爾蒙的過程。這些內分泌干擾物常常會模仿自然生成的荷爾蒙，包括雌激素、甲狀腺、雄激素，讓生物內分泌系統困惑而導致失衡。這些干擾物會與細胞內的受體結合，並排擠掉自然的荷爾蒙，以有效打斷在荷爾蒙與其目的地之間本該產生的訊息及訊號傳送。這些卑鄙的干擾物還會破壞肝臟代謝與排出荷爾蒙的過程，最終損害荷爾蒙並對人體生物系統造成負面影響，使得我們的身心健康更容易產生問題。

可悲的是，這些滲透者無所不在。妳會在家用清潔品、護膚品、化妝品、個人保健產品、藥品、塑膠與食物當中接觸到它們。獨立研究團體「地球的女性之聲」（Women's Voices for the Earth）發現最常見的二十種家用清潔產品含有如甲苯和鄰苯二甲酸酯等生殖毒素，以及會干擾荷爾蒙的合成麝

香等有毒物質。研究顯示許多這些物質都是生物累積毒素，並且會破壞荷爾蒙的平衡。

曝露在內分泌干擾物中會導致一連串的病症，包括雌激素過量、青春期過早、不孕等等，而且罹患乳癌與甲狀腺癌的風險也會大增。既然有這麼多環境毒素影響人體的內分泌系統，我們不能只是被動期待荷爾蒙週期運作能夠協調，也無法仰賴政府來解決這些問題。根據化妝品安全運動（Campaign for Safe Cosmetics）的數據，歐盟已經禁止了超過 1,300 種用於化妝品上的化學物質；但美國禁止了多少呢？天然美妝店美妝信條（Credo Beauty）說大概只有三十種，並列出了對健康或環境有所危害的原料黑名單，所以我們應該要做出選擇，對自己的健康負責才是。

是時候評估一下妳曝露於潛在干擾物的情況了，勾選符合妳的描述：

☐ 妳會吃非有機食品嗎？

☐ 妳會吃有施打抗生素跟荷爾蒙的肉類嗎？還是妳會吃養殖魚類呢？

☐ 妳喝的水是塑膠瓶裝水嗎？

☐ 妳使用的是含有化學成分的家用清潔品和洗滌劑嗎？

☐ 妳使用的是一般美妝店的化妝品和護膚品嗎？

☐ 妳使用的是非全天然的美髮產品嗎？

☐ 妳使用的是一般的指甲油嗎？

若上述這些問題中許多都符合妳的現況，那妳可能正在危害自己的荷爾蒙。好在妳還是可以快速做出正向改變，根據 2014 年刊登在《環境研究》中的一項研究，將飲食習慣從吃一般製法所做出的食品轉為生機飲食，可以降低幾乎 90%尿液中所含的殺蟲劑量，只要七天就能達成！這顯示當妳開始全力改變飲食來輔助荷爾蒙健康時，扭轉局勢的速度是非常快的。

第四步驟：使用飲食來對抗荷爾蒙症狀

　　無論妳的月經症狀是嚴重還是輕微，妳所吃的食物還是能將這些症狀減到最低，幫助妳維持荷爾蒙的平衡。若妳有任何以下的疾病或症狀，請堅信自己能透過飲食來改善這些病況，下面也列出了最能緩和病情與最容易加重病況的食物。

子宮肌瘤

　　妳是否被診斷出患有子宮肌瘤？研究顯示大部分女性一生中或多或少都會發展出這些良性的腫瘤，這些非癌症的腫瘤會生長在子宮壁上，可能小如豌豆，也可能大到讓子宮腫起來像是懷孕六到七個月一般。有些女性長有子宮肌瘤但是卻因為沒有症狀而不自知；但有些女性反而會出現一堆症狀如大量流血、經期超過七天、經痛、兩次月經中間有點狀出血、性交時疼痛、下背疼痛、頻尿以及生殖問題等。醫學界還未找出導致女性發展出子宮肌瘤的原因，但是研究人員指出荷爾蒙是一個因素。體內雌激素含量高的人容易長出子宮肌瘤，子宮肌瘤通常會在停經後停止生長並萎縮，因為一般來說此時雌激素濃度會下降。由於子宮肌瘤與雌激素有所關聯，所以輔助妳的身體，使其能夠有效地排出多餘的雌激素是非常重要的。

　　生理週期節律適合的生物駭客法：多吃亞麻籽。亞麻籽是天然的選擇性雌激素受體調節物（selective estrogen receptor modulators，簡稱 SERMs），是能影響雌激素對人體作用的物質。SERMs 可以降低子宮對雌激素的敏感度，在一些研究中也發現 SERMs 對患有子宮肌瘤的女性有益。美味的亞麻籽富含纖維、Omega-3 脂肪酸與木酚素，有助於將多餘的雌激素排出體外並防止身體吸收進過多的雌激素。再搭配未加工、有機的發酵大豆如天貝或味噌一起食用的話，則有助於子宮對抗雌激素。豆類——特別是腰豆、扁豆、綠

豆——能提供健康的纖維和蛋白質。由於豆類的升糖指數較低，因此可以降低身體的發炎狀況，而越來越多研究人員認為發炎是另一項造成子宮肌瘤生成的因素。多攝取高纖維含量的全穀物如麥片及糙米，也會加快身體處理及排掉多餘雌激素的過程。另外梨子和蘋果含有一種稱作根皮素的類黃酮，多吃也有抑制腫瘤生成的效用。

對子宮肌瘤患者最不好的食物：請避免食用所有加工過的大豆製品，包括豆乳酪、豆製素肉、以及其他肉類與乳類替代品。請跳過加工紅肉，也別吃白色的澱粉類食物包括麵包、義大利麵及麵條。最好也別攝取酒精與咖啡因，因其會讓肝臟過勞，降低肝臟清除身體多餘雌激素的能力。

子宮肌瘤生物駭客指南：請查看 www.FLOliving.com/fibroids-guide

子宮內膜異位症

子宮內膜異位症是很痛苦的病症，也就是子宮內的組織——子宮內膜——長到子宮外面的疾病。這個組織對於生理週期中的雌激素濃度波動，以及導致子宮收縮或放鬆的前列腺素非常敏感，子宮內膜組織可以黏附在其他組織像是腸道、膀胱甚至是腹腔內，會引發痙攣並影響消化和排泄功能，同時也會導致疼痛。基本上，子宮內膜異位症結合了類似自體免疫性荷爾蒙失調，以及受化學壓力與過量雌激素所引發的症狀。

生理週期節律適合的生物駭客法：多吃抗發炎的食物，包括綠葉蔬菜、花椰菜、鮭魚、大骨湯、藍莓、亞麻籽。要減少疼痛的話，可以多攝取鎂含量高的食物如杏仁、酪梨、葵花籽、南瓜籽、菠菜和黑豆。

對子宮內膜異位症患者最不好的食物：對乳製品、酒精、麩類、含農藥的食物及紅肉說再見吧。

子宮內膜異位症生物駭客指南：請查看 www.FLOliving.com/endo-guide

PCOS

　　多囊卵巢症候群（PCOS）是一種荷爾蒙健康疾病，預估有一千萬名女性患有此病症，而我也是其中之一，只是我的症狀已有所「緩解」，而PCOS有幾種形式，常見的是卵巢中有囊腫。有此病症的女性大多雄激素如睪固酮偏高，會導致多毛症（毛髮過量）、頭髮稀疏、長痘痘、經期不規律等；此疾病也和黃體素低下有關，會進一步造成經期紊亂。而當我終於被診斷出患有PCOS時，婦科醫生告訴我說此疾病會提升我的胰島素阻抗，使我罹患嚴重健康疾病的風險增加，包括糖尿病、心臟病、肥胖症、代謝症候群、不孕、流產、肝臟發炎、子宮內膜癌等。

　　生理週期節律適合的生物駭客法：攝取高纖維食物如豆類和扁豆、十字花科蔬菜、地瓜、杏仁來對抗胰島素阻抗，記得要將十字花科蔬菜（花椰菜、羽衣甘藍、抱子甘藍、高麗菜、寬葉羽衣甘藍）煮熟後再食用，因為它們含有甲狀腺腫素，會抑制甲狀腺功能，造成PCOS。

　　對PCOS患者最不好的食物：請避開咖啡因、糖、乳製品、紅肉、人工甜味劑、大豆製品、食用油（芥花油、葵花油、植物油）以及人造奶油。

　　PCOS生物駭客指南：請查看 www.FLOliving.com/pcos-guide

經痛

　　經痛讓妳什麼事都做不了嗎？妳並不孤單，我遇過太多女性說自己一個月內會有幾天蜷曲在沙發或床上等待疼痛退去，我也曾經是其中一員，受困於能和分娩宮縮媲美、能將我完全擊潰且令人虛弱不已的經痛。當然我得知道為何自己會這樣，於是便發現經痛有兩個原因：一個是化學性的，一個是功能性的。有一種類似於荷爾蒙的物質稱為前列腺素，和疼痛與發炎相關，會刺激子宮肌肉收縮；並且也會使妳在生理週期中嘔吐、腹瀉和頭痛。前列腺素有三種：PgE_1、PgE_2 和 PgE_3。造成子宮收縮疼痛的兇手就是 PgE_2，當

身體製造出越多 PgE_2 時，經痛的程度就越劇烈。PgE_1 和 PgE_3 則是自然的抗痙攣劑，能放鬆子宮肌肉，也因此被視為是天然的止痛藥。在功能性經痛部分，疼痛可能是由下列疾病所造成的：子宮內膜異位症、子宮肌瘤、感染、使用子宮內避孕器（intrauterine device，簡稱 IUD)、卵巢囊腫、子宮頸狹窄或子宮後傾。

生理週期節律適合的生物駭客法：當經痛來襲時，不要馬上伸手拿止痛藥，試著吃一些杏仁或榛果來替代，它們都是很好的維生素 E 來源，而維生素 E 已被證實可以減緩經痛。妳也能多吃綠葉蔬菜如寬葉羽衣甘藍來攝取鎂，減少分泌出會造成經痛的前列腺素，在經期前與來經的頭幾天多吃維生素 E 和鎂有助於防止經痛。長期而言，妳需要增加 PgE_1 和 PgE_3 的分泌量，攝取對的脂肪能幫助妳做到這點，例如可以在鮭魚、沙丁魚、亞麻籽、南瓜籽、葵花籽、芝麻籽等食物中找到的亞油酸就能提供妳幫助，請確保妳會定期食用上述這些食物。

對經痛者最不好的食物：乳製品及飽和動物脂肪會增加 PgE_2 分泌量，因此應盡量減少食用，或最好完全別吃。也請避開芥花油和 Omega-6 含量高的其他精製油類，因其會使得經痛元兇 PgE_2 的生成量增加。

腹脹

妳知道腹脹最常見的原因為何嗎？看看下面三個罪魁禍首，它們可能就是讓妳牛仔褲拉鍊拉不起來的原因。

• 微生物菌叢不良：當妳的腸道充滿了過量的壞菌時就稱為腸道微生態失調，會導致身體出現發炎反應。而發炎的腸道則會引發腹脹，這一點都不令人感到意外。如同妳在本書中所讀到的，微生物菌叢是由數兆個微生物所組成，其扮演的角色是將荷爾蒙分解並排出體外。而代謝雌激素的是一個稱為雌激素體的特殊菌落，對維持雌激素和黃體素的濃度平衡來說至關重要。

若雌激素體分泌失衡的話，就會造成荷爾蒙失調、腸道水份滯留。

• 慢性壓力：彷彿讓自己擺脫不停產出模式的理由還不夠多一樣，慢性壓力也會造成腹脹。若妳的身體產生多餘的壓力荷爾蒙皮質醇的話，就會導致鹽份無法排除、體內水份滯留並造成不舒服的水腫現象。

• 缺乏營養：攝取的鎂不夠多也是讓妳感到腹脹的原因之一。鎂能幫助肌肉放鬆並緩解便秘。

生理週期節律適合的生物駭客法：多吃益生菌和含鎂的營養補充品對妳的微生物菌叢有益，或著可以試試我的抗腹脹果汁食譜。在黃體期前一週每天喝一杯可以預防腹脹和其他 PMS 症狀。

* 抗腹脹果汁：甜菜 2 個、胡蘿蔔 2 根、芹菜莖 4 根、榨成汁的檸檬 1
　顆，將全部食材打成汁後即刻飲用。

對腹脹者最不好的食物：咖啡因、含鹽食物、乳製品，特別是在經期前請避開這些食物。

痘痘

　　妳是否容易在經期時長出大顆的青春痘呢？而在生理週期的其他階段臉上是否也會長出小顆的青春痘？或是妳和我之前一樣困擾於囊腫型痘痘嗎？長痘痘很容易會打擊人心，能將妳的自信全部抹去。我每天都聽到許多女性在尋求幫助，希望能擺脫臉上的痘痘和瑕疵。若妳去看皮膚科的話，醫生會開給妳一些治療痘痘的藥；而婦科醫生則會開給妳一些避孕藥，但其實痘痘是由於雌激素過多、代謝此荷爾蒙的方式不當、腸道功能失常與缺乏微量營養素所造成的——沒錯，就和導致其他荷爾蒙問題的原因一模一樣。用來治療臉上的痘痘藥並不能治本，因此無法徹底根除妳的痘痘困擾；除此之外，痘痘藥的副作用還包含了憂鬱、肝臟和腸道問題。因此與其用藥，還不如簡單地追蹤記錄自己的生理週期和荷爾蒙濃度。女性常常在排卵期或是從排卵

期到月經期前長痘痘，同時在妳從二十歲變成四十歲，荷爾蒙分泌模式改變時也會出現痘痘問題。

生理週期節律適合的生物駭客法：吃非常多的綠葉蔬菜（我最愛的痘痘剋星是香菜）還有根莖類蔬菜，來增加妳的維生素 A 攝取量。維生素 A 是脂溶性的，所以請確保妳在吃蔬菜時搭配健康的脂肪如橄欖油或酪梨。妳也可以吃全穀物、葵花籽、堅果來為飲食中多添加一點鋅。透過在食物中加入亞麻籽、補充魚油和月見草油的方式來攝入更多的必需脂肪酸。

對會長荷爾蒙痘痘者最不好的食物：乳製品、大豆、花生、植物油（芥花油、葵花油和紅花油）、咖啡因與麩質。

乳房脹痛

妳的乳房在月經來的前幾天會感到痠痛嗎？若會的話，妳就和數以千萬的女性一樣都有這種常見的 PMS 症狀。經期前乳房脹痛被稱為週期性乳房疼痛，是在體內循環的雌激素過多之徵兆。當妳的雌激素含量過多時，就會導致乳腺管腫脹。而要是在經期前會覺得乳房有硬塊的話，也可能是乳房纖維囊腫，最好是去婦科門診看一下醫生。

生理週期節律適合的生物駭客法：多吃富含維生素 E 的食物，包括杏仁、葵花籽、菠菜、瑞士甜菜、羽衣甘藍、酪梨、芒果、奇異果。維生素 E 是強大的抗氧化劑，可以抑制造成乳房脹痛的發炎反應。妳也可以考慮攝取一種叫做月見草油的必需脂肪酸來起到消炎的作用。

對乳房脹痛者最不好的食物：將所有形式的咖啡因都踢到一邊，包括咖啡、紅茶、綠茶，再把乳製品都倒掉。

PMS 生物駭客指南：請查看 www.FLOliving.com/pms-guide

第五步驟：補充微量營養素

內分泌干擾物、避孕藥、壓力，這些都會對妳的荷爾蒙健康造成負面影響。糖、乳製品、麩質，這些眾多女性的主食都會擾亂妳的微生物菌叢，並阻止身體吸收進適當的營養。許多女性整天都需要倚靠卡布其諾、印度奶茶、能量飲料來提神，然而它們會使體內的微量營養素銳減。更別說那些節食法、過度運動、排山倒海而來的壓力則將進一步耗盡妳的精力。而把這些事情混在一起，就成了一杯噁心的雞尾酒，能破壞人體的微量營養素並造成內分泌失調。因為我們從小到大對於自身生物化學機制的運作方式，或如何配合生理週期來生活沒有一個基本的知識，因此會去嘗試不對的節食法、健身菜單跟自我照護法，反而使得身體缺乏內分泌系統中用來維持荷爾蒙平衡所需要的微量營養素，導致體內荷爾蒙分泌失調，促使我們又跑去嘗試另一種節食法、追尋另一種健身風潮與自我照顧方法，但卻反倒使問題更加複雜，成為了一種惡性循環。

若妳和大多數的美國女性一樣，那麼妳可能還沒有針對月經週期進行滋補。可能是還沒吃進足以提供身體在生理週期中為了優化內分泌系統所需的微量營養素，或是可能攝取了高營養含量的食物，但身體卻因為腸道微生態失調而無法吸收進足夠的營養。不論原因為何，最終都是殊途同歸：缺乏足夠的微量營養素來幫助荷爾蒙維持良好狀態。和男性相比，女性缺乏維生素的比例明顯高出許多，妳能猜到哪些人是最缺乏維生素的嗎？是十九到五十歲的女性，以及懷孕或正在哺乳的女性，換句話說就是處於生育年齡的女性，她們最容易缺少對荷爾蒙健康來說至關重要的微量營養素。營生素缺乏會對妳產生諸多不利影響、導致荷爾蒙失調、並讓妳無法運用女性生理機制與生俱來的天賦。

除了多吃富含營養的食物外，妳也需要多攝取一些重要的營養補充品。

科學顯示食用特定營養補充品對身體有益，並有助於達成和維持荷爾蒙平衡。2017 年一項刊登於《營養學》（*Nutrients*）的研究指出，沒有服用任何膳食營養補充品的人，其缺乏維生素的風險為 40%，相比之下，有在吃綜合維生素與綜合礦物質營養補充品的人只有 14% 的風險。但請別落入陷阱，認為營養補充品可以取代健康、為特定生理週期階段所制定的飲食計畫——營養的食物永遠是最優先的！也別期待單一種營養補充品就能解決妳所有的症狀，或提供身體所需的一切微量營養素。而我在經過多年的實踐與研究後，已經找出了內分泌系統用來平衡荷爾蒙所不可或缺的微量營養素為何。各位可以將這些微量營養素想成是一種「保險政策」，用來對抗會破壞內分泌系統的有害雞尾酒。欲知更多關於微量營養素以及配方的資訊請上 www.FLOliving.com/supplements。

維生素 B

維生素 B 對於荷爾蒙健康來說至關重要，是將精力、心情、皮膚、壓力反應維持在良好狀態所不可或缺的元素。維生素 B_6 是黃體發展的關鍵，濾泡釋放出卵子後會變成黃體，而黃體則會分泌對受孕以及維持妊娠來說十分重要的黃體素。維生素 B 也是對皮膚來說不可缺少的營養成分，能幫助細胞再生和更新，B_6 則能防止皮膚發炎與皮脂分泌過度，皮脂就是皮膚生成的油脂，會讓肌膚長痘痘。而維生素 B_5 又叫做泛酸，能促使負責分泌壓力荷爾蒙皮質醇的腎上腺健康運作。一項 2008 年的研究顯示服用含 B_5 的營養補充品會刺激腎上腺細胞，有助於調節壓力反應，而這就是為何有些人會稱 B_5 為「抗壓維生素」的原因。

當維生素 B 的濃度降低時：低含量的 B_6 會使得黃體素分泌量降低，並在黃體期引發 PMS 症狀以及增加流產風險。荷爾蒙痘痘及腎上腺疲勞也和維生素 B 的含量不足有關。

維生素 B 的干擾物：許多事物像是壓力、運動過度、酒精、睡眠不足、服用避孕藥，都會減少體內的 B_6 濃度並使得黃體素分泌量大幅降低。許多研究已明確指出口服避孕藥會傷害微生物菌叢的健康，阻止身體好好吸收維生素，因而導致維生素缺乏。

鎂

對荷爾蒙來說鎂是非常神奇的元素，會在荷爾蒙生成的過程扮演重要角色，同時有助於調節皮質醇分泌、增進甲狀腺機能、維持血糖平衡、讓睡眠品質良好；好處還不只這些，鎂還具有強大的抗發炎作用。此一微量營養素對於腦下垂體的健康來說至關重要，能確保身體分泌出最佳濃度的荷爾蒙如 FSH（濾泡刺激素）、LH（黃體化激素）以及 TSH（甲狀腺刺激素）以維持內分泌機能的健康。鎂也能促進身體放鬆、讓緊張的系統冷靜下來、並增進睡眠品質，有助於調節身體的壓力反應系統及預防生成多餘的皮質醇。當妳的壓力荷爾蒙受到了控制，就能使得黃體素、雌激素、睪固酮、FSH、LH的分泌量達到良好平衡。除此之外，鎂也有助於控制胰島素的分泌，減少身體對糖類的渴望，這就代表妳會少吃一點餅乾跟杯子蛋糕，讓血糖不會再大起大落，而讓血糖保持穩定對治療荷爾蒙問題如 PCOS 來說是非常重要的。由於鎂有這些好處，因此多攝取鎂的話能幫助治療 PMS、PCOS、腎上腺疲勞、更年期症狀以及所有其他和荷爾蒙週期循環有關的健康問題。

當鎂的濃度降低時：很不幸地，妳很有可能會缺乏這種擁有全方位益處的礦物質。在我多年來幫助女性平衡自身荷爾蒙的經驗中，沒有遇過任何一位不需要補充體內鎂含量的女性。若體內沒有足夠的鎂，發炎的狀況就很有可能會增加，並導致子宮內膜異位症與嚴重的經痛、乳房脹痛和痘痘問題。其他和低鎂含量有關的狀況則包括排卵不規律、甲狀腺問題、皮質醇分泌過度、胰島素問題或糖尿病、而且睡眠品質也會變差。

鎂的干擾物：許多事物都會導致鎂的含量下降，但最常見的幾種就是慢性壓力、攝取咖啡因以及吃太多糖。

Omega-3 脂肪酸

　　有大量的證據顯示 Omega-3 脂肪酸在緩和月經相關症狀上十分有效，也能提振心情、減少壓力、抗發炎反應與促進肌膚再生，也有助於減緩 PCOS、PMS、子宮肌瘤、乳房脹痛及長痘痘的症狀。事實上，若想減輕經痛的話，根據 2001 年伊朗科學家所做的一項研究顯示，服用常見的 Omega-3 脂肪酸營養補充品如魚油和一些純素食，會比吃布洛芬之類的止痛藥來得有效許多。Omega-3 在減少壓力感受上面有很大的幫助，許多研究指出含 Omega-3 的營養補充品有助於緩解憂鬱症。

　　當 Omega-3 的濃度降低時：體內 Omega-3 含量低的話，會產生許多荷爾蒙失調症狀，例如疲勞、難以入睡、注意力不集中、皮膚乾燥、關節疼痛。低濃度的 Omega-3 脂肪酸則較容易引起憂鬱症以及躁鬱症。

　　Omega-3 的干擾物：若所攝取的食物中 Omega-6 脂肪酸（一種會促進發炎反應的必需脂肪酸）含量太高的話，會抵消掉 Omega-3 的抗發炎益處。Omega-6 含量高的食物包括植物油（如葵花油、玉米、大豆）、沙拉醬、披薩、香腸和洋芋片。

維生素 D3

　　妳知道「陽光維生素」實際上是一種荷爾蒙嗎？這個微量營養素能幫助人體許多生物系統維持健康，包括大腦、免疫系統、神經系統。維生素 D_3 也會調節胰島素分泌，有助於穩定血糖濃度；也與心情、大腦產生多巴胺、以及血清素的濃度有關。我遇過許多女性都對維生素 D_3 與生育力密切相關這一點感到非常驚訝，例如根據 2012 年的《人類生殖》期刊，體內維生素

D_3 含量較高的女性比含量較低的女性 IVF 受孕成功的可能性高出了四倍，因此將體內 D_3 濃度提升回正常值可以增加妳的生育能力。

當維生素 D_3 的濃度降低時：令人震驚的一點是，根據《生育與絕育》中一項 2008 年的研究指出，受到不孕症困擾的女性中有 93％的人體內的維生素 D_3 是低於平均值的，同一個研究也提到微量營養素含量低會增加罹患 PCOS 的風險。維生素 D_3 濃度較低的話，也會導致雌激素過量，而雌激素過量就是許多荷爾蒙問題背後的主要元兇。另外，維生素 D_3 含量不足也會增加罹患憂鬱症的風險。

維生素 D_3 的干擾物：日照缺乏、嚴格的純素飲食或不吃乳製品會使得體內缺乏維生素 D_3。

益生菌（腸道益菌）

我非常贊成吃益生菌，這種營養補充品含有數十億種有益的細菌，能讓體內的微生物菌叢更健康。有一個特定的腸道菌落稱為雌激素體，其會產生酶來輔助雌激素的代謝，對於受孕來說十分重要。妳的腸道也是排泄系統中的重要一環，是將荷爾蒙如過量雌激素排出體外時的一個關鍵角色。

當腸道益菌的濃度降低時：若妳的腸道微生物菌叢失去平衡的話，就會使得體內雌激素過多、體重增加、長痘痘、得到糖尿病、大腦思緒不清、罹患癌症、長玫瑰斑。

腸道益菌的干擾物：若妳在服用藥物（包括口服避孕藥）、吃大量乳製品及麩質、或是吃含有農藥的食物的話，妳就會擾亂體內非常重要的細菌平衡。若腸道微生物菌叢失衡的話，則會降低妳排泄多餘雌激素的能力，而使得生育力大大下降。

抗氧化劑能促進肝功能

肝功能對於維持荷爾蒙健康水平來說是非常重要的。抗氧化劑如維生素C、硒、α-硫辛酸都能輔助肝功能運作。

當肝功能低落時：若妳的肝臟在進行主要排毒工作時沒有處於最佳狀態的話，就代表妳的身體無法好好排出多餘的雌激素，會使得體內雌激素過量的機率大增。

肝功能運作的干擾物：攝取大量精製糖類或酒精都會傷害妳的肝臟。

荷爾蒙營養補充品指南：請查看 www.FLOliving.com/supplement-guide

第六步驟：解決情緒所導致的症狀

妳知道情緒、感受、以及我們精力多寡在生殖相關的健康疾病發展上扮演著要角嗎？在《女性的身體，女性的智慧》中克莉絲汀‧諾瑟普斷言月經異常的背後都有著情緒和心理因素，而我從客戶及自己身上發現到這點所言不假。儘管從功能營養學以及生物學的觀點來審視疾病的根本原因，並依照上述所列之步驟來處理問題非常重要，但平撫一些會導致月經問題的情緒因素也該受到同等重視。目前在本書中，妳已經讀到了一些荷爾蒙功能失調的生物學以及神經化學基礎；也大致了解了試圖融入二十四小時生理時鐘的世界、不採用二十八天生理時鐘模式會對妳造成怎麼樣的嚴重損害；並且也發現了內分泌干擾物與避孕藥會如何擾亂妳的身體，傷害妳的生物系統；最重要的是，妳已經看到了利用改變飲食與生活方式可以緩解經期問題，並幫助平衡荷爾蒙。各位要知道情緒是壓倒荷爾蒙平衡的最後一根稻草，情緒是很強大的，可以改變身體的狀況。若妳感到緊張，掌心就會濕黏；感到害怕，心跳就會加速；感到焦慮，就會出現胃痛症狀。研究顯示情緒會影響諸多生物系統——導致神經化學改變、抑制免疫系統、加大壓力反應，因此情緒會

造成月經問題也是意料之中的事。

　　我發覺情緒也是需要處理的，才能就長期而言讓荷爾蒙恢復健康。這是什麼意思呢？舉雪莉的例子來說，她因為一直出現點狀出血而想要獲得幫助，我們改變了她的飲食及生活方式，但點狀出血的狀況卻仍舊持續出現，在一次談話當中，她對我說到自從年初父親離世後，她就開始出現點狀出血的症狀，我對雪莉說，或許是因為這些未處理完的悲傷而導致子宮出現症狀，就如同子宮也在哭泣一樣。而當她將兩者做了連結，找到辦法發洩自己的情緒、處理自己的傷痛後，症狀也就隨之消失了。

　　各位可以將我們的身體想成有一顆「高的心」也就是妳實際的心臟所在處，以及一顆「低的心」也就是妳的骨盆腔；「低的心」裡面蘊藏的是妳最深層、自己可能都沒有意識到的情感。這些情感會一直留在該處直到「高的心」準備好要去處理它們。像點狀出血這樣的健康疾病所傳送的訊息就是這類被蘊藏在生殖器中的情緒。我在許多女性身上都看到了類似情況，她們試圖要不斷地有所產出──工作、愛情、親職上永遠都處於運作狀態。當妳逼迫自己一直做個不停、試圖滿足父母而非自己的期待、永遠把孩子放在自我照護的前面時，這些沒獲得滿足的需求以及感受其實都存在妳的骨盆腔中，若妳沒有創造空間給自己、給自我感受與自我需求的話，月經問題就會成為妳折磨自己所付出的代價。妳的月經週期會用能掀開屋頂的力氣大聲尖叫著：「經痛！頭痛！經血過量！子宮肌瘤！乳房脹痛！」傾聽自己的生理週期吧，妳的身體正在努力訴說一些妳必須傾聽的事情，要求妳注意到這些情緒，也就是請妳開始好好照顧自己。

　　在我的經驗中，我發現某些荷爾蒙病症代表的是特定的荷爾蒙現況，就拿卵巢囊腫來說（尤其是那些反覆發作的囊腫）代表著創造力表達得不到滿足。或許妳感到自己在工作的創造力上受到了抑制，或可能沒有精力將自己的計畫從發想階段一路執行到看見實際成果。這般創造力受阻的情況會以卵

巢囊腫的方式表現出來，並且是一種痛苦的提醒方式，告訴妳說自己必須要懂得利用創造模式。再來看看子宮內膜異位症，與此病症相關連的情緒問題是女性將自己的精力花在照顧他人上面，而忽略了自己的需求與慾望。子宮基本上是此一行為的反射鏡，想想子宮內膜代表的意義為何，子宮內壁增厚其實就是提供了像繭一般的營養母體來孕育胚胎。若是子宮內膜在子宮外部增長，那它便是在擁抱並照顧那些忽略自己的女性，這些症狀都是不容忽視的，它們都在告訴妳說不能夠再忽略自己了。

我認為最好的解決方式就是將這些情緒發洩出來，談論自己的創傷以及平常不會公開分享的事情——我們的個人經驗如流產、產後憂鬱症、墮胎、性虐待、強暴、性騷擾、家暴以及社會集體性別歧視及厭女症所帶來的壓力等等。發洩掉這些情緒代表我們不再默默地將其藏於內心深處，讓這些事情繼續傷害自己。我相信了解荷爾蒙問題的情緒根源能讓我們對自己與其他女性產生更多同情，並且能促進個人與集體的康復。只有透過了解與康復的過程，我們才能對自己的身體感到安全且自在，也才能開始配合身體節奏來生活，並將其視為人生的重心所在。

欲了解自己病症的特定情緒根源的話，請至 www.FLOliving.com/emotions-guide 下載指南。

當妳處於特殊狀況時該如何進入生理週期節律

也許治療癌症讓妳停經，或著妳可能是沒有月經的變性女性，又或者妳患有卵巢早衰、腎上腺疲勞、或是一些使妳停經的疾病。採用週期性的生活方式可以幫助妳與第二個生理時鐘進行連結，若妳不確定該從何著手，以下是兩點建議：

• 將本週視為濾泡期，並從本週開始進行週期循環。

- 查看本月份的月相，並依照月相來安排自己的時程：滿月代表排卵期、下弦月代表黃體期、新月代表月經期、上弦月則代表濾泡期。

    這個想法的目的並非要讓妳能再度來經，而是依靠每週的練習讓妳學會利用不斷轉變的自我照護法，來與基於女性能量的創造力和生產力節奏做連結。妳可以探索此種自我照護法的各個面相，並找出在身心上最能增加妳能量的方式。

    我希望妳能從此一章中學到，不論自己有什麼特殊的挑戰（子宮內膜異位症、子宮肌瘤、未解決的情緒問題）都能依靠上述的步驟來找出正向的力量，並改變自己的荷爾蒙現況。了解到如何應用這些方法來增強自己的身體健康，能提供一個堅實的基礎，讓妳得以穩固地站立其上。在本書的第三部分，妳將會學到如何將此方式帶到個人健康之外，讓妳的事業、愛情、親職等都能因此而大大獲益。

第 8 章

服用荷爾蒙避孕藥應該知道的事

妳就相當於自己的荷爾蒙。當妳改變了自身的荷爾蒙時——也就是荷爾蒙避孕藥會做的事——妳就改變了自己腦中所創造出來的自我。

——莎拉・希羅（Sarah Hill）醫生

　　最傷身的一種內分泌干擾物，就是我們選擇用來操控荷爾蒙的「合成避孕藥」。若妳讀過我的第一本書《女性密碼》或看過任何一則我在 Facebook 線上聊天的內容，就應該知道我對避孕藥的看法為何。讓我闡明自己的立場：從一位女權主義者的觀點來看，我認為每位女性只要有需要，在任何時候都應該要能使用避孕措施。從月經健康的角度來看，經期問題需要獲得更好的照護，而避孕藥並無法達到此一效果。我有一名客戶長年服用避孕藥來改變荷爾蒙失衡的狀態，她告訴我說服用避孕藥感覺像是「使用 OK 繃來覆蓋住需要縫合的深層傷口」，我覺得這個形容真是再好不過了。避孕藥無法解決妳的荷爾蒙問題，在荷爾蒙失衡上也不具備任何治本的效用，它就只是掩蓋了與這些症狀有關的疾病如雌激素過量、PMS、PCOS、子宮內膜異位症與子宮肌瘤而已。婦科醫生把避孕藥當成仙丹，定期開立來治療或控制上述病症；然而很可惜的是，避孕藥並沒有這般神奇的療效。

　　以下我將解釋合成荷爾蒙實際上會如何綁架妳美好的四個週期循環階

段。避孕藥結合了雌激素與黃體素製劑（一種合成黃體素）來共謀如何干擾妳身體自然的生理過程。它們會欺騙大腦，讓下視丘無法傳送訊號給腦下垂體，使其無法分泌黃體化激素（LH）或是濾泡刺激素（FSH），因此能有效防止濾泡增大，而濾泡內的卵子也就無法成熟。服用避孕藥後合成荷爾蒙之所以會處於穩定的濃度，是由於藥物抑制了自然生理循環中期的雌激素激增，一般來說雌激素激增會釋放卵子，一旦此階段受到了抑制女性就不會排卵。在可能性很低的情況下，假使有一顆卵子在所有這些合成荷爾蒙的對抗作用中依舊被排放出來，其受精的機率也非常小。這是因為合成黃體素製劑會使得子宮頸黏液增厚，形成讓精子更難游近卵子身邊的屏障。除此之外，自然的黃體素能維持子宮內膜的厚度使受精卵有好的著床環境；但黃體素製劑的作用和自然的黃體素完全相反，會使得子宮內膜變薄。若卵子受精成功，但子宮內膜卻因為太薄以至於無法順利留住受精卵的話，受精卵便會隨著經血一起流出體外。許多種類的避孕藥都試圖模仿自然的月經週期，也就是讓女性服用含有合成荷爾蒙的藥物三週，然後服用安慰劑一週，以此讓女性感覺自己有來月經，也就能較為安心地服用藥物。但在安慰劑週，妳所流出的經血一般稱為突破性出血，別被騙了：**這不是真正的月經！** 因為妳根本沒有排卵，何來月經之有呢？

這些是人工的生理週期，雌激素與黃體素都失去了自然的濃度起伏，留下的只有藥物帶來的靜態合成荷爾蒙，基本上會將妳長期困在沒有週期循環的情況裡。有些女性可能會認為：「嘿，太棒了！我能變得更有生產力，完成更多事情。」姐妹們請先別驟下結論，事實並非如此。由於妳的雌激素分泌量受到了抑制，黃體素的分泌量也非常低，無法提供大腦足夠的刺激來完全仿造出黃體期的階段，所以妳不會有力氣來完成任何計畫，事實上還可能會對各種事物都感到有些淡漠。妳被困在荷爾蒙沙漠中，無法使用生理週期四階段所賦予妳的能量，也就代表妳無法利用體內的創造模式來幫助自己實

現腦中的想法與計畫。久而久之，藥物會大量耗盡妳體內的微量營養素，導致全身的生物系統都出現各種問題。此種方式絕對會讓妳的腎上腺過勞、增加罹患慢性壓力與系統性發炎的機率、並提高得到自體免疫疾病的風險。妳的身體是會付出代價的，我每天都能看到正在面對這些後果的女性。

在我看來，服用合成避孕藥有著很大的機會成本，會讓妳與自己體內的女性能量來源漸行漸遠，並且使得下視丘—腦下垂體—卵巢的 HPO（hypothalamic pituitary ovarian）軸陷入沉睡。合成避孕藥也會帶來一系列討人厭的副作用（像是使陰蒂與卵巢萎縮）、降低女性身體吸收微量營養素的能力、擾亂妳在基因層級上擇偶的機制、並剝奪了女性在與自己的生理週期同步時所能體會到的神奇感受。

我每天都會聽到因服用避孕藥或使用其他種類的荷爾蒙避孕方式而受苦的女性說道：「我覺得自己都不像自己了」、「我的情緒一團亂」、「我一直都感到很疲憊」以及「我感到很憂鬱」，這些都是我最常聽到的一些抱怨，但卻只是女性服用避孕藥、使用避孕貼片、避孕環、或荷爾蒙 IUD 的女性所面臨到諸多副作用的其中幾種而已。只要看看妳的荷爾蒙避孕處方上的小小資訊頁面就知道，上面都會列舉出一長串避孕藥可能會產生的副作用。女性並沒有被提醒說要注意透過合成避孕藥來操控荷爾蒙會產生的健康風險，而且就算避孕藥從 1960 年首次獲得使用許可以來已改良過多次，卻仍就留有諸多相同的潛在副作用。妳可能會注意到腹脹、頭痛、體重增加，但妳是否知道避孕藥也會造成憂鬱症、會長期抑制妳的性慾、儘管在停止用藥後還是會降低妳的生育能力呢？妳的婦科醫生是否告訴過妳所有的潛在風險，然後才開立合成避孕藥處方給妳呢？應該沒有吧。若妳在考慮讓女兒開始吃避孕藥來掩蓋她的經期問題的話，好好研究一下這些副作用。要知道只要採取配合生理週期階段的飲食與運動，妳女兒的月經就能變得規律，也不用面對荷爾蒙避孕藥會帶來的後果。並且要注意儘管許多的副作用與病症看

起來像是個別的問題，但其實可能代表身體有著更嚴重、更具系統性的疾病存在。

避孕藥如何影響妳的生物系統

越來越多的研究揭露合成避孕藥會影響妳（或是妳女兒）的生物系統。

生物系統一：大腦。一項 2014 年的文獻回顧研究顯示服用避孕藥會使得大腦的結構、神經化學機制、功能、以及情緒的調節出現改變。結構上的變化會發生在大腦與情緒相關的區域，服藥越久變化就越大，而且有些改變是不可逆轉的。這些小小圓圓的藥丸會擾亂讓妳產生良好感受的神經傳導物質如血清素、多巴胺、γ-氨基丁酸（GABA）複雜且精細的平衡，因而導致情緒波動、焦慮或憂鬱，哥本哈根大學的研究指出合成避孕藥在某些女性身上還會引發憂鬱症。研究人員發現和沒有服用荷爾蒙避孕藥的女性相比，服用含有雌激素與黃體素製劑避孕藥的女性，開始使用抗憂鬱藥物的可能性增加了 23％。更令人震驚的是，使用只含有黃體素製劑藥物的女性，其獲得第一張抗憂鬱藥物處方箋的機率則提高了 34％。想想有數以百萬計的女性都在人生中的某一刻服用了荷爾蒙避孕藥，而且事實上隨著初潮年齡的降低，女性服用避孕藥的時間也開始提早，因此我們有必要進行更多的研究來探討合成避孕藥對於大腦的影響。

生物系統二：免疫系統。合成荷爾蒙會對免疫系統產生巨大的影響。一項 2017 年的研究報告回顧了 352 份文獻，發現使用含雌激素與黃體素製劑的口服避孕藥會增加罹患自體免疫疾病如多發性硬化症、全身性紅斑性狼瘡、以及間質性膀胱炎的風險。只含有黃體素的避孕藥則會導致黃體素皮膚炎。在一項於發展中國家進行的大型同期世代追蹤研究中發現，該藥物也會增加罹患溼疹、接觸性皮膚炎、脫髮、痘痘等相關的皮膚病。

生物系統三：新陳代謝。妳也是只要想到要服藥體重就會增加的女性之一嗎？我遇過數千名只要吃了避孕藥體重就會上升的女性，原因不明，而眾多研究也都無法指出服用荷爾蒙避孕藥會造成體重激增；然而避孕藥內所含的雌激素可能會讓妳在飲食過後仍舊無法感到飽足。根據瑪莉・比查（Mary Pritchard）醫生的說法，避孕藥中所含有的低劑量雌激素會增加飢餓素的分泌量，而飢餓素則是一種會增加食慾的荷爾蒙，於是此一變化會讓妳想要吃更多東西，那麼體重就肯定會增加。另外，服用避孕藥也會阻礙妳達成健身目標，一項於 2009 年刊登在《美國生物實驗學會聯合會刊》（*FASEB Journal*）上的研究發現，有在服用避孕藥的女性比起沒有服用避孕藥的女性少增加了 60％的肌肉量。在一項為期十週的重訓計畫中，有在服用避孕藥與沒在服用避孕藥的女性數量約各佔一半，然而在計畫結束後，有在服用避孕藥的女性所增加的精實肌肉量明顯較少，因其荷爾蒙濃度較低無法長出肌肉，而她們體內的皮質醇濃度也過高，容易破壞肌肉組織。由此可見避孕藥絕對不是各位健身時的好夥伴。

生物系統四：微生物菌叢。避孕藥是人體微生物菌叢最大的敵人，就像抗生素一樣，進到腸道後會破壞微生物菌叢精巧的平衡。腹脹、便秘、噁心、大腸激躁症、痘痘、溼疹、頭痛，這些常見的避孕藥副作用或許就是腸道微生態失調的徵兆。此病症背後的原因可能就是合成荷爾蒙干擾了消化系統中荷爾蒙受體的正常運作。科學界目前正努力想找出荷爾蒙避孕藥與腸道健康之間的關聯性，一項 2013 年的研究發現服用口服避孕藥長達五年以上的女性罹患克隆氏症的機率比起一般女性高出了三倍之多。

生物系統五：壓力反應。根據 2017 年《科學報告》（*Scientific Reports*）中的一項研究，服用避孕藥會使身體開始出現慢性壓力下才有的反應、皮質醇的分泌量會上升，並且 HPA 軸也會出現改變。終歸一句話：避孕藥會增加妳的壓力。

有得選擇是件好事

當妳看到這麼多風險與對內分泌系統的影響後，不禁會思考：這是否值得呢？妳覺得人們會期待男性來忍受這些風險嗎？當然不會。儘管研究顯示超過 50％的男性都願意嘗試服用荷爾蒙避孕藥，而他們的女伴也說願意相信他們會使用口服「男性避孕藥」來避孕，但市面上還是沒有一款現成的產品可供使用。一項 2016 年的研究顯示有一種男性專用的荷爾蒙避孕針能有效避孕，但是實驗卻因為男性受試者不願意忍受情緒起伏、憂鬱、長痘痘以及實驗過後生育力降低等等的副作用而被迫中斷。研究人員也認為風險高於益處而暫停了整個研究，但這些副作用都是女性在服用荷爾蒙避孕藥時會出現的相同症狀，而且醫生也常常會忽略或輕視女性對這些症狀的抱怨，真可謂性別偏見的最佳典範啊。

為何人們就認為女性應該要忍受荷爾蒙避孕藥所帶來影響呢？為何我們一個月只有最多七天的受孕期，卻還是要同意讓自己面臨這些風險呢？沒錯，妳沒有看錯，女性一個月只有七天的時間有機會受孕，最多就是如此。這是由於精子能存活在女性體內的時長（五天）以及卵子能存活的時長（兩天）所致，因此懷孕比妳認為的要來得難多了，這不該是妳人生中每天都得擔心害怕到必須天天服用避孕藥的事情。此種藥物的弊端已被掩飾得太久，而現在是時候要做出基於健康而非恐懼的選擇了。

但請別會錯意，避孕並非全然是件壞事，事實上，避孕藥還在女性賦權上面扮演了重要的角色。當避孕藥一開始在 1960 年推出時，人們皆認為這是一項偉大的解放發明，因其終於能讓女性掌控自己的身體並享受新發現的性自由，而這也是女性運動的一個關鍵部分。我並非不知感恩，也完全同意女性一定要能採用避孕措施，而我們也必須擁有身體自主權。然而，在幫助了這麼多女性用飲食與輔助方法來重建荷爾蒙平衡後，我認為很重要的一點

是要讓各位知道，還有其他選項是不用強迫妳關閉自己的荷爾蒙系統，也能夠達到避孕效果並解決經期問題的。

千禧世代在此處較有突破，2018 年一項《柯夢波丹》與全國預防意外懷孕的活動「決定權在我」（Power to Decide）共同針對超過兩千名的年輕女性進行調查，發現超過 70% 的女性都表示她們已停止服用避孕藥，或在過去的三年間考慮過停藥。我與每天做瑜伽、喝果汁、喝適應原拿鐵、吃有機產品的年輕女性聊過，現在她們都開始在思考合成荷爾蒙與自己的整體價值觀和生活方式是否產生衝突。

所有年齡層的女性都應該要明白服用合成避孕藥的話，就等於是放棄了利用體內強大週期循環過程的機會。我希望看見的是社會上女性能獲得關於這些藥物的全面資訊，學習如何用自然的方式輔助自己的身體，然後做出讓自己感受良好的決定。每次只要我將所有的資訊與客戶分享後再詢問她要是當初學到了目前所明白的知識，是否還會選擇用此種藥物來治療自己的荷爾蒙失衡症狀，答案永遠都是一聲堅定的「不」。我遇過數千名女性在了解到實際上會產生的損失後選擇停藥，而我總是很清楚地說明重點是要能安全地過渡到停藥階段，更多關於如何在不造成大量副作用的情況下過渡到停藥階段的細節則會在本章後面詳加敘述。

通常當我在一名女性決定停止服用荷爾蒙避孕藥後，下一個會聽到的問題就是：「若我不吃避孕藥的話，那該如何避孕呢？」以下是一些方法。

非荷爾蒙的避孕方法

• **保險套**：正確且持續使用保險套的話，有效避孕的機率高達 98%，與正確服用避孕藥的成功避孕機率 99% 幾乎相同。除此之外，保險套還能預防性傳播疾病（sexually transmitted diseases，簡稱 STDs）例如人類乳突病毒

（human papillomavirus，簡稱 HPV）以及細菌與病毒感染。

- **避孕隔膜**：避孕隔膜是一種小小的、具彈性的杯狀物，可以塞進陰道當中，以覆蓋住子宮頸來阻擋精子接近卵子的方式避孕。若使用正確的話，避孕隔膜的避孕效果可達到 94％。美國市面上最近推出了一款稱為卡雅（Caya）的均一尺寸避孕隔膜，需要醫生開立處方箋才能購買，但不需要醫生即可自行放入。

- **子宮帽**：和子宮隔膜類似但是更小一點，子宮帽是一個小型的杯狀物，看起來像是水手帽一般能蓋住子宮頸以避免懷孕。子宮帽如女性帽（FemCap）具有 71％到 86％的避孕成效，搭配殺精劑一起使用效果最佳。

- **銅製 IUD**：此項小小的設備可以放進子宮內，達到超過 99％的避孕效果，且時長可高達十二年。銅製子宮內避孕器後能讓妳持續排卵，但會造成子宮發炎反應來防止精子接近卵子並受精，也會干擾受精卵著床。請注意：此種避孕法會增加體內銅的含量並增加經痛的程度。

- **子宮內避孕球 (IUB™)**：其被認為是新一代的 IUD。這一串銅製的珍珠可置入子宮內已達到長達五年的避孕效果。此一裝置和銅製 IUD 一樣不會妨礙女性排卵，但有超過 99％的機率能預防卵子受精。其獨特的形狀也大大降低了子宮穿孔的可能性，為一大優點。

- **避孕海綿**：這個小小的、溼軟的海綿含有殺精劑，可以塞入陰道中覆蓋住子宮頸。若每次性行為時都能正確使用的話，避孕效果可達 91％。妳也可以在受孕期搭配保險套一起使用來增加避孕防護效果。

- **安全期避孕法（fertility awareness methods，簡稱 FAMs）**：注意自己每週的生理週期狀況可以幫助妳追蹤排卵時間，並找出受孕期來進行避孕。有三種做法：妳可以用如日析（Daysy）或蕾迪康（Lady-Comp）等生理週期追蹤器來追蹤自己的基礎體溫（basal body temperature，簡稱 BBT）、觀察妳的子宮頸黏液（應該要看起來像是生的蛋清）、使用月曆或 MyFLO

應用程式來記錄妳的生理週期。然後在受孕期間完全避免進行性行為，或使用保險套加殺精劑來提升安全措施。這些方式個別使用的話約可達到 76％ 到 88％ 的避孕效果，但要是三種一起使用的話，避孕成功的機率就會增加。

• **野胡蘿蔔籽（也稱作鶴虱草）**：在過去數百年間，女性會用此種古老藥草來防止受精卵在子宮內膜著床。若妳在受孕期發生了性行為或保險套破掉（這些事情確實會發生的！）那麼妳就可以吃野胡蘿蔔籽。更多關於野胡蘿蔔籽的研究與劑量資訊，請參考知名藥草學家羅賓・蘿絲・班尼特（Robin Rose Bennet）的網站。

若我在吃避孕藥的話還能夠與生理週期同步嗎？

簡短的答案是「不行」……但也「可以」。妳的做法會與沒有在服用避孕藥的女性稍有不同，因為避孕藥和其他合成荷爾蒙避孕法會關閉女性的荷爾蒙系統，使妳失去自然的生理週期循環。沒有濾泡期，也不會排卵，低濃度的雌激素和黃體素會讓妳失去循環的生理週期階段且不會帶來任何好處，而且在安慰劑週所流出的血也並非真的經血。但儘管妳沒有經歷自然的荷爾蒙起伏，也不代表就不能嘗試這個週期循環計畫。就算妳失去了所有自然週期賦予妳的禮物，也還是可以透過攝取富含營養的食物、進行多種運動、根據心裡所認為的正確時機來安排生活並獲得益處。

以下是妳該做的：

• 在月曆上圈出妳經期的最後一天。

• 把隔天當作濾泡期的頭一天，然後在接下來的七天中都遵守濾泡期的指示生活。

• 濾泡期結束後的隔天就是排卵期，遵循排卵期的指示來度過接下來的四天。

- 然後就進到黃體期，遵循黃體期的指示來度過接下來的十二天。
- 最後進到月經期，遵循月經期的指示來度過接下來的五天。
- 接著重新開始進入濾泡期。

體驗看看自己感覺如何，但別期望會和沒吃避孕藥時一樣能在不同週期階段感受到創造力、能量、生產力或是敏銳的直覺。我希望妳會因為想獲得當自身荷爾蒙和生物系統都處於最佳狀態時，身體和神經化學機制所賦予妳的各種機會，而選擇配合醫生的指示進行停藥。若妳真的決定要停藥的話，跟隨上述的步驟則會讓妳轉換得更為成功。

妳能在沒有嚴重副作用的情況下停止吃避孕藥（或任何的荷爾蒙避孕法）

回想一下妳開始服用避孕藥的原因，只是為了避孕嗎？還是為了調整不規律的經期？是為了「治療」某些荷爾蒙失衡的症狀如嚴重 PMS、嚴重經痛、偏頭痛嗎？妳現在明白了，避孕藥無法實際根治任何荷爾蒙症狀，所以請注意一旦妳停止吃合成荷爾蒙，所有這些令人不快的症狀都會重新出現，而且常常會變本加厲。若過渡期處理得不好的話，會出現後避孕症候群（post–birth control syndrome）並對身體造成短期的嚴重破壞以及長期的影響。很遺憾我必須告訴各位，儘管妳在服用避孕藥前沒有任何的病症，停藥本身也會使得荷爾蒙產生巨大波動，讓妳的身體出現從未有過的症狀。這是很不公平的，因此為了要避免這種情況，請遵守「生物駭客工具組」上所列出的步驟——避開內分泌干擾物、以飲食來對抗這些症狀、補充微量營養素、並追蹤記錄自己的症狀。在接下來的兩個月，妳可以一邊服藥一邊遵守這些步驟，如此一來，在真正開始停藥後嚴重症狀再次復發的機率便會降

低。絕對不要突然停藥，我強烈建議妳讓婦科醫生知道自己的計畫，這樣一來醫生就能監督妳的轉換過程。採用此一方式可以讓轉換過程變得更為輕鬆，當妳開始感到平衡荷爾蒙自然而然所賦予妳的益處時，妳可能就會想要繼續執行下去，當然這一切都取決於妳。

而這就是蕭娜所做的，她一開始使用荷爾蒙避孕法，每個月塞入一次陰道避孕環，以治療可怕的痘痘問題，因為她似乎每次都在錯誤的時間點爆痘，讓自己在工作與約會場合都感到很難為情。蕭娜在使用避孕環後痘痘就消掉了，然而當她第一次停藥時，她描述自己的臉就像「爆炸」一樣，因此又馬上回去用藥。而當她再度決定要停止使用荷爾蒙避孕法的時候，自然會感到非常緊張，深怕痘痘又再度長出來。但這次她事先嘗試了與週期同步的生活數個月後，才迎來停藥的大日子，因此在停藥後，她的皮膚還是維持和之前一樣的光滑，令蕭娜感到十分驚訝。現在蕭娜表示希望自己在七年前就懂得採取這些方法，而非利用避孕藥來掩蓋問題。

若想知道更多對服用合成避孕藥者有幫助的資訊，請上 www.FLOliving.com/birth-control-rehab。

進入生理週期節律的四個步驟

現在來回顧一下妳該怎麼做才能開始進入生理週期節律，請遵循以下四個簡單的步驟：

1. 檢視妳的經期。

2. 若妳有荷爾蒙問題，請先閱讀「生物駭客工具組」章節並遵從裡面的指示。

3. 嘗試以簡單的方式慢慢地與妳的生理週期同步，一點一點地在特定階段加入適合該階段的飲食與運動：

第一週：建議妳選擇多吃適合此階段的蔬菜。

第二週：加入其他適合此階段的食物到妳的飲食當中。

第三週：使用適合此階段的烹飪方式。

第四週：加上適合此階段的健身運動。

4. 接下來的幾週，在所取得的進展之基礎上，繼續納入更多能與生理週期同步的元素。

第四部分

讓生活進入生理週期節律

別想讓女性來迎合這個世界，

要想想該怎麼讓這個世界更適合女性生存。

——格洛麗亞·斯泰納姆（Gloria Stcincm）

第 9 章

職場上獲得永續成功

我相信把女性放在任何情境中，這個情境都將會因此而變得更好。

—— 雪莉・查里斯（Shelley Zalis）

　　現在妳明白該如何將與生理週期同步的概念融入到個人生活與時間管理當中了，那麼又該如何將此概念應用在工作上呢？妳該怎麼做才能將女性的第二個生理時鐘帶入數百年來都由單一生理時鐘主導的企業文化內呢？首先妳要思考自己一直以來是如何在既忽略自身第二個生理時鐘，又試圖融入單一生理時鐘文化的環境中走了這麼久的。妳是否曾注意到自己每週在工作上的表現都完全不同呢？某幾週妳會對於要去社交場合並進行簡報感到興奮無比，但有幾週卻只想窩在辦公室裡整理發票、進行費用報銷。若妳像大部分的女性一樣的話，可能妳的工作環境對女性的超晝夜節律毫不重視，也無法給予女性自由，使其能依照先天的生理節律來管理工作計畫，隨時只要有人要求妳做什麼就必須去做。這就跟我們的文化制約讓女性相信自己應該要忍受經期問題一樣，這樣的文化也說服了女性，認為自己應該要在生活中的各個面向，特別是工作上多方忍讓。因此妳埋頭苦幹地將任務完成，接受要持續不斷產出的概念，相信通往成功的唯一途徑就是更努力地工作、花更多時間在工作上頭，並為了工作犧牲個人生活與自我照護。

不論妳是剛進入職場還在摸索人生的志業、試圖在工作上有所晉升、跟我一樣經營自己的事業、或正在處理如雲霄飛車般的自由業生活，妳都可能會感到自己被逼到極限。妳可能會多接幾份專案希望能在公司獲得升遷機會；也可能會除了正職以外多做幾份兼職以增加自己履歷的亮點，以冀望換取更好的工作；又或著妳會在夜晚或週末專心處理自己有興趣的案子，因其可能會是一個脫穎而出的大好機會。但若妳為了完成所有這些額外工作而犧牲了健康的話，就無法展現出最佳的表現。當妳沒有餘力將心思分配到每項計畫上面時，就很可能會犯錯或交出不合格的成品。更慘的是，妳還可能會削弱身體的免疫系統，讓自己生病以至於必須請幾天病假。我看過許多女性因為工作上要求持續有所產出而把自己弄得挫折不堪，最後雖然自認為是公司方面的問題，但在找到新工作或轉換職涯跑道後才發現自己又被困在同樣快速的步調當中。

　　事實上，在一個月中，女性荷爾蒙所產生的變化會對我們的溝通、創造力、精力、工作時的生產力有著重大的影響。要是只專注於時間管理而非精力管理的話，妳所做的每件事都無法與生理週期階段同步，因而使得妳的壓力增加、精力耗損、工作進度受到拖延、並讓妳感到受壓迫且無法在工作中獲得成就感。但若我告訴妳事情並不需要演變成此一地步的話呢？妳在工作上不用忽視自己的第二個生理時鐘，或是被困在永無止盡的產出模式當中。在本章節，妳將會學到如何在工作環境中利用自己每個月的生理週期來優化工作流程、解鎖自己的創造力、帶著滿滿的活力去工作。

　　這就是愛麗身上所發生的事，她是一位常常出差工作的企業家，不論是在家或在路上，她總是會先做一件事來開啟緊湊的一天：喝一杯果昔然後再喝一大杯咖啡，接著將一整天的時間都投入到工作上，並在大部分的夜晚安排晚餐與社交活動，回到家後再擠出一點時間陪陪男友。而除了這些，她還常常得搭乘各種國內或國際航班，一切都是毫無規律可言的，不管處於哪個

時區或是生理週期階段，就是要一直向前衝。因此無可避免地，愛麗的經期問題與症狀變得越來越嚴重，她想要尋找一個讓自己感受良好且能實現夢想的方式，但很顯然地，無論是在專案或是健康上面抄捷徑都無法僥倖成功。

當愛麗開始轉向利用自己的生理週期能量後，一切都改變了。她說：「現在我會確保自己不會犧牲睡眠起個大早，用激烈的晨間運動來消耗能量接著撐過一整天。如此一來我反而能在工作上更有生產力，因為我已經不會再像之前一樣蠟燭兩頭燒了。我很高興知道什麼才最適合自己。」

重新設定工作時鐘

若妳認為我聽起來像是在提倡一些特殊的、不尋常的方式來將女性的超晝夜節律納入工作當中，請注意目前的情況是大家都必須要適應以男性荷爾蒙為主的單一生理時鐘模式。事實上，企業文化的建立就是為了要優化男性生理節律的表現。請看下面的典型工作日描述：

二十四小時生理時鐘的典型工作日

早晨：睪固酮和皮質醇濃度位於最高點，讓男性能有效率地解決事情，像是開會以及處理案子。

傍晚：睪固酮濃度降低，讓男性對於雌激素較為敏感，使其想要進行社交活動，例如和客戶或同事去喝一杯。

晚上：睪固酮處於最低點，讓男性想要鑽進他們自己的洞穴中，為一天劃下句點。

我並非要在此建議女性採取極端手段，只是呼籲女性要承認並挪出空間來接受這兩種現實情況，如此一來大家都能平等地發展。女性一直以來都得脫離自己與生俱來的生物化學機制才能夠融入社會，我們怎麼能忘記 1960 與 1970 年代的女性必須多努力地弱化自己的女性特質才能在男性的世界中

獲取一席之地？我們也在 1980 年代的時尚潮流中看到對此種壓迫的反射，各位是否曾見過那些「女強人西裝」的照片呢？此外，女性也因此而改變了對自身生理機制的看法，認為這是在追求成功的道路上必須克服的一道難關。這些女性付出了當時力所能及的努力，在不公平的環境下開闢出一條生路，正由於她們的犧牲，我們現在才能對自己有更多的展望。事實是，企業文化只承認單一生理時鐘，而如今女性的生理時鐘也應值得被納入才對。

　　女性在工作上與自己的超晝夜節律同步是否會陷我們於不利呢？我會認為這是企業文化演進的下一個重要階段，因其最初發展時並未考量到有一天女性會成為企業中的一份子。女性常常會覺得自己被迫得離職，因為工作環境持續拒絕承認女性不同卻又同等重要的需求，例如孕產照護、合理工時、健康規劃。女性與生理週期脫節會造成莫大的損害，事實上，有越來越多的女性都離開了職場。從 1999 年開始，當時的女性勞動力達到 77％ 的高峰，但 2017 年《紐約時報》的一篇文章指出，育齡女性（約是二十五到五十四歲間）勞動力人口已下降到低於 74％。根據美國勞工統計局的資訊，這就代表每五位女性中就有一位因為非經濟的因素，像是帶小孩、家庭義務、健康因素而選擇兼職，相比之下男性中只有十分之一的人做出這種選擇。女性也有脫離公司體制自己創業的趨勢，而這個比率是高於男性的。2018 年非政府組織 SCORE 的一項報告調查了超過兩萬名小企業老闆，其所獲得的數據指出這些人中有 47％ 的女性說她們曾在過去一年創辦了新的事業，而男性的創業比例卻只有 44％。而她們創業最主要的原因就是想在工作與私生活上保有彈性。「對於一名有兩個小孩的媽媽來說，找到平衡並能掌控自己的行程是極為重要的。」其中一名研究對象如是說。

　　辭職或創業都不是唯一選項。我們正奔向一個人工智慧與「全時啟動」的世界，這將會為人類帶來更進一步的挑戰。而只要有越多女性投入職場，而非試圖融入現有的文化框架；只要女性能創造出越多政策；只要有越多女

性將自己不同的生理節律正常化，那我們就越快能重新打造出一個不僅接受女性生理機制，同時也更永續、更人性化的工作環境與經驗。

利用生理週期來工作

妳該如何利用自然的生理週期來進入心流，並實現最有生產力、最強大的自我呢？首先要記得自己每週的狀態都是不同的，因此請別再期待要用相同的方式工作。第二，拋棄掉讓女性認為自己的荷爾蒙會為工作能力帶來負面影響的文化制約，雖然荷爾蒙會影響女性的思考、感受、與他人的關係，也會自然而然地影響我們感興趣以及會受到刺激的事物，但女性沒有一天或是一週的工作能力是亞於男性的。沒錯，我們是受到化學機制影響的生物，但男性也是一樣，擁有生理週期並不代表我們每個月都會因為 PMS 與月經而少掉一週的時間；這只是意味著女性應該注意到這些轉變，並配合自己的荷爾蒙來安排工作行程。妳可以利用荷爾蒙來工作，不論日程表上面有什麼要求，荷爾蒙都能幫助妳維持精力、創意及生產力。妳可以依照自己的生理週期階段來進行發揮，將事情導到對自己有利的那一面，用更聰明而非更累人的方式工作。以下是生理週期的四個階段中，妳在工作上會具有的優勢，以及如何在各階段當好自己的老闆。

第一階段：準備

濾泡期：7-10 天；生理週期優勢：創意與計畫

根據《科學前沿》（*Frontiers in Science*）裡的研究顯示濾泡期雌激素會上升，可以提升大腦的工作記憶力——處理複雜任務的能力。這就是為何各位應該將最具精神挑戰的工作安排在本週，因為雌激素會影響妳的大腦，增進妳解決問題、制定策略和計畫的能力。此階段的荷爾蒙濃度也會刺激創

意，此時是將精力放在新工作計畫、開啟新事業或開發新客戶的最佳時機。也可以利用認知創造力較高的這段時間和同事一起進行腦力激盪。

第二階段：啟動

排卵期：3-4 天；生理週期優勢：溝通與合作

根據《比較神經學期刊》（*Journal of Comparative Neurology*）排卵期雌激素激增會加強突觸連結，增加思緒的敏銳度、創造力以及溝通技巧。此階段的優勢就是與他人進行社交，此時最適合與妳的團隊、老闆、客戶進行重要對話。由於此時妳的溝通技巧將會提升，若能將關鍵的談話安排在排卵期進行，那麼就能將妳的想法與意見更加清楚地表達出來。若妳正計畫要求升遷、或準備進行重要簡報，也很適合安排在排卵期時進行。妳也可以用這份溝通能力來構思行銷與廣告訊息，此時妳能產出相當於一個月份量的部落格內容，妳可以將其發表在社群媒體頁面上，或是上傳自己的演講影片。另外妳的身體能量在排卵期也會達到最高峰，而在情緒方面則會變得較為外向、樂觀、充滿活力。妳可以利用這些能量多多在此一階段安排午餐會面、見客戶與下班後的社交活動。

第三階段：工作

黃體期：10-14 天；生理週期優勢：收尾、關照、專注

隨著黃體發育然後又重新被吸收，女性的能量也開始轉而向內，妳將會感受到希望將事情做完的欲望。黃體期是處理工作任務的理想時機，在此階段由於雌激素與黃體素的特定比例會讓妳看到身邊平常沒注意到的事物，因此大腦便會決定優先進行那些需要細心處理的任務，而這些事情可能都是妳在前一個月所忽略掉的，像是整理季度報告、談定合約條款、或編輯行銷內容等等。妳也會自然而然地想要將計畫收尾並完成手邊的事項。而在社交部

分，妳可以在黃體期減少社交活動與出外開會次數，如此一來就不會產生不必要的疲憊，而妳也會有時間去做此一階段最想做的事——也就是把手上的工作完成。

第四階段：休息

月經期：3-7 天；生理週期優勢：評估、分析與直覺

分析與評估是妳此時最想做的事。大腦左、右半球的溝通力在月經期是最為強大的。這樣的溝通力能讓妳明智地評估自己的職涯或專案進展，若有必要的話，也可以開始尋找並決定修正方式來重新定位自己，讓自己能朝向目標前進。問問看自己在前一個月的表現如何，在工作上是否覺得充滿活力並做得快樂，還是感到不堪負荷且不受重視？所在進行的計畫是否能燃起妳的興趣，還是無法在工作中獲得激勵？妳的職涯方向是正確的嗎？若否，該採取哪些步驟來將其轉至妳大體上想前進的方向？利用每個月的這段時間來重新審視一下自己的職涯目標，妳想達成的目標是否還是跟上個月或去年一樣，又或著妳已經發展出新的興趣，要追求其他道路呢？由於此一時期大腦的左、右半球會來回不斷地溝通，因此妳也最容易在月經期掌握住直覺訊息。大腦是否在告訴妳工作上的提案計畫可行性很低？是否在暗示有一、兩個應徵者是適合此份工作的潛在人才？是否在對妳尖叫說這項計畫是不會成功的，該進行新的專案了？專心！利用妳的女性專用計畫表來記下妳的直覺在本月所透露出來的訊息。妳可能會在幾個月之後發現，此一階段的直覺正在強化某些妳一直有的念頭——不論是換工作、改變職涯道路、進行創業冒險，或是明白自己已經處在最適合妳的位置上了。許多女性會在經期來時覺得焦躁或不滿，這些感受是由於荷爾蒙濃度在此一時期較低的關係，還是因為直覺告訴妳說應該要在生活中做出某些改變了呢？當妳使用所學到的以生理週期階段為主的方式來優化荷爾蒙規律時，妳就能更清楚自己所需要的事

物為何，而不會再感到充滿不確定感。有時妳只是需要多加休息；有時則必須做出更重大的改變，如此一來，妳便有更多時間來讓自己盡快進入最佳的生活模式，透過傾聽並相信自己的直覺，妳就能在接下來的幾個生理週期階段採取行動來實現妳的願景。

凱蒂亞擁有一家發展良好的公司，對她來說根據生理週期去計畫商業企劃與專案能讓自己在工作中充滿雀躍能量。她說：「我使用『生理週期同步法™』來避免自己過度操勞，以此將經營公司的能力提升到最佳的狀態。根據事情的優先程度與自己的生理週期階段來安排行程，可以讓事情運作得更為輕鬆、順利。」她說依照生理週期來做計畫能讓創造力保持在最佳狀態，並使得計畫獲得實踐、事業也能順著自己的意圖與目的擴展，而不再只是針對最近期的危機來進行反應而已。

依照自己的生理週期來安排工作行程聽起來很棒，但若是為了要趕上案子的截止日期而不得不做出一些與生理週期階段不同步的行為該怎麼辦呢？首先，請記得任何事情都可以在任一階段進行，妳的創意、溝通力、協作力等等都是沒有極限的——只是這些能量有一個自然的起伏狀態。在工作上與妳的週期優勢同步能給予妳更多能量，讓妳有更多時間專注在所想進行的事物上，並有多餘的精力來處理具時間限制的案子。因此進行那些無法與生理週期同步的工作是可以的，只是會消耗妳較多的能量。在這些必須妥協、消耗更多精力的日子，請記得練習妳在第六章學到的自我照護法即可。

生理週期同步法™：工作的節律

濾泡期 時長：7-10 天 創意	排卵期 時長：3-4 天 溝通	黃體期 時長：10-14 天 行政工作	月經期 時長：3-7 天 評估與直覺
開啟新計畫	進行重要的溝通	處理行政工作	對上個月的表現進行評估
與同事一起腦力激盪	向主管提升遷	整理桌面／辦公室／文件	回顧妳的每月計畫表並留意是否出現某種規律性
處理具精神挑戰的任務	面試新工作	花時間進行深度工作	問自己是否喜歡目前正在進行的計畫
解決問題	寫部落格並打造行銷文案	審視文件、合約以及財務報告	問自己目前的職涯方向是否正確
開發新客戶	在社群媒體上貼文	提交費用帳目報告	分析計畫數據與報告
搜尋新點子	參加社交活動	訂購用品	重新審視自己的職涯目標
為下一個月做計畫	交易協商	將計畫收尾	傾聽自己的直覺
做決定	簡報、演講	幫助妳的團隊在截止日期前完成工作	多休息
描繪遠大的夢想	與客戶或同事一起去喝一杯	整理電腦檔案	（若可以的話）休息一天

妳必須讓所有人都知道自己的荷爾蒙狀態嗎？

　　到底該怎麼將生理週期法融入到工作中呢？所有女性同事的生理週期都得一致才能將事情做好嗎？這是否代表妳得隨時讓所有同事都知道自己正處於生理週期的哪一個階段？是否得在辦公室門口張貼一張月經週期表然後說：「我正處於 ABC 階段。我這週的優勢是 XYZ。」絕對不是！在工作上與妳的第二個生理時鐘同步可以是一個安靜的內在過程。男性也絕不會一大早就到處去跟同事宣傳說自己的睪固酮濃度達到了高峰，所以現在該是時候開會了，對吧？當然不會這麼做。我先來描述一下在我的公司「FLO 荷爾蒙生活中心」的做法，讓各位知道配合妳的超晝夜節律來工作是什麼樣的情況。平常我喜歡在濾泡期安排策略性計畫會議，以準備實行新的點子，我可能會很興奮地提出五個新計畫，而這顯然是一個月內無法完成的數量。我們的行銷總監可能正處於月經期（適合評估並修正計畫方向），便會婉轉地告訴我上次我們試圖一次執行五個計畫案時，效率不是特別好，因此我們就會將其下修到一或兩個新的企劃。而公司的營運經理可能正處於黃體期（是進行細節相關工作的理想時機），因此會充滿熱情地規劃出要讓新計畫案成功，每個部門所必須進行的一系列工作。而社群媒體經理可能正處於排卵期（是最擅於溝通的時期），於是便會分享她的看法，提出如何在社群媒體上與我們美好的社群分享新計畫的最佳方式。而正因為大家都處於生理週期的不同階段，我們每個人都能將不同且必要的面向帶進會議當中，所以大家的生理週期時間不同反而更有幫助，這樣一來，我們就會得到更多元的觀點。倘若我們都同時處於濾泡期，那大家就會一致認同推行五個新計畫的想法，而不會停下來思考是否一次做起來會力不從心，也不會實際去檢視要如何完成這些企劃。若會議被濾泡期綁架的話，結果可能就是空有一堆很棒的想法，卻沒有後續執行並完成這些想法的規劃。我依照自身生理週期階段的優

勢來安排會議，而其他人也是一樣的；由於大家各自位於生理週期的不同階段而使得彼此能從中受惠，並且讓公司得以更有效率地向前推進——這是一種真正獨特的合作方式。

這裡的重點是妳不必擔心女同事處在哪個生理週階段，也不必告訴他人妳目前的生理週期階段為何。只要照顧好自己的生理週期，並將該階段最好的一面帶到會議、腦力激盪環節以及每日的工作流程當中即可。當每個人都提高了對自身生物節律的意識時，大家便能一起利用這股意識來享受更加高效的工作流程。

也要尊重業務和案子本身的週期

若妳是一位「個體企業家」、公司老闆或企業高層主管，妳將會注意到業務與案子也都具有週期性，就像所有自然界的事物一般，它們也會遵循著創造模式（啟動、成長、完成、休息）來進行。許多公司在經歷過快速擴張期後就馬上面臨到了緊縮狀況，或淡季緊接著旺季而到來。妳的專案也可能會經歷打造並推出新產品的階段；評估績效並專注在開發新客戶，而非產品創新的階段。這些階段的工作有助於維持案子和業務的重點並將其向前推進。最成功的企業是不會讓各種事情齊頭並進的，反之，他們每個月或每個季度只會專注在一個事項上，然後再推進並執行另一項大計畫。要讓事業或計畫案快速失敗的方式就是一心多用，使資源過度擴張以致於無法達到預期目標。就如同跟自己的生理週期同步一般，讓案子有時間及空間發展、完整經歷成長週期，妳就能在事業層面上洞察到許多深刻的見解。

重新定義妳所謂的成功

　　儘管有具體的證據顯示遵循正確的時機來做事是有利的，我們的文化還是推崇持續不斷的工作來達到職涯目標，而此一情況對女性來說依舊很難拒絕。就算我多年前就開始與自己的女性能量連結，並配合著生理週期來過生活，我也還是會再次受困於以男性為主、不斷要求產出的心態當中。例如在推出 MyFLO 應用程式的時候，我其實是過勞的；由於該應用程式能讓全球女性在採取「生理週期同步法™」的時候變得更為輕鬆，而《女性密碼》的讀者也已經敲碗多年，因此我非常興奮自己終於能將想法付諸實踐。我是如此沉浸在與團隊一同準備推出此一新產品的過程，並且努力想完成待辦清單，導致餐與餐之間拉得太長，而開始感到血糖起伏以及壓力反應系統過度操勞所帶來的副作用。最後我得到了重感冒，只好重頭開始好好照顧自己；我很感謝自己的身體所提供的反饋，因其告訴我說自己所正在進行的事情其實並不符合最佳利益。

　　於是我又重新開始配合著生理週期來飲食、運動並使用計畫表了──這些是我用來快速回到正軌的三項關鍵工具。感謝生物駭客檢視法，我很快就恢復了注意力和精力，我們改變了一些新品上市的策略，也將更多權力下放給團隊，來確保同樣的情況不會再次發生。我在計畫表上註記提醒自己要吃東西，這樣才不會再度掉進「飢餓─血糖崩潰─過度疲勞」的迴圈當中，並且重新將自我照護列為優先事項，特別是在面臨極大壓力的時候尤其需要好好照顧自己。現在對我及團隊成員來說，成功的上市新品或計畫，代表整體經驗都得是正面且充滿餘裕的才行。

　　妳可能偶爾會發現自己又陷入了制約女性的舊有模式當中，一旦發生了類似情況，請別對自己太嚴苛，傾聽自己的身體，像個霸氣總裁一樣用生物駭客法駭入自己，並找回與生理週期同步的生活方式，這樣一來妳才能再

次利用生理週期的優勢。妳的身體提供了一個終極的內在藍圖，為妳點出能在事業及生活各層面取得成功所該採取的道路。但重點是要記得成功不一定代表要不斷追逐一個又一個的目標、不停地尋找升遷管道、或是為了工作而犧牲個人生活。任何有損於健康、愛情、或是幸福快樂的方式都並非是真正的成功，就如同妳不該被迫忍受荷爾蒙失調所導致的經期問題一樣，妳也不該為了要在工作上取得領先而忍受痛苦或讓自己生病。調整一下自己對於事業成功的想像吧，對妳來說那會是怎樣的光景呢？對妳來說何為最永續的道路？什麼事情能讓妳感到最為快樂？當妳對於事業成功有了很清楚的想像後，請試著實踐並駕馭這樣的想像吧！

在工作中進行週期規劃的六個步驟

現在妳已經基本知道該如何將週期性計畫融入只考量單一生理時鐘的工作環境中了，遵循以下六個步驟來維持自己的能量、保持進入心流的狀態、並最大化妳的創造力吧。

1. 進行月底回顧，並留點時間來展望未來的工作成果。

2. 規劃好自己的生理週期階段，若彈性許可的話，可以將計畫安插入合適的階段執行。

3. 記下無法更動的截止日期，不論其落在生理週期的哪一個階段都要記錄下來。

4. 承上，在該階段移除掉一些不必要的工作，並升級其中一種自我照護法，來彌補自己在該週無法將工作與生理週期同步的情況。

5. 安排好所有的團隊會議，並提醒自己在會議討論中，要專注於提供具有該生理週期階段優勢的觀點。

6. 鼓勵妳的同事作為一個團隊，要一起注意第 5 點。

以女性方式進行領導

女性天生具有獨特的領導力，我們可以透過配合自己的超晝夜節律來生活與工作，並進一步改變職場環境。這不光是我自己在老王賣瓜而已，有越來越多的研究都給出了相同的答案，眾多報告都顯示在職場上擁抱自己的女性力量是有利的。事實上，利用天生的優勢是女性之所以能事半功倍的祕密策略。在職場上作為女性並非是一項弱勢，反而可以帶來巨大好處。

2014 年，領導力顧問公司詹勒霍克曼（Zenger Folkman）檢視了約一萬六千名的領導者（其中三分之一是女性）針對他們的領導效能進行評估。在整體領導效能上，女性以 54.5% 比 51.8% 的比例高於男性。而女性和男性在十六項領導能力——包括採取行動、展現高度正直誠信、實踐個人發展、激勵他人、合作度、有力溝通——的排名上，女性在其中十二項的表現較男性要好。

暢銷作家約翰・格爾傑瑪（John Gerzema）和邁克爾・德安東尼歐（Michael D' Antonio）在他們引人入勝的作品《雅典娜主義》（*The Athena Doctrine*）中探討人們是否開始更加重視偏向女性的特質和特點。作者調查了位於十三個國家，六萬四千名的受訪者，而調查結果將會讓各位大吃一驚。全球有 66％的人都同意若男性以女性的方式來思考的話，世界將會變得更美好。而說到領導力，典型的女性特質如合作與分享功勞，都比男性特質如具侵略性及控制力來得要受到重視。其他一般來說會被歸類為較女性的特質——直覺、同理心、彈性、協作——都被列為是理想領導者所該具備的特點。此外，大多數人都提到了傳統的女性特質，包括具創意、靈活、以社群為重、適應力強、樂於奉獻、慷慨、配合度高、會照顧人，都是成功不可或缺的因素。總而言之，作者發現：「那些女性思維與行為程度較高的國家，其人均 GDP 和生活品質也會較高。」2018 年的《世界幸福報告》依照六項

指標為 156 個國家排名的結果，也證實了上述結論。這六項用來測量幸福的指標包含了傳統的女性特質如社會救助和慷慨程度，也有像是 GDP、預期健康壽命、人生抉擇的自由、免於貪腐等指標。而根據該報告，世界上最快樂的五個國家分別是芬蘭、挪威、丹麥、冰島和瑞士。

仍舊認為自己得遵從男性模式才能在事業上獲得成功嗎？我想讓各位知道一些我多年來靠著直覺所明白的事情：團隊中有女性成員的話，表現就會較好。科學家在 2010 年的一項實驗中也證實了這一點，當時他們針對 699 人進行了智力測驗，然後將受試者分成二到五人的小組，每一組必須處理一系列的挑戰，包括腦力激盪、解決問題、做出決策等等——皆為典型的工作事項。研究員會根據表現給每組團隊打一個共同的智力分數。令人驚訝的是，即便團隊擁有 IQ 分數最高的組員，其集體的 IQ 成績也並非是最高的；反倒是擁有最多女性成員的團隊取得了最好的集體 IQ 成績。這樣的結果不禁令人想知道若團隊中有更多女性的話，整體團隊還能透過她們帶進職場的生理週期意識、專案管理與自我照護能力，而獲得哪些額外的益處。

誰在統領世界？女性！

若我們能做個示範，讓職場成為更為永續、能滋養並重新提供女性能量、而非消耗女性能量的場所，那麼我們就能激勵身邊的同事在工作上一起採取類似的策略。女性的影響力十分強大，而我不光是指社群媒體上的影響。在美國，女性是全國最主要的消費者，我們掌握了家庭中大部分消費的決定權。統計資料也能證明這一點，全美的所有個人財富超過 50% 是掌控在女性的手中，而我們的購買力也十分驚人，為每年 5 到 15 兆美元。回到女性的工作及生活模式所具備的影響力上，若該模式與女性天生的生物化學節律同步的話，影響層面將會大到能改變公司及企業文化，使其支持這樣的永

續工作模式。根據二十四小時生理時鐘以及二十八天生理時鐘來工作，最終可以提升創造力和生產力，就如同 Google 引進了開放式辦公室的概念後，激發了各個公司去重新檢視自己的辦公室設計、工作文化以及企業社群。與女性的超晝夜節律同步的話，便可以推動更大規模的對話，探討人類要如何共同在地球上擁有更永續的生活、治療女性的荷爾蒙問題、讓事半功倍、提升個人的幸福感……拯救地球等等，顯然是值得一試的方法。

未來掌握在女性手中

女性正以多種方式引領著職場的變革，要求終結性騷擾與性別偏見。許多公司已經聽到了女性的需求，並承諾要打造性別平等的職場、逐步縮小薪資差距、設定性騷擾防治政策、並在公司健康計畫上投資每年高達 80 億美元的預算。這樣的投資是會獲得回報的，根據 2010 年《健康事務》（*Health Affairs*）的分析結果，公司每花在健康計畫上一塊錢，就能將曠工成本降低 2.73 美元，醫療成本降低約 3.27 美元。這些改變都是很有前景的，但還有一件能造成實質影響的事情就是肯定女性的超晝夜節律。在一個安全且能自由自由發揮的工作環境中，或許女性才能終於開始將自己現實的生理情況帶進工作文化當中。

在其他國家，公司會考慮到女性的荷爾蒙健康。例如各位知道有些國家如印度、南韓和日本，女性若經痛嚴重的話是准許請「生理假」的嗎？還有在英國，女性會獲得一整年的帶薪產假？但美國的《家庭與醫療假法案》只讓女性有十二週的無薪產假，然而有越來越多的美國大公司會提供更好的條件來吸引並留住女性員工，特別是女性主管。Google 就提供女性「Google 女性工程師」以及「女性@ Google」等輔導團體可參加，也提供新手媽媽五個月的帶薪產假，並准許她們有更彈性的工時與在家工作的選項。全球顧問公

司德勤也很自豪公司有女性領導力發展計畫、提供女性輔導諮詢以及彈性工時。在健康照護公司嬌生裡頭，女性領導力計畫的目的是要讓女性員工能在公司內部順利升遷，並提供其他對女性有益的福利。

美國的企業該清醒過來面對現實了，我們必須在職場上照顧到女性的需求。許多企業邀請我去分享這個訊息給他們的員工，講述重新用女性的視角來看待成功與生產力對於解鎖公司競爭力有什麼幫助，而他們的邀約也讓我獲得鼓舞，工作團隊只要採用「生理週期同步法™」就能達到目標，而且此一方法執行起來不需額外成本，也不用改變任何企業政策。我很興奮能成為第一個在 2018 年西南偏南藝術節上傳達女性生物駭客法的女性，我站在舞台上面對一大群觀眾，闡述配合女性的二十八天生理時鐘來生活與工作是女性在身體和職場上發展良好的關鍵；而在我之前，從來沒有任何一個講者提過類似的主題。這個分水嶺般的瞬間清楚地顯示了企業需要肯定女性的第二個生理時鐘，而且女性也需要一個新的典範來定義職場上的生產力及成功。

若妳是一名企業領袖、小公司老闆或創業家，請思考要如何將這些方法應用在妳的職場上，想想妳能為員工提供什麼幫助，以及妳會對員工做出何種示範。若妳已經讓自己忙到人仰馬翻的話，那女性員工也會被迫工作得和妳一樣疲累，也就代表她們更有可能出現荷爾蒙問題、健康亮起紅燈、精神疲勞、工作過量，最後這些員工的滿意度就會降低，跳槽機率就會變高。既然女性會讓工作更省力、更有效率、獲利變得更高，尊重她們的荷爾蒙狀況也就變得非常重要。我們知道生物個體主義（bioindividualism）是未來的良藥：在職場上應用生物駭客法將會推動個人與企業的成長，而在職場上為女性提供生物駭客法則能替她們立下一個典範，使女性能自行定義生產力與成功的意義。我們必須讓工作環境納入女性在健康、產假、育兒上面的需求，才有助於女性工作。由於 FLO 荷爾蒙生活中心的女性員工能夠專心並快樂地工作，因此公司運作起來的效率和績效才能達到最高峰。正面的工作環境

能促進成功，對大家來說都是一個雙贏的局面。

　　有了這些為數眾多的證據，很顯然讓女性化的一面嶄露頭角可以幫助各位達成永續的事業目標。跟隨著女性生理週期的自然規律，並配合體內的生理時鐘來安排行程，能夠提升妳的競爭優勢。除此之外，每個月的荷爾蒙變化會在不同生理週期階段影響妳的思考、決策與創造方式，因此好好照顧自己的身體，就能讓妳在做任何事情時，都可以隨時展現出最好的一面。

　　透過學習在理想的時機下專心處理一件事，而非試圖一次將所有事情做好，妳就能變得更有效率、更容易進入心流模式、並提升整體的表現。放下不斷要有所產出的壓力，轉而用飲食、運動和正確的時機來用生物駭客法駭入自己的創造過程吧，如此一來妳就能完成更多對自己來說具有意義的工作，而且會做得更好。而當妳將一項工作收尾好，並有時間反思所學到的經驗時，就如同在自我系統上按下了重啟鈕，最後只需花費少許力氣就能將電充飽，並對下一個大計畫躍躍欲試，因此能完成更多目標並且讓自己感覺良好。而這樣的活力也能幫助妳累積更多能量來處理生活中其他面向的事務。

第 10 章

在性與愛情上超越妳的渴望

若妳想要被珍惜，妳就必須先珍惜自己，然後教他人如何去珍惜妳。

—— 芮吉娜・湯瑪蕭（Regena Thomashauer）

　　讓我們老實說吧，若妳像許多女性一樣，不論是異性戀、同性戀、雙性戀或是落在性別光譜的哪一端，妳可能在性生活上都沒有獲得預期的滿足。當然，妳可能會跟朋友還有自己說目前的性生活還不錯，倘若妳完全坦白，其實會發現還有進步空間。而妳並非唯一這樣想的人，2015 年「健康女性組織」進行了一項調查，發現有 60％ 的女性都承認自己的性生活不盡如人意；這是由於我們性行為的次數不夠，並且沒辦法完全享受目前所擁有之性生活的緣故。2017 年一項《性行為檔案》（*Archives of Sexual Behavior*）的研究報告指出美國人的性行為次數比十年前來得要低；在研究員控制了年齡與時間段的變因後，他們發現相較於其他世代，千禧世代以及 i 世代的人性行為的次數是最少的。就連那些 1930 年代出生的人，沒錯，就是妳的曾祖父母，都要比如今的青年人有更多的性生活。而我每天也都會聽到來找我諮詢荷爾蒙問題的女性在抱怨自己性慾低下以及無法從性行為中獲得滿足的問題。

　　瑪莉爾也是其中一員。她最近才剛生完第二胎、還在調適生活當中，這讓她感到十分疲累並且夫妻感情也變得較為緊繃，而還未解決的產後荷爾

蒙失調問題，也使得她的性慾低下。瑪莉爾記得在孩子出生前的情況不是這樣，因此希望替自己與這段感情找回過往的火花，而當她來找我諮詢月經問題後，才開始慢慢理解重新取回荷爾蒙平衡能對自己的性慾產生極大的影響，此外也學到了性慾會隨著生理週期而改變這一個知識。現在她充滿自信，能定期享受高品質的高潮，並會自然而然地對自慰以及與伴侶做愛產生興趣。如同瑪莉爾，當妳記得自己的每個月的生理週期，並用此一角度來看待性生活與感情的時候，就能用生物駭客法來駭入自身以提高性慾、擁有更愉悅的性愛、更好的性高潮、更堅固的感情。但請記得，感情是兩個人的事，因此重點不光是要知道自己正處於生理週期的哪個階段，同時也要明白伴侶正位於晝夜節律與荷爾蒙規律的哪一點上。本章節將提供給各位一份六步驟計畫，讓妳在荷爾蒙的引導之下，擁有更滿足的性生活。

以我的名字呼喚我

　　若妳是從我們一般的文化中來獲取性與感情線索的話，就可能會使用比喻性詞彙來討論性器官，像是「下面」、「那裡」或「妹妹」。若我們不知道該如何明確地指稱自己的身體部位，也就無法有自信且清楚地與伴侶溝通自己的慾望。因此討論自己的身體是很重要的，這就是為何我會好好地用正確名稱來稱呼女性的神奇部位——陰道、陰唇、陰蒂等等。只有在女性能大聲說出自己現實的身體與荷爾蒙情況的時候，我們才能將其用來獲得應有的快感。

第一步驟：讓自己性喚起的四個階段

不論妳對於基本性知識的了解有多少，我可以保證妳依舊會對於自己基於生物與神經化學機制的性反應感到驚嘆。若妳對性反應的期待是根據色情片或浪漫愛情電影的標準，那可能會認為自己應該要能馬上從零進入到高潮階段，但這並非是女性身體的運作方式，感到性興奮與到達到高潮之間有一個特定的過程，一旦妳知道該怎麼做，就絕對會能成功達到高潮。對女性來說，要產生性喚起必須要經歷四個不同的階段：腫脹期、快感持續期、高潮期、不應期。了解妳的性反應機制是用生物駭客法駭入性興奮過程的第一步，能讓身體準備好迎接更美好的快感，並保證能讓妳一直感到歡愉。

第一階段：腫脹期

在性行為中男性會勃起是眾所皆知的，但妳知道女性在性行為中也會經歷名為腫脹期的類似的充血過程嗎？此一階段可能會在妳感到性慾的那一瞬間或受到性愛刺激的幾秒內發生。某些女性（或在妳生理週期的某些階段）會花上較多的時間才能開始感到興奮（在本章節後面會詳細提到各生理週期階段對性興奮的影響）。而在妳感到興奮後，心跳便會開始加速、呼吸變得急促、血壓也會上升，妳腦中的情緒中心會啟動一系列的反應而釋放出大量的神經化學物質，讓妳已經激起的性慾更為高漲。大腦所釋放出的化學物質一氧化氮會使得更多血液流向生殖器，讓內外陰唇都開始腫脹，並且對於愉悅的刺激產生更多的反應。妳的陰蒂是八千條末梢神經的匯集地，特別設計來讓女性產生最大快感的，也會充血並讓表面積擴張到最大，使得末梢神經可以完成它們的使命。同時陰道潤滑液會開始分泌，陰道也會因充血而擴張、變長；血液流量也會增加造成乳房腫脹、乳頭變硬。

第二階段：快感持續期

在獲得更多刺激下，妳的心跳、呼吸、血壓都會繼續上升。增加的血液流量會造成臉頰、胸膛或腹部泛紅。就像是施了魔法一般，血液流量增加也會加深妳陰唇的顏色，使其從放鬆時的淡色轉為較深的顏色。為了迎接更多的刺激到來，陰道口會變窄，而接近子宮頸的部分則是會擴張以增強快感。此時大腦的愉悅中心活動度會增加，而跟焦慮有關的區域則會暫時休息，神經化學物質多巴胺及腎上腺素濃度都會提升。妳的陰蒂會變得超級敏感，並且縮進陰蒂包皮中。而當妳快接近高潮時，小腦便會傳送訊號到肌肉，使肌肉緊繃，妳就快到了……但等等！有太多女性都急著要盡快到達高潮，於是錯過了快感持續期對荷爾蒙及健康所帶來的大量益處。若妳將高潮體驗量化成一到十的表格，高潮為十，然後妳的快感持續期可能會是落在四到八之間，花點時間停留在此一階段會讓妳產生更多催產素以及一氧化氮，能沖淡體內皮質醇的濃度、改善妳的經期問題、生育力、定期排卵的能力以及免疫力。催產素也會讓妳感到與伴侶在身心上更為緊密，讓妳們能一起到達更歡愉、更強烈的高潮。所以就算妳很想要快點高潮，也還是請妳幫自己以及身體一個忙，稍微退回來一點，在接近高潮的這個階段多停留一些時間，盡量重複這個快達到高潮、四到八之間的過程二十分鐘以上，一週進行兩次就能讓妳獲得許多好處。

第三階段：高潮期

高潮是這四個階段中最短暫的部分，只持續幾秒鐘而已，此時陰蒂的八千條末梢神經（順帶一提，這比陰莖所含的末梢神經還多了一倍）受到了足夠的刺激並且需要稍事休息。高潮時妳的大腦會分泌出催產素、血清素，而脫氫表雄酮（dehydroepiandrosterone，簡稱 DHEA）也會激增，壓抑住壓力荷爾蒙皮質醇的生成，使得快感如波浪一般襲捲妳全身。而此時妳的肌肉則

會開始痙攣，導致陰道壁產生節奏性收縮，妳的背部會拱起、雙手和雙腳會不自主地收緊。有些女性還可能會經歷潮吹，其涉及到陰道分泌液體的部分（而與常見的迷思相反，不是，這個液體並非尿液）。

第四階段：不應期

當妳還沉浸在高潮後催產素與一氧化氮的洗禮時，身體也會逐漸開始恢復正常。心跳、血液流量、呼吸都會慢下來；妳的性器官會回到正常的大小與顏色；肌肉也會放鬆。但子宮頸再過半小時才會闔上，這對於想要懷孕的夫妻來說是個好用的知識，如此一來精子就有時間游進子宮當中。不應期會讓男性暫時無法再次經歷高潮，但對女性來說（我們真幸運）只要稍微休息一下，等待陰蒂末梢神經冷靜下來，就能再次依照上述四個步驟達到另一輪高潮（儘管有很多種形式，但大多數女性最容易達到的就是陰蒂高潮）。而妳若想要發掘自己獲得快感的潛力，只要跟隨這四個階段，並享受每個階段所帶給妳的樂趣即可。

第二步驟：讓妳的性快感與生理週期同步

用生物駭客法來達到快感的第二部分是要與生理週期四階段同步。每個月的荷爾蒙變化都會影響女性的活力、心情、認知能力、創意、免疫系統和其他生物系統，而荷爾蒙也一樣會影響妳對於性喚起四個階段的體驗、妳的性趣、甚至是快感的強度。女性的需求、情緒、精力與慾望每週都會跟隨著荷爾蒙的起伏而有所波動；若某幾天妳提不起性趣、需要更多前戲才能激起性慾、或要花更多時間才能到達高潮，這都不是因為妳哪裡出了問題，不需太過擔心，這只是妳體內生物化學機制的正常反應。我們越是知道身體怎麼運作，就越不容易杞人憂天，擔心自己在性慾方面是否出現問題。而當妳終

於了解這些資訊後，就會懂得停止責怪自己、放下罪惡感、並在自己最想要的時候，獲得本來就值得擁有的那份愛；而且也將會更透徹地了解到伴侶的需求同樣會隨著日子或月份而出現變化。在下個部分，我將會詳述生理週期中健康的性慾曲線為何，並根據生理週期的各個階段提供一些對身體、感情與愉悅性愛有益的建議，而從此以後妳的性愛體驗將會完全不同。若妳閱讀過內容後發現自己的性慾低下是由於荷爾蒙失調的緣故，那麼請回到「生物駭客工具組」的章節來學習該怎樣恢復妳的慾望。

第一階段：準備

濾泡期：7-10 天；生理週期重點：新奇

身體重點： 在妳進入濾泡期時，性荷爾蒙（雌激素、黃體素和睪固酮）濃度都是較低的。雌激素能幫助陰道潤滑，但由於此刻雌激素的分泌量較少，因此陰道可能不會像本月份其他時候一樣溼潤。這樣乾澀的情況是完全自然且不代表身體有任何問題的；事實上，濾泡期是妳整個生理週期中最乾澀的兩個階段之一。想要在此乾澀期增強快感的話，就絕對要使用潤滑液。請確保性伴侶知道妳目前正處於乾澀期，這樣一來他們就能為妳伸手去拿潤滑液了。

感情重點： 正如妳在第三章中所學到的，大腦中的化學物質會隨著月經週期而產生變化，妳在濾泡期會充滿活力，更容易接受新奇的體驗，因此發揮妳的創意和伴侶一起嘗試一些新事物吧。新體驗會讓兩人連成一心、為妳們創造出永久的回憶、有助於讓關係更為緊密，一起上烹飪課、去博物館參觀、開發新的健行小徑、週末去新城市旅行。在穩定交往的關係中，透過打破常規來保持新鮮感與興奮感是很重要的，而濾泡期就提供了妳一個最理想的機會，也等於是一種提醒，讓妳每個月都能嘗試一些新事物。另一項額外的好處就是進行任何能促進大腦產生催產素和一氧化氮的行為，例如一起外

出慢跑或嘗試一些新鮮事，都能讓彼此感覺更為親近。這是一種緊密連結的機制，提醒妳為何愛著眼前之人，並讓妳準備好進入親密關係與性愛當中。

性愛重點：此時是透過互相探索能取悅彼此的新方式，來保持新鮮感的絕佳時機，實驗看看新的體位、試試看譚崔按摩技巧或角色扮演。在快感持續期多停留一些時間，這樣一來才能獲得令人滿意的高潮。在快感持續期與高潮時釋放出的一氧化氮與催產素也會增加妳與伴侶的情感連結。

第二階段：啟動

排卵期：3-4 天；生理週期重點：接受

身體重點：此時妳體內的雌激素與睪固酮濃度激增，性慾也會變得更為旺盛。因為荷爾蒙變化的緣故，妳的身體會多分泌出高達二十倍的子宮頸黏液，讓妳的陰道比平常更為溼潤。這是生理週期中較為溼潤的階段之一，而此時也是妳的身體準備要接受受孕所需的精子、潛在對象的關注，以及重點：最大程度的歡愉。還記得第六章卵子的概念嗎？將自己想像成在子宮中等待的卵子吧，卵子不會主動追求精子；而是釋出訊號讓精子為其瘋狂，然後等待並接受精子的追求。妳應該要從卵子身上得到啟發，並以自己想要的方式獲得所渴求的事物。

感情重點：此時是與重要的另一半建立連結和進行社交活動的最佳時機。若妳們總是獨處的話，很容易會感到被孤立或是無聊，因此可以利用這段時間和其他情侶一起外出用晚餐、在家裡舉辦晚餐派對、或是參加其他社交聚會。妳會感到自己更健談、參預度更高，也可以利用這段理想的時機與伴侶討論個人或兩人之間的目標、夢想與幻想。我喜歡利用這段時間和先生討論對未來共同的期望，並展望兩人五年、十年或二十年後所想要的生活，這樣的溝通能讓彼此感到更為緊密、增強我們之間的連結。若妳還是單身的話，這也是一個展開初次約會的好時機，此時溝通技巧會增加而使妳更

具吸引力；此外，排卵期所分泌出的高濃度雌激素則能讓妳自然而然地散發魅力。事實上，一項刊登在《荷爾蒙與行為》（*Hormones and Behavior*）的研究發現不論男女都會覺得女性在排卵期時臉部的特徵和聲音是最具有吸引力的。

性愛重點：排卵期最棒的一件事就是妳會在本月的這段時間內自然而然地感到性奮。由於妳的身體已經準備要在此一階段吸引更多注意力，因此最好的做法就是專注於接受即可。好好利用妳超級性奮的能量來鼓勵伴侶在這段期間用妳所喜歡的方式去取悅妳吧。請別有罪惡感！女性總是受到文化制約，認為要照顧好每個人，並將自己的需求放在最後面，所以妳或許心態上會轉不過來，認為將重點放在自我享受的性愛是一種難以接受的概念；當然妳可以回報伴侶，但請確保自己的需求優先獲得滿足，然後才去服務對方。而且既然妳在排卵期說話的技巧會特別好，建議可以直接開口要求想要的一切：「再左邊一點、慢一點、快一點、別停下來」等等。若妳覺得獲得所有的關注很不好意思，那麼也可以利用此機會來提升自我覺察力，思考為何會這麼不好意思，並在性愛當中設法解決這個問題。此過程也能幫助妳在生活中其他層面受到關注時能更從容地應對。

第三階段：工作

黃體期：10-14 天；生理週期重點：清晰

身體重點：黃體期是由兩個部分所組成。在黃體期前半部分，由於體內雌激素、黃體素和睪固酮濃度都還很高，所以妳的潤滑程度也會很好，使前半段成為溼潤期，也讓妳較有心情發生性關係。而在黃體期的後半部，這些荷爾蒙濃度都會開始下降，導致妳的潤滑程度降低，使得後半段轉為乾澀期，而性趣也會隨之減少。

感情重點：黃體期前半段可能會有點類似排卵期的延續，所以請好好

享受這一階段；然而等到黃體期後半段，雌激素從大腦中的化學物質佔比中減少時，妳就能夠更誠實地面對自己，知道在這段感情中需要處理些什麼問題。雌激素的作用就像是社交潤滑液一般，讓妳能夠忽視問題的存在，但倘若有任何不對勁的事情，別懷疑，都會在此一階段浮出水面的，雖然浸泡在高濃度的雌激素中很容易會使妳放過一些事情，但此時不一樣，妳是無法像生理週期前半段一樣忽視事實的。然而我們的文化制約卻使女性認為不該在此階段相信自己，因為我們只是受到了「荷爾蒙的影響」而已，但事實上，生理週期已經為女性創造出了一個理想的時機，讓妳能優先照顧到自己的需求，並著手處理任何困擾著妳的問題。此階段就等於是伴侶間情緒健康的每月例行檢查，是一個導正方向與深化感情的好機會。妳不該迴避或害怕這一件事情，因為若身體的荷爾蒙達到了平衡，妳就會有能力以具關懷性、建設性的方式來表達妳的想法；然而若妳正處於荷爾蒙失衡的狀態，那就可能會難以辨別出自己的煩躁不滿是基於 PMS 的關係，抑或是因為伴侶或感情上的問題。妳可以在努力平衡荷爾蒙的這段期間，多花幾個生理週期來持續觀察這些感覺，不論如何，妳真實的感受就是身體幫助妳獲得自己所渴望之感情的方式。若妳的感受在荷爾蒙達到平衡後還是不變的話，那可能就得重新思考一下與伴侶之間的關係了。事實上，黃體期後半段或月經期間，對妳來說都是最適合談分手的時機。黃體期也是專注於家務的理想時機，聽起來雖然枯燥，但要讓自己在一整個月份都能於感情中獲得最大的快樂，妳就得處理一些日常雜務——家計、清潔、整理。而與伴侶一起做家務也是另一個加深兩人連結的好機會。

性愛重點：在黃體期前半段妳還是能享有強烈的性慾，然而在黃體期的後半段性慾便會開始降低。這時最適合的就是緩慢性愛，試試看大量的前戲與潤滑液會不會比較有幫助。

利用生理週期來幫助妳談分手

妳能利用生理週期來幫助自己針對一段感情或承諾做出決定並採取行動。我建議女性要在經歷過非常多次的荷爾蒙週期循環後再給出終身相伴的承諾。想要加深與伴侶間的情感親密度，並確保在生理週期各階段都能與對方一同生活的話，好好感受自己在各生理週期階段中與對方能量間的互動是一個好方法。

我記得自己開始注意到週期意識的價值，是因為其首次在我的某段感情中派上了用場。當時我每個月只有在生理週期的前半部分（濾泡期和排卵期）會感到較為輕鬆；然而當週期進入黃體期和月經期，我就會開始對這段關係產生不滿。但也只有在生理週期的後半段我才能清楚意識到問題所在，以及為何想要結束這段關係的理由；一旦排卵期開始後，我又會傾向忽視這些問題。因此，我在經歷過數個週期循環後終於了解到，明擺在眼前的事情真相只有在黃體期和月經期才能看得清，而我得基於這個寶貴的資訊採取行動。於是我便安排在自己意志最堅定、看得最透徹的黃體期提出分手，而這也使得分手變得簡單許多。

要相信自己，若妳與伴侶一同經歷過幾次生理週期循環後，身體自然會出現對於這段關係的反饋，而妳要是想提分手的話，也可以利用自己的荷爾蒙優勢來進行。

第四階段：休息

月經期：3-7 天；生理週期重點：充電

身體重點：當荷爾蒙濃度下降時，妳對做愛的性趣也會減低，甚至還會想與伴侶保持身體距離。然而，此一階段還有其他因素會影響妳：在女性

開始行經前，子宮的體積會略微增大，使得骨盆底的承重增加，因而對整個生殖結構產生一股愉悅的壓力。儘管荷爾蒙並未促進妳的性慾，但子宮的壓力卻可能會刺激 G 點、內陰唇、以及陰蒂腳（從陰蒂兩側向下延伸的一雙「腳」）的末梢神經，讓妳有心情做愛。許多人會以為經血能夠作為潤滑液，但事實上正好相反，塗越多經血就會產生越多摩擦力，使得更多空氣進入陰道而變得更為乾澀，而且經血也和皮膚上的血液類似，很快就會乾了。因此與大眾的普遍認知不同，月經期並非溼潤期而是屬於乾澀期，必須要使用潤滑液才能享受最愉悅的性愛。

感情重點：妳可能會在月經期想要有一些獨處的時間，而獨處也能大大幫助妳充電並與自我進行連結。好好沈浸在一些能讓自己感覺舒服的照護法當中，並享受一點「私人時光」吧！讀讀好看的小說、看看電影和雜誌、或跟朋友講電話聊天。不論妳在月經期間有沒有發生性行為，與自己共度一段美好的時光總是有益健康的，而且還能讓妳更懂得感謝與欣賞自己的伴侶。

性愛重點：在我們的文化中有著經期中做愛是種禁忌這樣的污名。許多女性認為她們在這段期間應該要避免性行為和伴侶的求歡，這是因為我們受到制約，認為自己的經血是穢物的關係。妳可能曾遇過約會對象因為妳流血而失去性趣，而這一般來說都只是由於缺乏正確資訊的緣故。大自然希望女性一整個月都能享受歡愉的性愛，因此當荷爾蒙低落的時候，妳的子宮會擔負起從體內刺激妳、促進妳性趣的責任。是否要在經期中探索與實驗性愛完全取決於妳，某些女性發現這對於放鬆托住子宮的筋膜非常有效，妳可以將其想像成一種內在按摩，可以放鬆子宮的動作並緩解經痛。刺激陰蒂將會釋放大量的一氧化氮和催產素，沖淡體內的皮質醇濃度來幫助妳減緩各種經期間的不適。若妳想要的話，月經期發生性行為在身體與荷爾蒙的層面絕對是有所益處的。某些女性會希望在月經期暫停性行為因為此時她們的性慾本來就不高；但若妳是擔心床單會弄髒，市面上有賣生理毯和其他很棒的產品來

解決這些問題。不論妳怎麼想、做或不做，只要妳跟隨著身體與荷爾蒙的指示去做，一切都是 OK 的、完全沒有文化禁忌。

生理週期同步法™：愛的節律

濾泡期 新奇 時長：7-10 天	排卵期 接受 時長：3-4 天	黃體期 清晰 時長：10-14 天	月經期 充電 時長：3-7 天
去新地方旅行	與朋友一起共進晚餐	一起做家務	沉浸在自我照護中
去看表演或參觀博物館	參加派對	評估妳們之間的關係	讀一本好書
嘗試新的性愛體位	和伴侶一起談論彼此的性幻想	一起做菜並在家中進行晚餐約會	看妳最喜歡的電影
與伴侶一起出外做一些體能活動	討論這段關係中妳們兩人的目標	問自己能做些什麼讓這段關係變得更好	請伴侶幫妳做腳底按摩
前戲要做足並使用潤滑液	展開初次約會	在黃體期前半段享受快速的性愛	與自己共度美好的時光
多花點注意力在快感持續期上面	獲得多次高潮	在黃體期後半段享受多一點前戲	在月經期做愛一定要使用潤滑液

自慰是很重要的

　　沒有伴侶？沒問題！而且即使妳有伴侶，也還是要培養出自我娛樂的方法，這很重要，理由有兩點：（1）能幫助妳維持荷爾蒙平衡，以及（2）提升妳在性反應上的自我意識，如此一來妳在與伴侶進行性行為時就能清楚告知伴侶要怎麼做才能取悅自己，因此妳的需求也就能

持續獲得滿足。自慰的感覺很棒，可以減緩 PMS 症狀像是經痛和情緒低落，並且改善身體意象與性功能。由於妳的需求與慾望完全取決於荷爾蒙狀態，因此只要記得隨時注意自己的生理週期規律，這項資訊將會讓妳得以在對的時機取得適用的道具。說到道具，若妳想要將自慰時的益處發揮到最大值，請不要在溼潤期使用振動按摩器，使用這些性玩具就像是將車開往高速公路一樣，可以讓妳一路抵達高潮，但卻使妳錯過快感持續期所能帶來的各種好處。

濾泡期： 使用潤滑液、試試看新的玩法，若妳想要的話，可以用玩具來體驗看看自己能創造出什麼樣的新刺激。

排卵期： 跳過振動按摩器，改用妳的雙手；請在快感持續期停留久一點的時間。

黃體期： 在黃體期前半段不要使用振動按摩器，改用自己的雙手。而在後半段則適合使用潤滑液，若妳想要的話也能玩玩振動按摩器。而在前、後半段都請為自己製造一些氣氛，像是擦點讓妳感覺良好的東西、泡個澡、點根蠟燭、放縱妳所有的感官。

月經期： 若感興趣的話，可以使用潤滑液並打開振動按摩器，可以大大舒緩經痛。

第三步驟：滋養妳的性慾和快感

妳知道某些食物與營養補充品可以增進妳的性生活嗎？以下是幾種最佳的性慾增強劑，許多都能在「生理週期節律平衡營養補充品」中找到（www.FLOliving.com/supplements）。

維生素 B（可以在堅果、種子、肉類、家禽、魚類、蛋、深色葉菜中發

現）能幫助緩解壓力，而壓力是最常見的性慾殺手。具體來說，當妳承受了很多壓力時，維生素 B 可以防止多巴胺和血清素遭到分解，讓妳體內還是存有足量的這些神經化學物質，為妳帶來良好感受，使妳感到較有活力而不會總是疲憊不堪。於是在沒有承受大量壓力時，就較有可能會想要做愛。

鋅（可以在肉類、貝類、豆類和種子中發現）能透過阻擋芳香環轉化酶來提升身體內健康的睪固酮濃度，因芳香環轉化酶會將此種重要的荷爾蒙轉化成雌激素，因此除非妳的身體含有足夠的鋅，不然芳香環轉化酶就會將過多的睪固酮轉化成雌激素，降低睪固酮的濃度，而且妳也知道接下來會發生什麼事：妳的性慾將會一落千丈。數十年來各種研究都發現含鋅的營養補充品可以增加男性體內的睪固酮含量，例如 2000 年刊登在《運動生理學線上期刊》（*Journal of Exercise Physiology Online*）的研究就發現男性若每天服用 30 毫克的鋅，其體內的睪固酮濃度就會上升；但很可惜，研究員還未將女性包含在此項研究計畫當中。

鎂（可以在像杏仁、酪梨、深色葉菜、西瓜等食物中發現）會減少睪固酮與 SHBG 結合，增加血液中的睪固酮濃度。體內無生物活性的睪固酮含量越多，性慾就越旺盛。而根據 2017 年《公共科學圖書館：綜合期刊》的一項研究顯示鎂也能降低焦慮與憂鬱的症狀，讓妳的歡愉程度得以增加。

Omega-3 脂肪酸（可以在鮭魚、核桃、沙丁魚以及亞麻籽等食物中發現）在預防荷爾蒙失調中扮演重要角色，並且可以釋放出神經傳導物質多巴胺、血清素、GABA 與麩胺酸。平衡的荷爾蒙與健康的神經傳導物質功能可以改善妳的健康與心情，也會讓妳更加願意做愛。一項 2014 年的研究指出攝取越多 Omega-3 脂肪酸，就能生成越多一氧化氮，而一氧化氮是一種由體內自然產生、會增進血液循環的氣體，當有越多血液循環至陰部時，就越能使其在性喚起階段變得更為腫脹，引發更強烈、更美好的性高潮。

益生菌（可以在德國酸菜、天貝、康普茶等食物中發現）或許不會直

接影響女性的性荷爾蒙或生殖器官，但卻對整體的腸道健康有所影響，而這就關乎妳的心情和心理健康了。妳已經很清楚自己的心情會對性慾產生多大的影響，一項於 2017 年發表在《綜合精神醫學年鑑》（Annals of General Psychiatry）上的研究指出腸道細菌失衡會導致精神疾病如憂鬱症；其他研究包括 2005 年刊登在《醫學假說》（Medical Hypotheses）上的一份報告也提到益生菌有讓微生物菌叢重建平衡的潛能。

費洛蒙

費洛蒙是人類所分泌出具有氣味的空氣分子，可以作為一種強效的春藥或強烈的驅逐劑。妳可能不會意識到某人的味道是否會讓妳感到性奮；只是直覺地知道自己被那位在酒吧過來搭訕的人給深深吸引，或是也有可能對他完全不感興趣。2013 年《婦產科實踐、觀點和遠景》（Facts, Views & Vision in ObGyn）中的一項報告調查了費洛蒙及其對女性性慾的影響，發現這些分子在女性的心情、性反應、以及擇偶上面會起到正面的作用，進一步證實人體的生理機制常常會驅動自身的行為。妳甚至可以用生物駭客法駭入男性伴侶的費洛蒙，來讓自己在黃體期對做愛興趣低落時可以增強性慾。以下是我的作法：在黃體期時我會為先生準備芹菜料理，因為裡面含有大量被稱為雄烯酮與雄烯醇的雄性類固醇，能讓男性釋放出更多迷人的荷爾蒙。而只要他分泌了越多這些具性感氣味的荷爾蒙，就會變得越有吸引力，而我也就會越有性趣，是一個雙贏的方法。

適應原包括瑪卡粉、印度人參、靈芝、聖羅勒，都是可以在壓力大、

停經過渡期或產後提振妳性慾的天然物質。想知道更多關於適應原的資訊請查看本書後面資源的部分。

做一份慾旺沙拉

以下是一份充滿了微量營養素的食譜，是男女通用的性慾增強劑，請盡情享用！

西瓜 6 片	芹菜 2 根
蘆筍 1 把	橄欖油 2 大匙
生南瓜籽 ¼ 杯	檸檬汁 2 大匙
生核桃 ¼ 杯	海鹽或玫瑰鹽調味

將蘆筍切段，長度為兩吋，並稍微蒸過，這樣一來蘆筍就還是會脆脆的。將西瓜切成跟蘆筍段一樣的火柴棒大小。使用香料研磨器將南瓜籽與核桃磨碎後，再將其與沙拉拌勻。用妳的蔬菜切片機刨一些如紙片般薄的芹菜，並將其灑在沙拉上頭。淋上一點特級初榨橄欖油以及一小撮海鹽與檸檬汁即可。

第四步驟：將伴侶帶入妳的生理週期當中

若妳的伴侶自然而然就知道妳的祕密慾望及需求，並且能進一步滿足妳的性渴望，那豈不是很棒嗎？不用遷就的感覺非常好，而且只要能與自己的生理週期需求同步即可辦到。若妳能讓伴侶知道自己正處於生理週期中的哪

個階段，並同時明白這在身體、性愛與感情需求上對妳來說意義為何的話，對方就能在妳想要的時候輕鬆滿足妳的渴望。

不論雙方在一起多少年，妳都不該假設對方知道自己正處於生理週期的哪一個階段，假設妳正在乾澀期的話，就該讓對方知道。不論是異性戀或同性戀都可以說：「這週把潤滑液放在床邊方便拿取吧。」而當對方去拿潤滑液時，妳就可以微笑並提供一些正向強化的鼓勵，如此一來便有助於解釋並給予伴侶指示與線索，使對方知道妳正處於生理週期的哪一階段，以及妳想要怎麼做來讓一切能更順利地進行。一旦妳的伴侶明白了這些訊息後，對方就更有辦法滿足妳的需求，並為妳創造出更多的愉悅感。這也會賦權給對方，使其不但能提供更令人心滿意足的性愛，也可以創造出美妙的互動來增加情感上的親密度。

我遇過許多覺得女性因為憋了太多身體層面的需求沒說出口，而導致與伴侶之間性致缺缺或是情感疏離。「有時我想要對方口交時能慢一點」、「有時我需要更多前戲」、「我想要在性交時嘗試一些可能會更加刺激陰蒂的新體位」，這些都只是我所聽到的一些女性心聲。這些女性沒有獲得滿足，而且我敢打賭，她們的伴侶一定也感到十分受挫。對方無法每次都猜得到什麼能讓妳感到興奮，反而可能會覺得上週讓妳瘋狂的方法這週也會同樣適用，更不明白為何相同的方法無法每週都使妳產生同樣的快感。

我和先生在一起很多年了，但我仍舊會確保他知道我目前正位於生理週期中的哪一階段，需要怎麼樣的前戲才會舒服，他也很高興能獲得這些有助於取悅我的資訊，因為當他讓我感覺良好時，他自己也會覺得很開心。而我並非只有在性愛時才會告知丈夫我的荷爾蒙與心理狀況，當孕期接近臨盆時，我為他準備了四頁文件，講述生產的四個階段中他所該知道的事項，以及他該怎麼做才能在各個階段提供我最大程度的安撫。沒錯，我用生物駭客法駭入自己的分娩過程，而我的先生也完全了解自己娶了「月經社團」的創

始人代表著什麼意思。因此當時機來臨，分娩開始時，我就不用再去解釋會發生些什麼事，他也不會因為一無所知而感到無能為力。我一個字都不用說，而且當下其實也說不了像是「好，寶貝，現在請在我的臀部正上方反向施壓來減輕疼痛」這樣的話。妳日常的性生活或許用不到四頁的指導文件，但只要妳了解自己的生理過程，並說出自己的需求，事情的展開就能夠更為自然，特別是在臥房中尤其如此。

若同時要追蹤記錄自己的生理週期階段，又得同時知會伴侶對妳來說負擔太大的話，妳可以利用 MyFLO 應用程式的其中一項功能來簡化這個過程，該功能會在妳進入新的月經週期階段時告知妳的伴侶，並提醒他們此階段妳將會經歷何種荷爾蒙與身體上的變化。此應用程式只是讓妳將伴侶納入生理週期節律中的一種額外方式，可以使雙方感情發展更為順利。若妳跟許多女性一樣，不知該如何告訴伴侶自己的需求及性渴望，或不想明白表明自己在性愛中的需要，那麼此程式將為妳帶來很大的幫助。有時妳只是想擁有一場激情的性愛，希望自己和伴侶之間能完美同步、所有的一切都能恰到好處。而事先讓伴侶意識到妳的生理週期，就不用在性愛過程中多做解釋，即可讓對方知道妳的需求，而妳只要進入心流並盡情享受就好，透過生物駭客法是真的能讓兩人感情變得更好的！

一個巴掌拍不響

我目前在本章節所分享的內容許多都著重在妳能如何提升性生活與感情品質上，但要達成此種開放、溝通良好、令人滿意的性生活和感情生活並非妳一人能完成，正如同妳必須負起責任來讓自己的荷爾蒙呈現最佳狀態，並學習獲得快感的過程，這樣一來才能和伴侶一同享受所有隨之而來的益處；妳在擇偶時也得選一個願意投資在增進自我健康與教育的伴侶，因為他們的健康和自我覺察程度將會影響雙方感情的品質。妳需要找一個願意接受這些

知識並主動參與實踐此種新模式的對象：一個願意鼓勵妳與生理週期同步的人。幸運的是，現在注重健康的人越來越多，要找到有意願進行探索並採取新關係模式的對象也變得容易許多。若妳還沒有遇到終身伴侶，請張大眼睛好好選擇！想像與某位具有生理週期意識的人約會，讓生理週期意識在一開始就成為兩人關係的基礎，那麼這股意識將使得未來道路上必經的重要對話與轉變變得更為順利。要是妳們都十分健康、擁有平衡的荷爾蒙的話，就更容易增進兩人之間的情感與性生活品質。

第五步驟：理解穩定交往的週期規律

　　沒錯，性不是一切：戀愛是全宇宙中最美好的人生體驗之一。當遇到靈魂伴侶時，妳會以為那股強烈的吸引力與情慾將會永遠存在，但真正的愛情是會產生變化的，就和大自然中所有的生物一樣。二十世紀最有影響力的瑞士心理學家暨心理分析師卡爾·榮格（C. G. Jung）曾花費大量筆墨描寫他所謂的內在婚姻，認為這是人類試圖平衡內在的陰柔與陽剛面的一個過程，就他看來，結婚只是我們渴望內心完整的一種外在體現。心理分析師瑪麗恩·伍德曼（Marion Woodman）出版了眾多探索女性意識的暢銷書，其著作《少女國王》（*The Maiden King*）中寫到兩性都需要與彼此結合才能夠變得完整，這種對一體性的原始衝動驅使我們去尋找能穩定交往的終身伴侶。但要讓關係穩定發展並不容易，在人生的整體週期循環中，感情一定會經過四個關鍵的反曲點，就如同知道在生理週期四階段中該採取什麼行動一樣，知道這四個感情階段是正常且可以預期到的過程，也會帶給妳極大的幫助。事先獲得這些知識就能讓妳得以用更高的覺察力、同情心和優雅的姿態來度過這些過程。若妳們明白在所有階段中，體內生物化學機制與身分轉換之間會互相影響，那麼妳們就能夠建立起更美好且長久的關係。甚至可能會成為一對

幸運且恩愛的伴侶，一同慶祝在一起的五十五週年。但要是妳們不了解推動生物與神經化學機制的基礎，就一頭栽進了這些過渡期的話，妳們的關係便很可能會在其中某個反曲點產生裂痕。

第一階段：浪漫追求

追求階段的重點是新奇與激情，類似於生理週期中的濾泡期和排卵期。在一開始交往的美好日子中，妳腦中想的全都是那位特別之人，也捨不得放開彼此的雙手。妳們是如此地迷戀對方，無時無刻不惦記著對方，並且想要時時刻刻都陪在彼此身邊。妳可能會感到被愛沖昏了頭，或愛到完全無法自己，而就某種程度來說確實是如此。當在浪漫戀情中愛得轟轟烈烈時，妳的生理機制為了想促進交配而會超時運作。《我們為何相愛：浪漫愛情背後的自然與化學因素》（*Why We Love: The Nature and Chemistry of Romantic Love*）作者科學家海倫・費雪（Helen Fisher）研究了一群瘋狂陷入愛情的大學生。費雪掃描了年輕情侶的大腦，並發現在給受試者看他們情人的照片時，會觸動其腦部的某些區域以及神經化學迴路，她也特別發現大腦的獎勵系統，包括驅使妳尋求愉悅事物的動力，以及會釋放多巴胺的區域也都會受到觸發。多巴胺能促進一系列荷爾蒙與化學物質的生成，包括睪固酮和正腎上腺素。若妳還記得的話，女性體內的睪固酮濃度會在排卵期間自然上升，使妳的性慾增強並促使妳去尋找配偶；正腎上腺素則是作為一種刺激物來提振妳的精力並增加注意力。結果呢？妳會感到更有活力，對妳的新情人朝思暮想，並且感到心花朵朵開。而這些荷爾蒙會與妳的身體進行溝通，包含生殖器與皮膚，因此只要碰觸到妳的愛人就可以觸發獎勵系統並釋放多巴胺，創造出一個強烈的循環，使妳在愛情上陷得更深。但請小心有些人可能會快速陷入愛河並變得過度沉醉其中，因而難以將關係推進至下一個階段；而當這種強烈的情感消失後，他們內心的這種脆弱性就會顯現出來，使得這類人會轉而尋

找新對象來再次體驗瘋狂熱愛的感覺。

第二階段：幸福家庭

　　幸福家庭階段類似於生理週期中的黃體期前半段，隨著關係的發展，因著新戀情而激增的腎上腺素逐漸消退，轉而進入讓彼此都更為放鬆的承諾階段。讓妳陷入熱戀的獎勵系統和化學火花不再火力全開，而是退回到能續航更久的模式。此時對於一段感情來說可以是助力或阻力，因為這些令人頭暈目眩的化學因素減弱後，有些人會受到影響，或是認為自己已經不再喜歡對方了。但倘若妳能撐過這一階段，具生物連結性的化學物質催產素和抗利尿激素就會在此時開始掌管大權。研究人員發現催產素具有強大的連結機制，可以提高忠誠度，2012 年《神經科學雜誌》（*Journal of Neuroscience*）上的一項德國研究中，研究員想要測試用鼻噴劑在男性身上注入「愛情荷爾蒙」催產素，再讓一名魅力十足的女性對他們調情，看看這些男性是否會煞不住車。而此研究發現和單身男性或接受安慰劑的男性相比，已經有單一配偶的男性更傾向於對該名女子保持距離。在此一感情階段或是在婚姻當中，妳們必須洗碗盤、清尿布、裝修浴室，而這些都是看似無止盡的待辦清單上的幾點事項而已，只是這些事情一點也不迷人。而此一階段會出現的重大感情裂痕就是當雙方讓養育小孩和工作的壓力蓋過了對彼此的關注，不再努力讓對方感到自己是那個特別之人的時候，但這樣的話要怎麼保持新鮮感呢？

　　與妳的超晝夜節律同步就是解答。當妳充分利用生理週期各階段來維持激情，讓性愛更滿足、關係更緊密時，這個階段就會是一段神奇的時光。妳不會感受到與新對象展開新戀情的刺激感，但卻能持續學習到更多關於自己身體功能的知識，以及伴侶的身體運作方式。記得在女兒出生後，我和先生又重啟房事時，我得提醒他我在黃體期時需要多點前戲，因為女性的生理機制無法像男性一樣，能在六十秒內立刻從零到慾火焚身。我讓他先幫我揉個

十分鐘的肩膀，幫助我放鬆，也讓我的身體準備好進行親密接觸，而他也明白多花點時間做足前戲能幫助我從媽媽模式中跳脫出來。

在此一階段有充足的性生活是讓感情成功的關鍵。性行為與快感能釋放「擁抱荷爾蒙」催產素，會增強親密感、連結度、信任與愛戀，性愛也能讓妳和伴侶在激情狂歡後產生一種幸福結合的餘溫。2017 年，《心理學》（*Psychological Science*）期刊報導了新婚夫婦在性愛過心中會產生一種滿足感，時間可長達四十八小時；而這種餘溫感受越強烈的伴侶，在未來四到六個月中的幸福感也將會是最大的。

第三階段：中年過渡期

中年過渡期和黃體期後半段十分類似，能幫助妳釐清這段感情。當妳在停經過渡期時，價值觀與興趣會出現轉變，榮格稱這為過渡期。從四十歲開始，人們會對於自己的心靈更為感興趣，這可能會讓妳和伴侶在生活中想追求的事物一夕之間變得南轅北轍。許多發生在生理層面上的事情會讓妳產生疑問，懷疑自己是不夠滿足，還是這段感情走到了盡頭。若這是一段男女關係的話，請理解妳的伴侶可能也正在經歷男性版本的「更年期」，或出現不舉的問題。由於睪固酮濃度下降，男性的性慾也會減低，導致兩人的關係出現摩擦，並在性事方面步調不同。若妳和伴侶是同性的話，那麼她也可能會面臨到自己的荷爾蒙問題。若妳在生育年齡沒有好好照顧自己的荷爾蒙，那現在荷爾蒙可能就會出現狀況，對陰道潤滑與性慾產生負面影響，而使妳更難獲得快感。

妳不必對此種情況感到措手不及，當妳了解自己的生理機制，並且能預測到會有什麼改變的話，妳和另一半就能為感情的新階段做好準備。事實上，妳的生理週期提供了一個完美的練習模型——黃體期，此一階段的荷爾蒙濃度變化會與妳在停經過渡期的後半段情況相似。而當處於黃體期時，我

會確保先生知道這點，這就像是有十天的練習時間來替未來做準備，這個方法也有助於我們深化對彼此的了解。在這段過渡期間，雙方都需要對彼此付出極大的耐心和愛心，妳得積極地讓性愛變得更為享受，例如使用潤滑液、增加前戲、探索譚崔性愛法、更加專注在情感連結與愉悅的身體感受上。妳也可以試試看在中年時期以生物駭客法來維持旺盛的性慾，例如吃雙倍的維生素 B、Omega-3 脂肪酸、鎂和鋅，或嘗試天然且安全的睪固酮促進劑或大麻二酚（cannabidiol，簡稱 CBD）油。要順利度過此一轉換期，知識就是關鍵利器。

第四階段：銀髮時期

努力工作及育兒的任務已經完成，妳所有的時間都是自己的了。妳可以去旅遊、和兒孫享受天倫之樂、探索新的興趣愛好，這段時光可以非常美好。在此階段比較需要去在乎的是健康問題，妳在情緒上需要具備適應力來面對老化所帶來的改變。然而，由於妳又回到了以單一生理時鐘運作的模式，現在是一次運用生理週期各階段優勢的好時機，此刻妳可以將所有從週期意識中所學到的知識付諸實踐，也就是在銀髮階段中好好應用自己的智慧。此一時期的荷爾蒙改變會降低妳照顧他人的動力，因此可以騰出空間來將自我需求與興趣放在第一位。在妳經歷這些轉變時，將有機會發現一些能每天帶給妳快樂的新事物，讓妳感到還有餘力去付出。如同生育年齡時生理週期的濾泡期一般，此時請專注在兩人可一同進行的身體活動，這是生成催產素、強化情感連結、維持身體健康的好方法，而這些也都是能幫助妳們一起享受生活的必要條件。

為此一階段做好準備，妳就能更順利地從週期性的超晝夜節律中過渡回晝夜節律上面。而當妳的伴侶也開始進入此一時期，並且注意到自己的荷爾蒙變化時，妳們就能一起來面對與處理，並在銀髮期繼續享受彼此的愛。

　　妳的性需求和慾望會隨著人生週期階段不同而有所變動，會使妳的性反應產生負面影響的東西包括下列這些：

- 荷爾蒙避孕藥
- 懷孕
- 生產
- 停經過渡期
- 停經

　　與妳的生理週期同步，妳就能輕鬆地度過這些轉換期，因為妳對於荷爾蒙與身體上將會發生的轉變更為敏感，也就會更明確地知道自己的需求為何。多點耐心、同情心、意識到自己的生理及神經化學機制運作狀態，就能持續在各個人生階段中保有最愉悅的性生活。妳將會更放心地在必要時刻使用潤滑油，會懂得問問自己還有什麼需求，並讓伴侶知道妳的身體需要更多前戲。反之，若沒有意識到這些的話，妳可能會以為自己有性功能障礙，或是兩人感情出了問題。通過週期性的練習能讓妳不再困惑、對自己和伴侶感到滿意、並在性生活上獲得滿足。

第六步驟：明白合成避孕藥會降低妳的性慾

　　誠如我在「生物駭客工具組」那章所提到的，避孕藥會導致妳愛上錯的對象；但現在它還會降低妳的性慾、使陰蒂萎縮、讓妳更難到達高潮。2010年《性醫學期刊》中的一項德國研究顯示，某些女性在服用避孕藥後性慾會受到抑制，這是由於一種被稱為性荷爾蒙結合球蛋白的分子發生變化之緣故（下面會再詳述）。當妳服用避孕藥時，基本上就是進入了無生理週期階段

的狀態，雌激素和黃體素含量都很低的情況下，會使妳的身體誤以為受精卵已經成功著床，因此便會停止排卵，於是便代表妳會錯過睪固酮在生理週期中間激增的過程。排卵期中較高濃度的睪固酮會讓妳更有性趣，而跳過生理週期中的此一過程則會大幅抑制妳的性慾。更糟的是，妳還可能會發現陰道一直都很乾澀，也更難達到高潮，這些並非是妳的胡思亂想，而是因為妳所服用的藥物正在綁架體內的荷爾蒙，並對妳的性生活產生了負面影響的緣故。在我多年的諮詢經驗中，許多女性求助於我都是為了想解決性慾問題。一般來說，這類女性都有使用合成避孕藥的經驗。

以下我會解釋這類藥物是如何干擾性功能的：妳的肝臟會產生一種稱之為性荷爾蒙結合球蛋白的分子（sex hormone-binding globulin，簡稱 SHBG），其會在人體內傳送雌激素、睪固酮、二氫睪固酮；而當 SHBG 的濃度越高，女性體內的睪固酮含量就越低。2006 年《性醫學期刊》中的一項實驗就請了 124 名未達更年期但有性健康問題的女性來當受試者，研究人員發現那些服用了合成避孕藥的女性，其 SHBG 濃度較從未使用過荷爾蒙避孕措施的女性高出了四倍；就算後來停止吃口服荷爾蒙避孕藥後，SHBG 的濃度仍舊居高不下。這項研究顯示長期的性愛、新陳代謝、心理健康問題可能都是源於體內 SHBG 含量持續增加的關係。2010 年同一份期刊中的另一項研究指出，採取荷爾蒙避孕法的女性和沒有使用荷爾蒙避孕藥或完全沒使用避孕藥的女性相比，其性慾較低且性喚醒難度也較高。

這些女性的感受是真實的，避孕藥會降低體內睪固酮濃度並抑制性慾。根據 2006 年《性醫學期刊》裡的一項研究，某些服用合成避孕藥的女性就算在停藥後其睪固酮分泌量與性慾卻都還是無法恢復到原本的程度。若妳正在服用避孕藥的話，可能會因為藥物對於心情、睪固酮分泌量、雌激素濃度與 SHBG 的作用而感到性生活不滿足。而這些影響也會導致妳失去性致、陰道乾澀、難以達到高潮，嚴重破壞妳的性生活。

好的性愛，好的健康

為何妳要付出心力來提振自己的性慾、讓自己在性愛上獲得滿足呢？除了感覺很美好之外，令人滿足的性生活有平衡荷爾蒙的超能力，能為身體帶來許多額外好處。2007 年美國計劃生育聯盟研究並出版了一份生殖報告，其為頭幾份強調性生活美滿能帶來許多健康益處的報告之一。至此之後，研究員持續發現不論是和伴侶一起或是自慰，定期在性行為中達到高潮都會在各方面提升妳的生殖系統、生物系統、以及整體的健康程度。

高潮可以平衡妳的荷爾蒙

幾十年來科學都證明了性愛對人類的生殖健康有益。有一系列的研究發現女性每週至少和伴侶發生一次性關係的話，會比那些沒有發生性行為的女性經期來得規律許多。在這些研究中，第一份報告刊登在 1979 年的《精神神經內分泌學》中，指出每週至少有一次性生活的女性平均的生理週期為二十九天，行經期則是三天。而性行為次數較少的女性生理週期的長度就會較為極端，要不是少於二十六天，就是多於三十三天。

在性愛中有更多高潮也能提升妳的生育力。這不僅僅是讓精卵有較多機會結合，每週固定性高潮也會對基礎體溫（BBT）有正面影響，提高懷孕的機會。女性的 BBT 指的是妳一早睡醒後的體溫，在最有機會受孕的那幾天 BBT 會略為升高，為排卵的徵兆。我會建議想要知道確切受孕期的女性可以追蹤記錄自己的 BBT，只要每天早上在起床前量一下體溫，並記錄哪幾天體溫較高即可，妳可以使用一般的溫度計和紙本表格或應用程式來做記錄。根據 1985 年刊登在《生理與行為》上的一項研究，每週都有性行為的女性，其 BBT 為生育型的比率最高，90％的時候都能達到容易受孕的體溫範圍；偶爾才發生性行為的女性只有 55％的機率達到此溫度；沒有性行為的女性機

率最低，只有 44% 的時候體溫是屬於容易受孕的。

　　擁有美滿的性生活也能幫助妳減輕兩個最常見的 PMS 症狀：頭痛和經痛。下一次妳出現其中任何一種症狀的時候，可以考慮不吃止痛藥，而是做點床上運動就好。許多研究都發現性喚起、生殖器刺激、以及高潮快感都能促進腦內啡與皮質類固醇的分泌量，具有止痛的效果。《國際頭痛期刊》（*Cephalalgia*）調查了八百位偏頭痛病患與兩百位叢發性頭痛患者，而其中有在頭痛時發生性行為者，60% 的人都回報說偏頭痛症狀有所改善，而 37% 的人則說叢發性頭痛完全消失了。別以為妳是唯一一個用性愛與自慰來抑制經痛的人，心理學家卡洛・林克萊卜・艾里森（Carol Rinkleib Ellison）的著作《女性的性慾》（*Women's Sexualities*）中就提到約 1,900 位美國女性中有就 9% 的人說自己在過去三個月有透過自慰來減緩經痛。

　　還有一些證據可以看出性愛的療效不只是能緩解常見的經痛，一項 2002 年發表在《婦產科調查》（*Gynecologic and Obstetric Investigation*）期刊上的報告顯示性行為可以減少罹患子宮內膜異位症的風險。這項由南康乃狄克州立大學所領導的研究發現女性若有在月經期進行性行為並感受到高潮的話，罹患子宮內膜異位症的可能性就會降低。想想有這麼多受此病症所苦的女性，我非常樂見專家學者針對此一主題進行更多研究。

　　性行為也能讓雌激素的分泌量達到健康的濃度來保持陰道組織的柔軟度，並減少女性罹患心臟疾病與骨質疏鬆症的機率。而最後、也非常重要的一點就是當妳擁有健康的荷爾蒙時，內在的美好就會反映到外在上頭。根據心理學家大衛・維克斯（David Weeks）在其著作《超級年輕的秘密》（*Secrets of the Superyoung*）一書中所述，每週進行三次性行為的女性會比每週只做愛兩次的女性看起來要年輕十歲。

高潮快感對五大生物系統的重大健康益處

強烈的性快感能否降低妳罹患癌症和其他重大疾病的機率呢？有些研究顯示性行為可以減少女性罹患乳癌的風險。《臨床流行病學期刊》（*Journal of Clinical Epidemiology*）1989 年那一期有一項研究針對五十一名無子女且在過去三個月內被診斷出罹患乳癌的法國女性，以及九十五名健康的女性進行了比較實驗，發現一個月性愛次數少於一次的女性罹患乳癌的機率較高。

性愛能讓妳的血液循環加快、心跳加速，對心臟來說是好事一件。一項 2010 年的研究發現每週至少有二次性行為的男性，其罹患心血管疾病的風險就會降低 50％。可惜的是，沒有針對女性性行為與心臟疾病風險之關聯性的對照研究。然而在《心臟醫學期刊》（*Heart*）中一項 2016 年的研究指出，比起沒有冠心病（coronary heart disease，簡稱 CHD）的女性，在過去四年間被診斷出患有冠心病的女性其性行為的次數相對較少。

美滿的性愛能抵禦疾病、改善荷爾蒙健康並強化生物系統，可說是長壽的秘訣呢。一項杜克大學的研究花了超過二十五年的時間來追蹤 252 名男女，想從中找出可用來預測壽命的因子。就女性而言，三項最重要的長壽因素就是良好的健康、身心安適、以及過去性生活的愉悅度——不是頻率。而這就更加說明了為何妳應該在性生活上尊重自己本具有的生理週期，當妳與自身的生理週期同步時，就會更享受做愛，也就能活得更久。

高潮快感與妳的生物系統

生物系統一：大腦。強烈的快感能開啟並關閉妳的大腦，這是什麼意思呢？達到高潮會啟動一系列振奮心情的神經化學物質：催產素（一種與熱情、直覺與社交技巧有關的結合荷爾蒙）、血清素和多巴胺，能讓妳覺得愉悅。而一項荷蘭格羅寧根大學 2005 年的研究則顯示女性腦部的許多區域會在達到高潮時停止作用，特別是杏仁核、海馬迴與前額葉皮質，這些與恐

懼、焦慮、情緒、記憶、預警相關之處的活動會變得遲鈍。在那短暫的幾秒鐘，妳總算可以忘記自己的待辦清單和所有煩惱，只專注於享受當下。定期做愛也能讓妳變得更聰明，《公共科學圖書館：綜合期刊》一項 2010 年的研究發現定期做愛會促進海馬迴中的神經生成，而海馬迴是大腦中與學習和記憶有關的區域。眾多研究（包含《自然》期刊中一項 2011 年的研究）都得出了以下結論，認為神經生成過程會創造出新的神經元並增進認知能力。此外，高潮也會刺激大腦釋放荷爾蒙 DHEA，可以改善大腦功能、平衡免疫系統、幫助維持與修復組織、促進肌膚健康。由於妳的荷爾蒙和神經化學物質每個月都會改變，因此與生理週期同步能幫助妳更常達到高潮，使妳更容易獲得上述這些益處。

生物系統二：免疫系統。 若進行性行為就能多生成 30％的抗感染細胞，那誰還需要補充大量的維生素 C 呢？定期做愛可以幫助妳抵擋感冒和流感病毒。《心理學報告》（*Psychological Reports*）中一項 2004 年的研究指出，在 112 名大學生中，每週會進行一或兩次性愛的人，其免疫球蛋白 A（immunoglobulin A，簡稱 IgA）的數量比起那些沒有性行為或一週少於一次性行為的學生要來得多。2015 年的兩項研究則發現性行為、免疫系統、以及受孕機率之間有著奇妙的連結，研究人員找了三十名女性來當受試，一半是性生活活躍的女性，而另外一半則是禁慾中的女性，最後發現那些有定期做愛的女性免疫系統會變得較為活躍，進而提升受孕能力；而另一半禁慾中的女性則沒有出現類似的變化。這兩項研究都發現性生活活躍的女性，其體內特定種類的免疫細胞：可以抵抗外來入侵者的第一型輔助 T 細胞與 IgA 細胞在濾泡期的時候數量會大增，有助於抵抗感染並防止病毒和細菌入侵。但是在黃體期則是第二型輔助 T 細胞與 IgG 細胞的數量會上升，以幫助身體接受精子和胎兒，而不會視這兩者為「入侵者」。但上述這些免疫系統中的細胞變化，在性生活不活躍的女性身上卻都沒有發生。

性行為也會按摩到淋巴，而由於淋巴可以加速人體自然的排毒過程，因此被視為是打造健康免疫系統的關鍵；此外淋巴按摩也會促進消化並提振心情，有助於預防癌症。

生物系統三：**新陳代謝**。若想要變苗條的話，妳可以增加房事次數。我們都知道做愛會燃燒熱量——嗯，好吧，女性只會燃燒約 69 卡路里的熱量，但妳知道性愛也與健康的 BMI 有關嗎？《性與婚姻治療期刊》（*Journal of Sex & Marital Therapy*）中一項 2004 年的研究顯示不論是和伴侶一起或自慰，頻繁的性行為都會使女性以及男性的腰圍和臀圍變小。還記得妳的新陳代謝程度在生理週期的前半段和後半段是有所不同的嗎？同理可見，妳在性愛中所燃燒的熱量多寡也會取決於當時自己正處於生理週期的哪一個階段。

生物系統四：**微生物菌叢**。做愛不一定會影響妳的微生物菌叢，但腸道健康卻會對性慾有所影響。根據 2015 年《臨床精神藥物學和神經科學》（*Clinical Psychopharmacology and Neuroscience*）期刊中的一項研究，微生物菌叢失衡的話會導致情緒障礙、睡眠問題、以及各種健康狀況，而這些問題加總起來則會抑制妳的性慾。另一方面，平衡的微生物菌叢能夠在妳的生理週期中生成健康的荷爾蒙與神經傳導物質，讓妳的心情更好，也就更有可能提振性慾。

生物系統五：**壓力反應**。忙著做愛會降低壓力這一點並不意外，若妳體會過害羞至極的性愛高潮的話，就能理解這句話的意思。科學界認為這是由於催產素激增的緣故，更有趣的地方在於根據《性與關係療法》（*Sexual and Relationship Therapy*）中一項 2002 年的研究，這種製造良好感覺的神經傳導物質一旦分泌量增加，就會改變一個人的壓力反應機制。心理學家艾里森在其 2000 年的著作《女性的性慾》一書中訪問了 2,632 名年齡介於二十三到九十歲的美國女性，並發現其中 39％的人都回答說自己自慰是為了要放鬆。

而性愛在減輕壓力的效果之強大，還可以幫助妳入眠，大部分人都認為

只有男性會在完事後立刻倒頭睡去，但女性其實也會因性交後的放鬆而更好睡。大腦於性交時所釋放出神經荷爾蒙，在它們的綜合作用之下會產生放鬆感並幫助妳入眠；雌激素的分泌量增加也會導致較深層的 REM 週期。若妳有失眠的困擾，依偎在伴侶身邊或是自慰一下可以幫助妳入睡。在艾里森的研究中，32％的女性都說她們在過去三個月有用自慰的方式來幫助入眠。妳也可以利用生物駭客法，在生理週期中以高潮的方法來促進睡眠與放鬆。

　　若妳順著本章節列出的步驟來進行，就能找出新方法與自己的性需求和性慾波動正面共處，而且也不會再感受到不必要的挫折和困惑了。透過了解自己的生理機制、尊重自己的生理週期和感情發展階段、照顧妳的性荷爾蒙、讓伴侶也了解妳的生理週期階段，如此一來就能開始獲得最大程度的享受。學會配合自身的性週期不僅僅能大幅改善妳的性生活，也能給妳更多超乎想像的高潮快感；幫妳開啟另一個能為自身生物化學機制注入活力、激發妳天生創造力的強效方法，而這些好處也適用於生活中的其他領域。

第 11 章

輕鬆當媽媽

我想要女兒看見的是一個深愛著她們的母親，會願意在她們身上進行投資，但同時也懂得投資自己。正如同我想讓她們知道年輕女性稍微優先考量到自己也是可以的。

——蜜雪兒·歐巴馬（Michelle Obama）

有任何事情是妳不願意為孩子做的嗎？妳會早起幫一年級孩子的烘焙義賣活動烤兩打無麩質的杯子蛋糕嗎？妳會在上完一整天班之後，幫上國中的小孩完成難懂的理科報告嗎？妳會在塞車塞得像地獄的時段，開近 90 公里的車送高一的孩子去參加排球比賽嗎？妳當然都會做！而且一旦妳做不到，就會被當媽媽的罪惡感給百般折磨，覺得自己應該為孩子做更多事。我們都想要當最棒的媽媽，給孩子最好的一切；但除此之外「受歡迎的媽媽」這個文化也會對妳造成壓力，覺得自己應該更加完美。幾乎每一則出現在媒體、媽咪部落格、或其他社群媒體上的消息都是在說母親應該要毫無保留地為孩子付出一切，在做這些事的時候要看起來游刃有餘且樂在其中。因此，我們一直感到很有壓力，並且會拿自己與其他媽媽做比較。不管妳為孩子做了多少事，還是會看到其他媽媽付出了更多的身影，可以發在 IG 上的學校作業、幫孩子打扮得好可愛的時尚達人、可以上雜誌的學校午餐便當盒。看到

這些照片會激勵妳付出更多，但若妳只憑藉著二十四小時生理時鐘就想要將這些事情都完成的話，肯定會感到疲憊不堪、精力耗竭的。

　　儘管女性在生物學上就是為了當母親而生的，我們還是必須承認要成為完美媽媽根本是個神話。妳怎麼可能既要成為性感的太太、活躍的創業家、靜心的禪修者、有機主廚、健身女神，又同時當個寵愛孩子的媽咪呢？事情也太多了吧！若每週都試圖完成所有的事，那麼妳很快就會精疲力盡的。而且若妳還得逼迫自己去參加家長教師聯誼聚會、足球練習、學校話劇，但卻只倚賴早上那杯焦糖拿鐵來醒腦，以及黃昏那杯夏多內葡萄酒來讓自己冷靜下來的話，妳並沒有為自己及家人帶來任何好處。壓力過大、生病或因疲憊而放空的話會剝奪自己成為最佳母親的可能性。事實上，這可能會讓妳更容易對孩子發脾氣、去鋼琴課接孩子時又再次遲到、或是在應該享受親子時光的時候放空。

　　妳是家庭的核心與精神支柱，妳的心情、精力、話語都會對孩子造成長期的影響。這就是為何妳不能因為想為孩子付出全部而犧牲了自己的健康快樂；反之，妳必須遵守每次搭飛機時都會聽到的那些指示：「自己先戴好氧氣面罩。」練習以特定生理週期階段為主的自我照護法就像是替自己戴上氧氣面罩一般，這樣做並不會增加妳一天的時間，但會幫妳打好基礎，讓妳不會精疲力盡，並得以用最佳的健康與精力來成為最棒的媽媽。該方法也會讓妳從永無止盡的待辦清單壓力中解放出來，幫助妳排定優先順序、將事情委派出去、並設好界線，讓妳能在壓力較小的情況下完成事情。懂得利用女性超晝夜節律所畫出的永續親職藍圖，能讓妳運用生理週期各階段的獨有天賦，在最有能力的時候滿足孩子的需求──完全不需要被罪惡感綁架！

準備成為母親

　　希望為孩子多付出一點的想法並非只是社會所驅使的，女性的大腦本來就具有這種動力。妳知道成為母親會使女性的生命產生最為戲劇性的神經生物學變化嗎？這種結構上與神經化學物質上的改變，會鼓勵並支持母性的關懷與母子連結，這遠比青春期時所發生的轉變來得更為深層。我們都很熟悉青春期強烈的荷爾蒙在體內起作用，並連帶影響到皮膚、身體與情緒狀況時，那尷尬的過渡階段。我們會以仁慈與理解的心態來對待青少年，是因為我們知道他們整體的思考和世界觀正在發生變化，而他們正在適應自己新的荷爾蒙現況；但是當角色轉變為母親時呢？這一切都還是個謎。在 2018 年的一場 TED 演講中，生殖身心科醫生亞歷山德拉・薩克斯（Alexandra Sacks）說道：「市面上有整本在談論青春期發展曲線的教科書，而我們甚至沒有一個詞可以用來描述為人母的轉變，我們需要有這個詞彙。」「母親期」（Matrescence）是她鼓勵大家使用的說法，而且也值得獲得和青春期一樣多的關注。畢竟，這是女性在成年後所面臨到影響最為廣泛的神經生物學變化，甚至比起大家所關注的停經所能造成的影響還大。沒錯，我們有許多書籍、網站和支持團體會針對女性孕期、生產、產後的身體變化進行極為詳細的描述，但大多數都不會深入談到成為人母後的心理與神經化學物質變化的層面，安吉拉・迦博斯（Angela Garbes）的書《像母親一樣》（*Like a Mother*）則是一個很棒的例外。由於缺乏相關資訊讓我們對於這些滾動式的轉變準備不周，因為覺得自己不再像自己而感到困惑，並且常常會認為是自己哪裡出了問題。《波士頓環球報雜誌》的記者雀兒喜・科納博伊（Chelsea Conaboy）生動地探索了她在成為新手媽媽後所面臨到的極大變化，她寫道：「我害怕自己內心深處的某些東西，我的性情、我的世界觀、我自己都受到了改變。事實上，某些非常基本的事物已經發生了變化：我的大腦。」

科學證據證實為人母後大腦會開始逐漸產生變化，很顯然地母親身分會使得大腦進行重組，這是《荷爾蒙與行為》中一項 2016 年的研究所發現的結果，研究人員檢視了新手媽媽在產後第一個月、第三個月、第四個月的腦部，發現其中許多跟關懷照顧相關的重要區域（像是母性動機、酬賞處理、感覺處理、同理心、情緒控管）體積會逐漸增大。根據《嬰兒心理健康期刊》（*Infant Mental Health Journal*）中一項 2013 年的研究，某些腦部的改變還會導致許多新手媽媽在產後頭幾週感到焦慮與過度警覺，在此報告中，研究人員指出這類強烈的擔憂通常會在幾個月後開始消退。

然而某些改變在寶寶出生很久後都還是存在。《自然—神經科學》中一項 2016 年的研究，調查人員用核磁共振來檢視希望懷孕的女性大腦；然後在那些女性生產過後再次檢視她們的腦部影像，並將其與未懷孕女性的腦部影像進行比較。那些剛生完寶寶的母親大腦灰質的體積會出現巨大的轉變，其變化與母性依附感的增加程度成正比，而在之後兩年的追蹤檢查時都還是可以看出這些改變。大腦變化之明顯，讓研究人員光靠腦部影像就能輕鬆辨識出來哪些女性是剛生完寶寶的媽媽。

此外，強大的神經化學物質也會參與作用，讓我們能與寶寶有更緊密的連結，並迫使我們將注意力像雷射光一樣集中到寶寶身上。《科學報告》中一項 2014 年的研究證實母親在哺乳時也會釋放催產素（就是分泌量會在妳到達高潮時激增的那個化合物），加強媽媽對嬰兒的強大情感連結。研究顯示對某些女性來說，只要聽到寶寶哭泣就會觸發排乳反射，開始流出母奶。2017 年《美國國家科學院院刊》中的一項突破性研究也發現多巴胺（大腦所分泌出的另一種提振心情的化學物質）在母嬰連結過程中也會產生作用。發生在女性大腦中的這一切，目的都是為了人類演化，讓妳能成為理想中的媽媽，並扛起讓寶寶存活下去的重責大任。但倘若妳的大腦受到影響而變得對寶寶過度關注的話，就很有可能會過猶不及。

追求完美

難道女性註定要認為自己不夠格成為一位好母親嗎？難道女性大腦的設計天生就要求我們不斷努力用盡餘生去照顧小孩嗎？我們在當媽媽的道路上每前進一步就馬上會被渴望更進一步的想法給追上，這是一個追求完美的無盡旅程、也是一生的課題。布芮尼‧布朗（Brene Brown）在她的著作《不完美的禮物：放下「應該」的妳，擁抱真實的自己》中寫道：「了解健康的努力和完美主義之間有何差異，是放下防護罩、重拾生命的關鍵。研究顯示，完美主義妨礙成功。事實上，完美主義往往是導向憂鬱、焦慮、成癮、生活癱瘓的路徑。」

我理解女性內心深處想成為完美媽媽、太太、朋友、職業婦女的渴望。在我長大的過程中就有一個生產力女王作為典範，我的媽媽有一份全職工作，但也是一名親力親為的母親。或許作為移民讓她得鞭策自己不斷地工作，她孜孜不倦地努力，每天快速準備好熱騰騰的三餐、帶我們去上學和參加活動、將家裡整理得井井有條、一塵不染。現在很難想像，但直到從家裡搬出去為止，我從未在外面餐廳吃過飯。當我媽沒在工作時，她會在廚房裡忙來忙去、洗衣服、帶我去商場買衣服、或處理家中的大小事。我媽也是我認識的人中最有事業頭腦的了，總能夠想到額外的賺錢妙招，而且她也實在太有生產力了，以至於我從未見她坐下來超過一杯下午茶的時間，她的生活就體現了不斷產出的概念啊！但其實媽媽一切的動力都是來自於幫助孩子實現潛能的那股深層渴望。

就如同那個年代所有的母親、祖母、外祖母、曾祖母、外曾祖母們一樣，這些女性都是在一個比如今更為男尊女卑的文化中努力過來的。貝蒂‧傅瑞丹（Betty Friedan）在她 1963 年的經典著作《女性的奧秘》中就揭露令美國家庭主婦感到窒息的困境，探討強迫女性服從理想化的家庭角色背後的

文化信念。此書描寫了活得如行屍走肉一般，無法獲得滿足並全面發揮自己潛力的女性，以及她們普遍的不滿情緒。當女性進入美國職場後，又會以另一種形式受到壓迫，不但要包辦所有家務，還要完成公司交付的各種工作，強化了時間不夠且自己註定要受苦的想法。白天要工作賺錢，回家後還有一堆無形的工作，不但讓她們心理無法負荷也管理不好兩邊的工作細節，從古到今大部分的媽媽都只能上緊發條來面對。她們沒有足夠的時間，也沒有方法去管理自己的精力，更別說進行意義重大的自我照護了。更糟糕的是，這些媽媽還會因為沒有成為自己心目中最棒、最笑臉迎人、花「最多時間陪伴」孩子的母親而產生罪惡感。而這樣的傷害是代代相傳的，現代女性仍然在思考如何才能將這些角色完美地結合起來。更好的方法確實存在，雖然今天我們依舊在治療過去女性所留下的傷口，但如今我們有一個很棒的機會能改變自己的故事，並為自己和女兒們規劃出一條全新的道路。

我只要一想到以前的女性需要面對荷爾蒙健康問題、男尊女卑的社會、追求完美的風氣，然後沒有任何求助的方法就覺得佩服得五體投地，她們一定感到疲憊不堪、精疲力盡。而我真心感激現代人已經對人體生物化學知識了解甚多，可以用生物駭客法來幫助自己當個好媽媽。傾聽自己內在生理機制可以學到最重要的一課：妳不必一次做好所有事情。我們被灌輸了「什麼都做才能什麼都擁有」這樣的過時想法，因而期望自己能做到完美。但重點是要了解到，與自己的生理週期同步無法幫助妳變得更會安排事情，以便妳能做完所有妳覺得自己該做的事；反之，生理週期法的實行目的是要幫助妳與自己的內在智慧同步，使妳能不僅能用頭腦下決定，也能依照自己的核心（身體、心靈、荷爾蒙）指示來做出選擇。妳的生理機制將會引導妳用可持續性的方式去做自己想做的事情，並且幫助妳重新安排自己不想做的事情、做不了的事情、或是需要他人協助的事情。我希望看到女性在為人母親一事上持續有所進展，變得在各方面都能獲得更多支援，而不再只是自我犧牲

或是做到累癱。倘若我們真心想要向自己的母親，以及所有女性前輩致敬的話，還有什麼能比得過創造出一種新的生活方式，來讓自己能與生理機制同步生活，使自己能活得更完整、更加協調呢？

讓妳的生理週期自然而然地引導妳的育兒方式

我繼承了媽媽要做個不停的心態，而且很容易就會回到這個模式當中。但我對於生活有很大的期望，希望有成功的事業、穩固的關係、當個每次與孩子相處時都能全心投入的好媽媽，想要在家煮飯、讓家裡維持得像是從雜誌頁面裡跳出來般漂漂亮亮的，也想擁有有趣的社交生活，我什麼都想要。但當我將這些渴望全都列出來後，就明白擁有這些期待非常瘋狂，我怎麼可能執行這一切呢？要怎麼樣在不精疲力盡的狀態下完成所有事情呢？

週期性的生活方式讓我得以練習辨別的藝術。我盡了更多自認為當母親該做的重要本分，只是分散在每個月不同的時間點完成而已。讓生理週期來引導妳，讓妳能事半功倍地完成做媽媽的目標，而這也是防止妳再次被困進追求完美模式中的最佳方法。女性生理週期的各階段都能提供自己特殊的天賦與能力，讓妳可以利用它們來計劃與孩子一同進行的活動、規劃出自己的育兒方式、處理家務等等。我利用生理週期所賦予我的天生優勢讓自己成為更快樂、成效更好、更有成就感的母親。當我依照生理週期各階段的模式規劃出活動與任務時，會讓我所列出的目標變得更加可行。透過專心處理自己每週自然而然就能做得最順手的事項，最終即可定期完成大部分待辦清單上的任務，與生理週期同步有助於我在不出錯的情況下做好更多事情。

將育兒模式配合著生理週期來進行不僅僅能優化妳在家事上的生產力而已，還能夠讓妳不論是在什麼活動上，都能集中精力與注意力來陪伴孩子。除此之外，還有一個急迫的原因讓正確時機對於母親來說十分重要。在女兒

一出生後，我很快就明白她不會一直是一名小女孩，她很快就會進入青春期然後離家上大學去了。認清這段童年歲月有多珍貴讓我更加確定要好好運用這段時光，要是我跟她在一起的時候都是狀態很差、沒有精神的話，就會白白浪費掉這段美好的童年。自從發現生理週期能自然而然地提供我一個育兒框架，就像是收到一份讓我能有多點時間與女兒相處的禮物一般，而哪個媽媽不希望能有多點時間陪伴小孩呢？

而這個方法對我的客戶潔西來說也十分管用，她是一名三十多歲的藥劑師，潔西發現與自己的生理週期同步不只是能減緩經期症狀而已，還能帶來諸多好處。她說：「以前我都會不斷地勉強自己，也不明白在經歷多次懷孕後這麼做只會為自己的荷爾蒙狀況種下隱憂而已。『生理週期同步法™』真的給了我一個機會，讓我得以發揮自身最大的潛能來為自己與親友付出。此方法讓我得以好好安排自己忙碌的生活：三個孩子、先生、事業、企業家的角色、藥劑師的工作、維持和朋友的關係，同時也為我提供了一個新的視角，讓我能做出更具智慧的選擇。我現在的朋友都只會提供我支持，不會再聽到負面消極的批評，畢竟我的生活中容不下這些。而這是很重要的一點——該方法讓我得以管理一切、學會說『不』、並且讓我能夠與過去束縛住我的事物做個了斷。」

創意之母

每位女性都會由於自己是女性的關係而得以利用自身的超晝夜節律，擁有無中生有的天賦、能從一片虛無中創造生命。不論有沒有小孩，妳都能在自我創造的過程中應用自己體內的母性導向。妳可以學習如何對自己更有耐心和愛心、怎麼像照顧小孩一樣的照顧自己。生理週期的四個階段會教導妳如何完成這些創造循環；而利用女性的生理週期

天賦，妳就能儲備好精力，一次又一次地實踐自己的創意點子與計畫。

保養並改善妳的生育力

　　若妳還沒當媽媽，或目前正嘗試受孕，與生理週期同步將得以保養並延長妳的生育力。此方法具有非常多健康和荷爾蒙上的益處，可以大幅改善女性的生殖系統並提高妳受孕的可能。越早開始與生理週期同步，當妳準備好要受孕的時候事情也就能進展得更為順利；而妳對於人生各階段和母親期的認知越多，轉換到人母身分的過程也就會越順遂。有 10 ～ 15% 的妊娠是會以流產告終的，若妳是其中一名女性的話，採用生理週期法也有助於提高妳的黃體素濃度。讓體內荷爾蒙分泌量達到平衡、多吃能滋補身體的食物，妳的身體就能更快地恢復。而在情緒上面，採用生理週期法將會讓妳能用不同的方式來度過悲傷和失落，在幾個生理週期循環中慢慢療癒妳的身心。

讓妳的教養方式配合著生理週期各階段來進行

第一階段：準備

　　濾泡期：7-10 天；生理週期重點：好奇心

　　活動安排重點：在濾泡期妳會擁有超級充沛的精力，因此可以準備好打破常規，和孩子一起嘗試一些新的體驗：去參觀新的博物館、開車去鄉下兜風或是去採蘋果。

　　教養重點：濾泡期的荷爾蒙變化會讓妳更願意動腦並充滿好奇心，讓此

時成為多多詢問育兒技巧的好時機吧。在此一階段，若孩子有任何不聽話的狀況，打破常規來試試看新的教養方法、和孩子一起訂定規矩、尋找有趣的解決方案都是很好的嘗試。舉例來說，有一天晚上我讓三歲的女兒知道該去刷牙了，我拿出她的牙刷打算幫她刷牙時，只見她雙手抱胸，堅定地說了一聲：「不！」當時我一反常態，沒有一味照著平時的慣例來走，而是停下來問她為什麼不想刷牙。我不斷溫柔地探問，直到最後她說自己其實是想要刷牙，只是不想要我幫她刷牙。而這就是其中一個令我茅塞頓開的時刻，我發現了女兒新的一面，因此現在我們已經進階到讓她自己刷牙了，而她也在刷牙中覺得自己又更長大了一點。若我當初盲目地按照每日的慣例來進行，沒有詢問她為何要沒來由地拒絕刷牙的話，我就會錯過這個新的里程碑，而我們也會因為她不聽話的行為而弄得不愉快；但因為我沒有這麼做，最終對我們母女來說這成了一場雙贏的局面。

家務安排重點：濾泡期的重點就在於新意，以及用新奇的眼光去看事物。開始做家庭計畫吧，想想這個月有什麼必須完成的事情，並把妳的伴侶一起拉進計劃過程當中。有沒有什麼事情是妳們一直想去做的，例如油漆房間或組裝書架？制定出計畫並實踐它吧！

第二階段：啟動

排卵期：3-4 天；生理週期重點：寵愛與玩樂

活動安排重點：排卵期是妳每月生理週期中最適合進行社交活動的階段。一些充分利用此階段優勢的方法就是跟年輕的堂、表兄弟姊妹一起進行家庭烤肉，邀請孩子們來家裡玩、拜訪家庭成員、或是規劃和其他母親與她們的孩子一同出遊。在上一個排卵期，我和一個以說故事來教小孩玩西洋棋的組織合作，為女兒和她的朋友舉辦了一場西洋棋聚會。

教養重點：在此階段，妳體內的雌激素濃度會增加妳想寵愛孩子的欲

望，並對他們展現比平常更多的關愛。例如在這個階段妳可能會想帶孩子單獨去吃一頓大餐、幫他們完成某項計畫、或自發性地為他們烤馬芬。排卵期是女性口語表達能力最佳的時期，因此妳可以利用這項優勢來與孩子談話，檢查看看他們的情緒狀態，並詢問他們目前的感受如何，有沒有什麼事情想要跟妳說。妳也會發現此時陪孩子玩一點也不累，妳也能用肢體碰觸、玩樂、寵愛的方式來化解親子衝突。我上一個和女兒一起玩的遊戲是「媽媽豹和寶寶豹」，若她坐在沙發上看起來心情不好的話，我就會手腳並用地跳上沙發，開始學豹的叫聲然後用逗趣的方式磨蹭她的臉頰；而此時女兒就會展開笑顏，我們便會彼此擁抱，這樣一來在我知道她不高興的原因前，她就已經忘記自己的煩惱了。

家務安排重點：妳的溝通與社交技巧會在此一階段大放異彩，因此可以規劃參加家長會、幫助妳念高中的孩子填大學志願、或是舉辦家庭聚會並鼓勵大家在聚會中分享自己心中的想法。

第三階段：工作

黃體期：10-14 天；生理週期重點：合作

活動安排重點：妳在黃體期就是一名女超人，可以快速完成待辦清單上的事項。利用這段時間教孩子與妳一同做家務吧，請他們幫妳摺洗好的衣服、切蘿蔔、或整理自己的房間；如此一來他們就能累積技巧，之後能也能幫上妳的忙讓清單上的事項能快點完成。

教養重點：作為一位家長，此時是我檢視自己的任務清單並完成清單事項的時機。此時透過教孩子如何排定優先順序、如何延遲享樂、如何培養技能、如何進行後續追蹤工作、如何替任務收尾，就可以提供孩子一個學習享做事過程的機會。這段時間也很適合讓孩子練習自己處理事情；以我的女兒為例，我想讓她知道吃晚餐前要先洗手，若她不遵守的話，我會用充滿關愛

的語氣，以具邏輯性的問題詢問她。例如：「妳想要自己去洗手嗎？還是妳想要媽咪陪妳一起去洗？」她通常會想一下，然後就自己去洗手了。這個過程中最神奇的地方就在於她會感受到我在講這段關懷話語背後的意思，也能明白我所散發出來的氣場已經有所不同，因此在我處於黃體期時，她會更積極、更自豪地告訴我：「媽媽，我在妳吩咐前就自己先洗好手了！」

家務安排重點：在此一階段，妳將會有強烈的欲望想要讓一切都能井井有條地完成。順從內心的渴望，並讓孩子在適當的情況下幫妳一起有條理地將事情做好。在每一季度的黃體期時，我都會整理孩子的衣櫃，將那些夏天短袖換成冬天毛衣，或是將冬天的大衣收好，拿出春天的服飾。我喜歡每個月進行一次大掃除，並請先生把所有家具都拉出來，這樣才能掃到平常清理不到的地方；此時也是我處理孩子學校相關的行政事項如填表格或是添購用品的時機。若妳正在進行一項計畫，比如貼壁紙、粉刷房間、或挑選要掛在牆上的家庭照，現在正是聚精會神來將計畫完成的時候。妳以及其他家庭成員都會在任務完成後感到十分開心的。

第四階段：休息

月經期：3-7 天；生理週期重點：私人時間

活動安排重點：要當個快樂的母親，就必須要有一些私人時間，而最佳的時機就是妳的月經期了。讓伴侶去哄孩子睡覺，而自己在浴缸裡泡澡放鬆、讀一本引人入勝的書籍、或收看有趣的電視節目吧。給小孩一些私人時間對他們也有好處，可以鼓勵他們在自己玩耍時發揮想像力。擁有私人時間並不代表一定要與孩子分開來，舉個例子，女兒和我可能都坐在沙發上，而我在看我的書、她在看她的書，雖然各做各的事情卻還是能彼此保有連結；事實上，我認為這是個很好的練習，可以為女兒未來進入青春期做準備，屆時她會想要獨處做自己的事，而這種練習則讓我們知道彼此在追求不同興趣

時，也還是可以保有連結。此外，儘管只是分開一小段時間，都能讓妳更加瘋狂地想念孩子，讓妳再次進入濾泡期時就會更有活力、煥然一新。

教養重點：我非常喜歡在此階段依賴我的伴侶，讓他多做點事好讓我能夠好好補充精力。若妳是單親媽媽的話該怎麼辦呢？若妳負荷不了的話，試試看在月經來的其中一天請個保母或讓爸媽過來幫忙，或是讓孩子在妳最好的朋友家待一個晚上。然後妳就有機會可以小睡一下、自己出外吃個晚餐、看場電影、去按摩、或是進行任何能讓妳重拾精力的活動。

家務安排重點：妳的荷爾蒙狀況使妳適合在此階段進行分析與評估工作。和排卵期不同，在排卵期妳可以透過問問題或進行對話交流來探討議題，但月經期則是需要傾聽自己內在的智慧與直覺。妳是否覺得孩子在學校怪怪的、好像發生了一些什麼事情？妳的自我照護、感情生活、財務狀況、友誼方面是否疏於照料？妳的直覺會在月經期變得更為準確，讓妳知道自己必須去處理一些還沒做好的事情。由於妳是家中的執行長，因此評估所有能讓家人更快樂、更健康的事情是非常重要的一件事；而此時也是提醒自己上個月有哪些事情做得不錯的理想時機。

濾泡期 好奇心 時長：7-10 天	排卵期 寵愛與玩樂 時長：3-4 天	黃體期 合作 時長：10-14 天	月經期 私人時間 時長：3-7 天
規劃好下個月的家庭行程	參加家庭活動	讓孩子幫忙做家事	享受私人時光
去新的地方玩	安排玩樂活動	幫助孩子練習自己解決問題	給孩子一點私人時間
問孩子問題來發現更多他們的需求	和孩子一起玩耍	以任務派遣的方式，鼓勵孩子練習後續追蹤的能力	請伴侶或朋友來幫忙
全家人一起嘗試新的活動	動動身體並舉辦一場跳舞派對	處理與學校相關的行政事項	提升妳的自我照護等級
計劃下個月的菜單	參與社區活動	完成一項家庭計畫	觀察妳的孩子，感覺一下他們目前的狀況如何
煮一些新菜色	安排家庭聚會	整理孩子的衣櫃	評估出何謂家庭的優先事項

留意自己處於哪一個人生階段

　　妳的生理週期不僅僅是一個二十八天的生理時鐘而已，它也能應用在掌控女性如四季般的整體人生表現上頭。妳可以將二十八天生理週期想像成自我的生理創造模式，能夠對妳一生當中的能量起伏產生影響。從孩提時代到青年時期、成為人母後一直到變成「銀髮少女」，每個人生階段都與體內的荷爾蒙變化息息相關，能左右妳的精力、活力與創造力。根據《神經科學前沿》（*Frontiers in Neuroscience*）中一項 2015 年的文獻回顧，這些荷爾蒙變

化也會影響神經傳導物質並讓女性的大腦發生變化。與生理週期意識同步的最大好處之一就是能透過集中注意力在對自己來說最重要的事物上進而減少壓力；同樣地，留心自己正處於人生週期的哪一階段，也會讓妳有餘裕來擁抱在該階段對妳來說重要的事情。生理週期意識能在人生中的季節流轉中提供妳指引，並讓妳更加了解何時該努力拼事業，何時又該尋求更為平衡的生活，何時該發展能夠長存的友誼，何時又該生兒育女。母親期是最明顯需要尊重自己人生階段的時候，此時妳可能會難以適應母親這個新角色，忽略人生中的階段轉換會增加妳的壓力與罪惡感，導致健康出現狀況。當妳成為人母後，這段時期會是妳人生中最為優先考量他人需求的時候，妳可能會因為覺得對孩子付出不夠而感到罪惡；但另一方面，妳也會因為還未達成足夠多的人生成就而感到焦慮，妳覺得自己作為朋友還有許多不足，沒有給予伴侶足夠的關注，這就是女性在成為人母後常有的壓力。

與自己如四季般的人生階段同步，也和正確時機和精力管理的概念脫不了關係。正確的時機運用不只限於妳如何安排每日行程而已，也包含妳在人生各階段該如何分配自己的精力。信任自己的荷爾蒙時鐘，使其引導妳改變優先事項的排序是一個非常踏實且安心的方法。妳的荷爾蒙時鐘讓妳可以對額外的工作計畫說不，或是拒絕女性朋友晚上的聚會邀約；只要別因為自己無法在生活中各層面隨時處於「完美」狀態而責怪自己就好。當妳感到事情開始變得無法負荷時，問問自己：我現在處於生理週期中的哪一階段？我正位於人生中的哪個部分？心靈導師拉姆・達斯（Ram Dass）在他極具影響力的 1971 年著作中，也寫下了和書名一樣的句子：「活在當下」。尊重妳的生理機制，並讓它引導妳生活吧。

從一個人生階段過渡到下一個階段是很困難的，因為這代表妳在身分上會出現重大轉變。從性感且無憂無慮的年輕女性轉變為肩負重責大任、壓力爆表的母親，是最人且最沒有文化支援的挑戰。這項改變能動搖妳的基底，

若妳沒有好好照顧自己的荷爾蒙健康時尤其容易受到影響；但好消息是開始與妳體內的生理時鐘同步是永不嫌晚的。

　　意識到每個階段都會出現挑戰，並透過照顧自己的荷爾蒙健康來做好應對準備，可以幫助妳順利過渡到下一個階段。妳可以參考家中其他女性的狀況來預測未來會有什麼轉變。珍・萊德羅芙（Jane Liedloff）是一名作家，她曾經在世世代代居住於南美叢林中的一個部落待了兩年多的時間，並寫下《富足人生的原動力：找回失落的愛與幸福》，書中提到來自各種文化背景的年輕人都能從長輩的指導中學到東西。根據萊德羅芙的說法，這能讓我們從人生中某一階段順利過渡到下一個階段；例如生長在有母親與祖母、外祖母作為借鏡的環境下，妳就能知道不同的人生階段看起來會像什麼樣子。根據皮尤研究中心的人口普查數據，過去在 1950 年代，約有 21％的美國人都與兩位以上的長輩居住在一起，這個數字在 1980 年代大幅滑落，因此大部分閱讀本書的讀者，可能在成長過程中沒有多代女性長輩在家中可供效仿。不過多代同堂的家庭數量正在逐漸回升當中，在 2016 年人數就已經達到六千四百萬人，或是每五位美國人中就有一位是來自多代同堂的家庭。作為與父母和孩子同住之「夾心世代」的一員，當然會面臨到許多挑戰，但同時也能讓妳還有妳的女兒（若妳有女兒的話）看到除了月經週期以外，女性在一生當中都需要拿捏好正確的時機。這樣的意識尤其對那些真的需要尊重自己內在生理時鐘的媽媽們有所益處，若妳沒有這種代代相傳的智慧可供參考來度過轉換期，也不確定下一階段會發生什麼事情的話，妳可能就會對於整體的變化感到焦慮，這和青春期少女因缺乏準備而感到意外或產生負面體驗是一樣的。讓我們好好檢視自己的生理機制，以此來建立自信，讓我們能順利地過渡到下一個階段去吧。

八種荷爾蒙層面的人生階段

兒童階段（出生到十二歲）

身體變化重點：在兒童階段，女孩的身體、大腦和內分泌系統都會經歷快速發展。大腦的腦下垂體會釋放生長激素讓孩子能快高長大；甲狀腺素能讓細胞（特別是腦部的細胞）適當地發展及運作。根據《人的本質》（*Human Nature*）中一項 2011 年的研究，腎上腺素在兒童階段中期將會開始發揮作用，此為一種被稱為腎上腺初徵的轉換期，能促進 DHEA 的分泌，對於大腦的發展來說至關重要。在兒童階段，女孩跟男孩都是基於二十四小時的生理時鐘來運作的。

童年階段可以配合生理週期來生活嗎？由於小女孩是基於二十四小時的生理時鐘來運作的，所以沒必要在此階段配合生理週期過生活。然而，若孩子營養不良且常常受到內分泌干擾物影響的話，可能到了青春期身體就會出現狀況。我建議各位媽媽最好能及早開始管控女兒的飲食攝取，並排除掉內分泌干擾物的影響，才能為她的荷爾蒙打下較好的基礎。

生活方式重點：這階段的孩子對每件事物都感到很新鮮、刺激。最初生活中只有媽媽跟爸爸，但女孩在兒童階段中期開始去上學，並在情緒、智能、社交技巧上有所發展後就會出現轉變，從此慢慢成長為獨立個體。

青春期階段（約從十二到二十一歲）

身體變化重點：女孩的初經開啟了她作為週期性生物的奇妙人生之旅，代表此後她必須將每個月的荷爾蒙時鐘納入現有的二十四小時生理時鐘之內。根據《小兒科學》（*Pediatrics*）中一項 2003 年的研究，在美國 90％的少女初經會落在十三歲，初潮中位數年紀則是十二歲，少於 10％的女孩初經會早於十一歲。有幾個因素可能會使得青春期與初潮提前到來，根據《小兒

科與小兒科研究》（*Pediatrics and Pediatrics Research*）期刊上的報告顯示，身體質量指數較高的女孩可能會使得乳房和陰毛萌發的年齡較早。其他導致初潮年紀提前的因素則包括曝露在內分泌干擾物之中、母親在懷孕時抽菸、家中有一個以上的吸菸者、以及社經地位較低等等。反之，根據《生殖生物學與內分泌學》（*Reproductive Biology and Endocrinology*）一項 2010 年的研究顯示，飲食失調、高強度的體能活動、營養不良則會導致初經延遲到來。

女孩剛開始來月經的時候，常常月經週期是不規律的。美國婦產科醫師學會的資料顯示，青少女生理週期長度的中位數為三十二天，但中間相隔二十一天與四十五天內的話都算是正常的。因為下視丘─腦下垂體─卵巢軸必須要花點時間才能分泌出足夠的荷爾蒙濃度讓少女能規律地排卵與來經。而根據《人類生殖新進展》（*Human Reproductive Update*）中一項 2003 年的研究，在初經來潮的三年內，60 ～ 80% 的少女生理週期長度會逐漸調整為二十一到三十四天，與成年女性的生理週期規律類似。美國婦產科醫師學會也建議青少女要在保健醫生的幫助下監督觀察自己的生理週期。早在青春期的階段，生理週期就可以提供關於健康問題的重要訊息，使病症能及早獲得診斷與了解。若在這個階段就出現了經期問題，請避免使用合成避孕藥來抑制荷爾蒙與生理週期的發展。請參考「生物駭客工具組」來幫助妳青春期的女兒照顧自己的荷爾蒙，以減少她未來的痛苦以及花在試圖讓生理週期回到正軌上的時間與金錢。

青春期階段可以配合生理週期來生活嗎？若青少女在此階段月經週期出現任何問題，我們總是會因為文化的因素而太快決定要透過藥物（也就是合成避孕藥）來進行調整。但避孕藥只會掩蓋生殖系統的健康問題，並延遲適當的治療與照護時機。我們不該馬上就決定讓小孩服用避孕藥，而是要好好教育青少女如何透過飲食與生活習慣的改善來治療她們的荷爾蒙症狀。

生活方式重點：這是一段適合沉迷於探索、學習、展開新冒險、發覺

自己身分認同的時機。在此階段，青春期的少女們會傾向於將注意力從家庭轉向朋友，而同儕也會在青少女的生活上扮演著更為重要、更有影響力的角色，而能延續終身的友誼也往往是在這個階段建立起來的。

成人行經期（二十一到三十五歲）

身體變化重點：在此人生階段，月經週期平均時長為二十一天到三十四天，並且行經期會持續約二到七天左右。此時是採取行動來解決青春期時沒處理好、或沒有自行改善的經期問題如經痛、PMS、痘痘。採取行動不只是為了要減緩症狀、讓妳的經期舒適一點而已；也是為了保養妳的生育力，讓妳能夠解鎖自己的荷爾蒙優勢以應用於生活中的各個層面。

成人階段可以配合生理週期來生活嗎？作為一名成人，妳有機會透過與生理週期同步來完全發揮出女性的生物化學機制潛能。

生活方式重點：這是一個令人興奮的人生階段，因為妳很可能會搬出家門自立、開創自己的事業、展開一段又一段的激情浪漫史。妳可能會接觸到更多酒精和咖啡因，兩者都會影響到妳的荷爾蒙，所以請注意它們對妳產生的影響，有限度或完全避免攝取這兩者是維持荷爾蒙健康最好的做法。

懷孕階段（年齡不定）

身體變化重點：女性的身體令人敬佩不已的一點就是其能孕育出小嬰兒。在受精卵著床後，妳體內的荷爾蒙生產工廠就會發生重大變化，在排卵期過後約八天左右，女性體內的生理機制老闆會開始大量生產人絨毛膜促性腺激素（human chorionic gonadotropin，簡稱 hCG），並停止妳每個月排出成熟卵子的排卵機制。hCG 的主要工作是保存黃體，如此一來才能大量分泌雌激素與黃體素來維持懷孕的狀態。在懷孕初期，女性體內會以飛快的速度分泌 hCG，在第八到第十週 hCG 的分泌量就會達到高峰，然後在最後兩

個妊娠期分泌量才開始降低並趨於平衡。在 hCG 濃度達到高峰後，胎盤便會接手分泌雌激素與黃體素的工作。雌激素能幫助調節其他關鍵的荷爾蒙、輔助並滋養胎兒的發展、增加血液循環到子宮、並促使乳腺管發育；不幸的是，這也是很多女性在第一妊娠期都會經歷孕吐的原因，高濃度的黃體素會抑制母體的免疫反應，這樣媽媽的身體才不會將胎兒當作「外來入侵者」而產生排斥。黃體素濃度較高也能維持胎盤並使得子宮內膜增厚，幫助子宮擴張來支持胎兒的成長，並提振妳的心情。這個重要的荷爾蒙也在預防流產上面扮演要角，因其可以阻止早產性子宮收縮。《生育與絕育》中一項 2017 年的研究發現，若女性在懷孕前就有在服用黃體素營養補充品的話，儘管過去有多次流產的經驗，其中三分之二的媽媽都還是能成功產下足月的寶寶。若妳實在太過疲累而無法保持清醒的話，也能歸咎到這個關鍵的荷爾蒙身上，因其往往會讓妳像吃了安眠藥一般。另外此時的荷爾蒙濃度變化也會使女性的乳房增大、乳暈顏色變深、乳房敏感度及柔軟度增加。隨著妊娠的進展，身體會出現水腫以及一連串其他變化也是很常見的。

就短期與長期而言，較鮮為人知卻很神奇的一份孕期禮物，就是胎兒的心臟和大腦細胞可以在母體的心臟及大腦中找到，並會永久留存於母體當中。母親的心臟會在懷孕的過程增大一倍，而胎兒的心臟細胞則有助於其復原，並且也無疑會加深母子間的情感共鳴。胎兒的大腦細胞則讓妳能與孩子有心靈上的連結，因此妳可以在他們還不會講話或還無法像大小孩一樣與人溝通時，了解他們的想法——這真的是最為詩意的一種生物學了。

還有許多其他荷爾蒙會參與孕育寶寶的過程。甲狀腺素分泌量會上升來促進新陳代謝並調節類固醇激素。人類胎盤催乳素（Human placental lactogen，簡稱 hPL）會讓妳的乳房產生變化來幫助妳哺乳，並且也能提供適當的營養給胎兒，在促進身體新陳代謝上扮演著重要角色。在生產過程中，催產素會刺激子宮收縮，幫助妳將新生兒推出子宮。身體直覺上就會知道該

怎麼做，但若妳沒有處理好目前的荷爾蒙失衡問題的話，事情就會一發不可收拾。妳可以，也應該在孕期中擁有良好感受，但通常這會需要事先有所準備的；若妳像我患有 PCOS 一樣，屬於荷爾蒙敏感族群的話，就更需要好好備孕，因為妳可能會受到更多產後荷爾蒙變化的影響。

懷孕階段可以配合生理週期來生活嗎？ 不行，絕對不可以！但我建議妳在試圖受孕前，可以於特定的週期階段採用特定的飲食與改善生活方式的作法來備孕，時常至少三個月，但最好能到一整年。在驗孕結果呈現陽性前先解決掉荷爾蒙症狀，妳才能更有機會享受更加健康、快樂的孕期生活。

生活方式重點： 懷孕階段，基本上就是延長類似於黃體期的階段四十週，這也是為何妳會渴望安定。妳正在孕育一個人類、將安頓好自己的家，每件事情都需要好好安排。妳會非常想要將所有的事情完成：籌備準媽媽派對、尋找拖嬰中心、將衣櫃都塞滿寶寶的衣服。

胎盤的力量

我們的文化在過去多年以來，都一直在過度貶低女性的身體，像是女性自然的生理週期與生產的過程等等。例如胎盤，這個暫時用來維繫生命的器官能在懷孕期間提供營養給胎兒，但在傳統醫學上卻被視為是一種廢棄物。妳能相信嗎？有許多醫院會定期在產婦生產結束後像丟垃圾一樣地將胎盤給丟棄。這樣的作法真的讓我很火大，因為這是一個很神奇的器官，蘊藏著無數的潛力。現在，未來主義的科技創新者以及其他重要且具影響力人物（包括勵志大師東尼・羅賓斯）總算體悟到胎盤的巨大潛能了。羅賓斯在 2018 年的 Facebook 貼文上高談闊論他接受了胎盤幹細胞療法所帶來的變革性益處，他說：「在忍受脊椎狹窄症所帶來的酷刑般劇痛許久，並且在最近又遭受旋轉肌撕裂傷之後，幹細

胞挽救了我的肩膀。幹細胞療法真的是更加先進的一種健康創新技術，可以逆轉我們身上的損傷，並預防使人衰弱的疾病與傷口再度惡化。這項先進的科技將會影響人類，改變我們的人生，甚至有潛能改善並拯救數百萬條生命！」羅賓斯與人類長壽公司（Human Longevity Inc.）共同創辦人暨《財富》雜誌所選出的全球 50 位傑出領袖彼得‧戴曼迪斯（Peter Diamandis）博士一起合作，將胎盤幹細胞療法提供給消費者。就如同製藥公司付費給消費者取得他們的健康數據一般，女性也應該由於捐贈胎盤而獲得補償，並且應該提供女性更多資金來進行該領域的研究才是。我希望這是人類邁出重大轉變的第一步，未來人們將會視女性的身體為能夠賦予生命的終極力量來源。

產後階段（年紀不定）

身體變化重點：根據《行為大腦研究》（*Behavioural Brain Research*）的報告，在寶寶終於降臨在這個世間後，妳的荷爾蒙分泌量會出現劇烈變化，妳會感受到體內雌激素濃度大減；催乳素開始刺激妳的乳房產出乳汁；而且每次妳在哺乳時，大腦都會釋放出強烈的連結性荷爾蒙催產素，來強化妳和寶寶的連結。若妳沒有餵母乳的話，產後第一次的月經就會在六到八週左右到來；但對於有在餵母乳的媽媽來說，可能需要等久一點月經才會再次出現，就拿找我諮詢的女性來說，平均都要花上六個月才會再次來經，而我則是一直等到九個月後月經才又再次報到。《CNS 光譜》（*CNS Spectrums*）中一項 2015 年的報告，針對生殖荷爾蒙在罹患產後憂鬱症與焦慮症的女性身上所扮演的角色進行了文獻探討，指出某些屬於「荷爾蒙敏感」族群的女性，可能會較有機會罹患這類病症。就我諮詢過數千名女性的經驗，我注意

到她們在產前過去十年的飲食、運動、生活安排方式，要不是能幫助她們免於發展出產後情緒問題，要不就是讓她們更容易罹患這些疾病。而妳在產後照顧自己身體的方式也會對妳造成很大的影響。

產後階段可以配合生理週期來生活嗎？產後不能與生理週期同步！妳可以將產後的頭三個月當作月經期的延伸。飲食上請多吃溫熱的熟食，包括健康的脂肪、蛋白質、和富含營養的食物，例如大骨湯、雞肝醬、紅肉、熱燕麥、酪梨、一整顆蛋、椰子油等等。現在不是吃沙拉、果昔、或生水果的時機——禁吃生冷食物！別想著要靠少吃來減肥，這是不會成功的。妳可能會認為這些豐盛的食物會讓妳多增加好幾公斤的體重，但它們可是幫助我輕輕鬆鬆減去 27 公斤的大功臣呢！產後的飲食計畫也有助於穩定心情，因為我的荷爾蒙敏感體質很容易會讓自己的情緒受影響。只要妳再次來月經，並且寶寶已經出生至少過了六個月，那麼妳就可以再度開始與生理同步了。

生活方式重點：此一階段，妳的生活可能會完全圍繞在小寶寶的吃喝拉撒哭笑上面。由於妳還在適應當媽媽的階段，因此在工作、愛情、友情的維持上面可以盡力去做，但不要給自己一定要做到很完美的壓力。

停經過渡期第一階段（約三十五到四十五歲）

身體變化重點：第二個生理時鐘早在妳三十五歲左右就會開始慢慢退場。此時妳的身體依然能產生足量的荷爾蒙來維持良好的精力、性慾、膚質、肌肉張力，但妳的卵巢內部已經開始出現些微變化了。根據《美國醫學會雜誌》中一項 2017 年的研究，女性在此一階段的卵巢庫存量（卵巢中剩下的濾泡與卵子）會開始減少，而由於卵子供應量縮減，卵巢內的細胞所分泌出的兩個重要荷爾蒙——抑制素 B 與抗穆氏管荷爾蒙——的數量也會下降，可能會造成妳在濾泡期時體內 FSH 濃度偶有上升。現在有這麼多女性在年過三十五之後生小孩，顯然可以看出在這一個階段，多加照顧自身荷爾

蒙會對妳的生育力產生重大影響。在這段時期中，妳的生理週期可能還是會每個月來報到，也可能長度會開始出現變化，在越接近晚期的時候，就會變成幾個月來才來一次月經了。

停經過渡期第一階段可以配合生理週期來生活嗎？ 當然！若妳已經在停經過渡期階段，又正好學到了與生理週期同步的概念，那妳就必須馬上去執行！若妳一直都是配合著生理週期來飲食、運動、管理精力的話，可能在此階段就不會感受到任何症狀；但倘若妳一直忽略不管自己週期性的本質，那麼妳的身體就可能會對妳發出警訊，出現像是生育力問題、陰道乾澀、皮膚產生皺紋或細紋、髮質變得極為乾燥等等狀況；而這些都是身體提醒妳的方式，告訴妳說自己需要去解決這些警訊背後的問題。別期待妳的膚質和頭髮問題可以透過 Spa 或美髮沙龍解決，因為這些不光是表面的問題而已，重點在於妳得在進入停經過渡期第二階段前開始用生物駭客法來讓荷爾蒙變得更加平衡，不然就可能會出現一些本來可以避免掉的嚴重症狀。現在就透過於特定的生理週期階段攝取特定的食物和營養補充品來掌控自己的健康吧，如此一來妳就能避免掉諸多荷爾蒙早衰所帶來的影響，也可以減少在停經過渡期後半段發展出病症的機率，並減緩與延遲停經的到來。《流行病學與社區健康期刊》（*Journal of Epidemiology and Community Health*）中一項 2018 年的研究總結說魚類與豆類攝取量高的人停經的時間會比他人晚超過三年，而常吃精製米與義大利麵的人生育年齡則會提早結束；此外大量攝取維生素 B6 和鋅的女性，停經的時間也會越晚。

生活方式重點： 現在妳在母親的角色、事業跟感情方面都步上了正軌。若妳的荷爾蒙處於最佳狀態，而妳也很尊重自己的週期性本質的話，一切就能輕鬆應對並且感到比以前更有活力。此時也是開始進行內觀的好時機，心理學家瑪麗恩・伍德曼（Marion Woodman）曾詳細寫出中年婦女如何從專注於外在事物與追求外界認同中開始轉向內在觀省的過程。擁抱這個轉折，並

開始更加了解自己吧。

停經過渡期第二階段（約四十五到五十五歲）

身體變化重點：此時妳體內的超晝夜時鐘將會永久停止，荷爾蒙含量變化將會更為劇烈。慢慢地，妳的身體將會製造出越來越多的 FSH，最終使得二十八天的生理週期停止。此時妳進入了停經過渡期第二階段，卵巢庫存量已經縮水，使得懷孕變得困難但卻並非毫無機會。由於 FSH 濃度上升導致濾泡加速成熟，因而縮短了濾泡期；黃體素分泌量會減少；雌激素生成量可能依舊會維持穩定或開始出現波動；睪固酮的濃度則會下降。這些改變都會導致經期不規律，最後 FSH 濃度提升到一定程度後妳就不會再排卵了，妳的月經可能會兩個月或更久才來一次，讓妳連續超過六十天都沒有月經。而妳的行經期長度與排出的經血量也可能會變多或變少。若妳一直有在配合生理週期生活的話，這段時期可能會過渡得相對順利，因為荷爾蒙彼此之間的濃度變化依舊會處於平衡狀態。但對於那些沒有根據生理週期特定階段以特定自我照護法來做保養的女性，荷爾蒙濃度便可能會出現大幅波動，並導致一系列的問題，包括：

- 熱潮紅和盜汗
- 睡眠問題
- 增加罹患子宮肌瘤和子宮內膜
  異位症的風險
- PMS
- 體重增加
- 乳房腫痛
- 生育問題
- 健忘
- 情緒不穩
- 專注力下降
- 頭痛
- 性欲喪失
- 陰道乾澀
- 尿失禁
- 性反應下降
- 缺乏精力
- 疲勞

- 積極性降低
- 頭髮和陰毛出現變化
- 泌尿和陰道較容易受到感染
- 骨質疏鬆症的風險增加

停經過渡期第二階段可以配合生理週期來生活嗎？妳可以在各個面向採用「生理週期同步法™」，但是要跟隨著身體變化的時機進行轉變。此時妳生理週期的各階段時間都可能會延長，這會根據於妳的荷爾蒙現況而變。請注意自己想用藥物來度過這個階段的渴望，妳可以將任何停經過渡期的症狀都當作是一個檢視自己的機會，來看自己是否需要加強自我照護。

生活方式重點：若妳有小孩，隨著孩子越來越獨立，妳作為媽媽的日常工作也會越來越輕鬆。妳可以利用這段時間來重新將注意力轉回至與伴侶之間的感情生活及事業上頭。妳也可能會發現自己對於生活目標有了新的評估與展望。

停經後期（五十五歲之後）

身體變化重點：根據北美更年期學會的數據，在最後一次來經十二個月後，妳將會加入每年估計兩百萬名女性的行列，一同跨入停經後期的門檻。若妳和大部分的美國女性一樣，那大家自然停經的平均年齡約為五十一歲；然而如同妳之前讀到的，飲食和生活習慣可能會延遲或加速停經的時間。而且正如本書中前面所寫的，生理週期研究發現 PMS 拖得越久不治療，停經後得到癌症、心臟病、糖尿病、失智症的風險就越大。很顯然妳在成人生活與停經過渡期時的選擇將會大大影響妳停經後的健康與幸福。在此階段，女性體內所分泌之新的 FSH 量已經固定在較高的濃度，而雌激素、黃體素和睪固酮較低的情況也已經持續一段時間了，當妳的荷爾蒙不再隨著每個月的週期起伏時，女性週期性的循環機制一就會退場並回到童年時期的二十四小時生理時鐘。然而，只因為妳的第二個生理時鐘不再起作用，並不代表妳的

女性器官就全然無用了。事實上，另一個於第二個生理時鐘還在運作時投資荷爾蒙健康的理由，就是因為妳可以提高在停經後保住子宮的機會。妳知道約有三分之一的女性會在六十歲時進行子宮切除術嗎？或妳知道研究顯示幾乎所有的子宮切除術都是不必要的嗎？當妳還年輕時，婦科醫生會想要讓妳吃避孕藥來控制荷爾蒙系統，而當妳上了年紀後，他們就告訴妳說妳現在不需要子宮了，這派人認為女性需要用藥物抑制自然生理過程，而切除子宮是他們最後的一個手段；然而手術還是會對女性長期的性生活與身體健康產生影響，2019 年的最新研究發現，子宮可能在記憶方便扮演著驚人的要角，而子宮切除也與記憶障礙有關。在此時的人生階段，若能獲得好的照料，那麼妳的荷爾蒙與大腦迴路便可以重新進行連結，以開啟人生的新篇章。我認為克莉絲汀・諾瑟普說得最好：「停經的女性就成為了自己的女王，過去她總是將重心放在照顧他人、專注於他人的需求上，而如今她將在舊習慣的老路與即將開啟夢想的新道路之間反覆思量後，於人生的十字路口中找回初心……讓她得以好好地去探索多年來一直被忽略的自我。」

停經後可以配合生理週期來生活嗎？ 妳的身體已經回到以二十四小時為主的生理時鐘了，因此便不再需要為了健康以及達到荷爾蒙生物駭客法的目的來與生理週期同步了；但倘若妳很享受這個過程，還是可以繼續配合著生理週期來生活，例如某些女性會傾向與月相保持同步連結。但此一階段的主要重點是在於多攝取高營養價值的食物、蛋白質和必需脂肪酸，因為妳的身體已不能再生成這麼多的荷爾蒙了。妳可以持續吃那些列在第四章「生理週期食物表」中的健康食物，但食用的時機不必配合生理週期階段。另一項重點就是要以強身健體且不增加受傷風險的方式來運動。儘管身體是以單一生理時鐘在運作，妳也還是能用持續循環的步調來安排生活。若妳在體內超晝夜節律還很活躍的時候有好好地運用它所帶來的優勢，那麼就完全沒有理由要去悼念生理週期的結束。我覺得女性在此階段會表現出失落，是因為她

們在還可以與生理週期同步時沒有好好把握，因而下意識地在沒有生理週期後感到憂傷。事實上，若妳有遵守生理週期法的話，生理週期階段之間的轉換，以及從前一個人生階段過渡到下一個人生階段的過程，對妳來說都不會陌生，妳也會因此而願意敞開雙手擁抱下一個人生篇章。

生活方式重點：妳可以將此人生階段視為一個專注於個人追求而非照顧他人的機會。根據《女性更年期》（*Menopause*）期刊中的一項研究，超過半數的美國停經後期女性回報說她們比起二十、三十或四十幾歲時來得要更加快樂與滿足。妳可以將停經後期想像成能一次運用所有生理週期所賦予之智慧的時期。

更多關於為人母親階段的資訊

　　每當我負擔過大、因為一陣子沒和女性朋友見面而充滿罪惡感、覺得自己應該多花點時間陪伴丈夫、或是盤算著要在週末回覆工作郵件的時候，我會提醒自己現在正處於作為母親的人生階段，而且荷爾蒙也進入了停經過渡期的早期，這樣提醒自己後，我就能用更為全面的角度來看待事物。我會再次告訴自己要去擁抱目前的人生階段，不要給自己再多做一點的壓力。妳的人生中會有某些時期是能與朋友廝混好幾個小時、和愛人度過浪漫週末、或花大量的私人時間在追求自己的事業上的，但這些都不是妳正在養育小小孩時可以做的事情。妳的內在人生時鐘會告訴妳和寶寶比起來，這些事情的優先程度必須要重新評估，而研究也證實了女性體內的生理時鐘確實會發出這樣的訊息。

　　《兒童》（*Child*）雜誌調查了約一千名父母，衡量小孩對於他們友誼的影響。研究顯示女性在生完小孩後往往會與朋友漸行漸遠，約有45％的女性說她們成為媽媽後朋友變少了，花在與朋友相處的時間也變

短了，從之前的一週十四小時變成產後一週只有五小時；而媽媽們與女性朋友的聯繫方式也會有所改變，不再約吃午餐、喝雞尾酒和去購物狂歡，而是轉為線上聊天、電子郵件往返或是老派一點的電話聊天了，雖然方式不同但還是能帶來滿足感。

當媽媽也能為妳的感情生活造成天翻地覆的變化，很驚訝嗎？小嬰兒需要妳無時無刻的照顧，除了讓人睡不飽外，還會為妳的待辦清單增添約 137 項額外的工作。妳連撥出私人時間都很困難了，更何況是花時間在伴侶身上呢。幾十年來的研究都指出在成為父母後，婚姻的的幸福感便會降低，《當代心理學觀點》（Current Opinion in Psychology）中一項 2017 年的研究總結說第一胎出生後會對伴侶間的關係造成負面影響，不論妳是異性或同性伴侶都是一樣的；而這不只是從新婚的粉紅泡泡中醒過來而已，在《家庭心理學期刊》（Journal of Family Psychology）一項 2008 年的研究中，研究人員對婚姻進行了測量，看看在三十九個月的期間，當媽媽的女性和無子女的女性對婚姻的滿意度如何。所有女性都回報滿意度下降，但媽媽們的滿意度下滑速度是更快的，比婚後沒有小孩的女性快了一倍。但若妳懂得運用第十章所提到的策略的話，就能阻止這個趨勢。

而談到生完寶寶後的職涯發展，妳會發現自己被拉往兩個不同方向，我們都希望能 100％為事業付出，但同時也希望能夠提供孩子 100％的關愛。妳不必主修數學也知道這個算式不可行，但由於我們活在一個追求永久生產力的社會，也受到制約認為一定要能隨時回覆客戶的要求、熬夜來證明自己有在努力工作、並接受額外的工作安排來證明自己的價值。但當妳有了寶寶後，或是生了第二胎、第三胎，把這些因素加總起來，會讓妳忙得暈頭轉向。想照顧孩子的生物化學機制是如此

強大，而工作的文化既不具備永續性又無法滿足母親的需求，因此女性常常會感到自己必須做出艱難的抉擇；事實上，許多女性只好辭職來當全職媽媽。根據《紐約時報》一篇 2014 年的文章，二十五到五十四歲的女性投入職場的百分比在 1990 年代達到 74% 的高峰，並從此開始走下坡，一直下降到 69%。而根據皮尤研究中心的分析數據，在 2012 年，無法出外工作的媽媽人數比例則是飆升到 29%，代表社會上有 1,040 萬個家庭主婦，和 1999 年相比上升了 23%。另外《哈佛商業評論》也分析了一項 2004 年的調查研究報告，該報告針對 2,443 名有專業學位、碩士學位、或高分取得學士學位的女性進行了調查，發現這之中 37% 的人都在某些時候選擇離開職場；而這之中若有當媽媽的人，數字則是會躍升到 43%。正如妳所猜測的，家庭責任在女性離開職場的原因中名列前茅。根據 2014 年《紐約時報》、《CBS 新聞》及凱澤家庭基金會（Kaiser Family Foundation）針對二十五到五十四歲無業美國人所進行的調查，61% 的女性指出家庭責任是她們離職的理由，很顯然企業方面對於有小孩的職業婦女沒有提供足夠的靈活度與支持。許多放棄工作並在家帶小孩的媽媽說她們感到自己很失敗，為何自己無法像別人所說的「擁有一切呢」？當然，與妳的生理週期同步可以幫助妳安排並增加在一個月當中可以完成的事項，也會減少妳在一天當中要完成全部事情的壓力；然而，我還是很希望看到有更多企業願意幫助位於母親階段的女性，透過開放的方式為她們提供適合永續家庭生活的工時。作為母親的女性則要能重新為成功下定義：達成職涯目標、陪伴孩子、有時間進行自我照護，這些都屬於此一人生階段的生物駭客需求，如此一來妳才不會繼續試圖完成更多事項，而是懂得選擇對妳來說更為重要的事情。

週期循環生生不息：當妳的女兒開始來月經

　　若妳有女兒，作為母親最重要的一件事就是要成為她的生理週期典範。她應該要在一個生理週期的環境中長大，能見證妳與自己的荷爾蒙階段和諧共處，並在內心留下深刻的印象，如此一來她就會在自己的人生中去實踐此一方法。看到妳根據自己的生理週期來改變飲食、變換健身項目、管理精力，將會讓這樣的生活方式在她長大成人後實踐起來如同自己的第二天性般得心應手。妳可能不會發現，但女兒其實會注意到妳生活的方式，我就在自己的女兒身上見證到了這點，而她才只有四歲呢！在我處於黃體期後期的某天晚上，我告訴她說我坐著工作了一整天，需要活動一下筋骨，但卻不想動得過於激烈。我平常在家裡運動時她都會在旁邊看著，此時她想了一下然後說：「做在墊子上的那個運動吧？那個對妳很好。」這真是一個令我感到自豪且欣慰的時刻，於是我告訴她：「妳說得沒錯，這就是最符合我目前所需的運動了。」接著我便做了三十分鐘的墊上皮拉提斯運動，然後她也跟著我一起練了兩分鐘的暖身操。

　　配合著生理週期來過生活是我們家的基本文化。就如同我之前提到的，我的女兒會注意到每個月中間所出現的變化，她也會在無意中觀察到每個生理週期階段的轉換；而當她到了青春期時，就會自然而然地認為自己應該過著週期性的生活。哈雷路亞！我不希望自己建議了這麼一種生活方式，但卻沒有以身作則，讓女兒自己為了理解這樣的生活方式而想破腦袋。我更希望她對我說：「呿，媽媽，別來管我，除此之外我還能怎麼過生活？」若她真的這樣說，那就算語氣這麼沒禮貌也沒關係了。

　　但很可惜，這還不是主流的作法。有一名客戶分享了幾位媽媽朋友與女兒的兒科醫生的對話內容，醫生建議她們讓還沒來月經的女兒吃百憂解，這樣一來媽媽們就不用在女兒到達青春期時去處理女孩「受荷爾蒙影響」的

行為，並且醫生也建議她們的女兒在初經來潮之後就開始服用避孕藥。我覺得不論這些女孩有沒有出現經期症狀，大家都必須在用藥一事上面非常謹慎小心才行。我的客戶說這些媽媽自己也會吃避孕藥來應對經期症狀，並服用抗憂鬱藥物來處理自己的情緒問題，因此她們也很可能會認為讓女兒盡早服藥可以使她們免除自己曾經受過的痛苦；但事實卻是，我們都值得在各個人生階段擁有更好的荷爾蒙健康照護。根據妳在幾歲時生下女兒，以及在她進入青春期時妳是否還有月經，以下將會有兩種美好的智慧可以分享給各位。若妳和女兒都來月經的話，妳可以在女兒的生理週期過程中樹立許多榜樣，她將會找到自己的身分認同，而妳在中年階段也會經歷重新發掘自己與自我價值的過程，這對妳們雙方來說都是重大的轉變；因此妳可以幫忙引導她度過各種難關，但請記得此時她的大腦也正在經歷巨大的轉變，所以妳最好也不要對她有太多情緒化的反應。西爾（Sil）和愛莉莎・雷諾茲（Eliza Reynolds）的書《當媽媽、當女兒》（*Mothering and Daughtering*）中就提供了很好的參考資源。媽媽要是能示範自我照護的方法，就能幫助女兒順利轉換其人生中的各個階段，妳也可以將女兒納入自己轉換人生階段時的探索當中，若妳很喜歡健康養生之旅與工作坊的話，帶上妳十幾歲的女兒一起吧，讓她能探索自我照護的方法如跳舞、瑜伽、冥想、寫日記或藝術，如此一來她便能花時間發展與自身和內在世界的關係，並認同自己的生理機制是自己內在智慧的一個來源所在。

　　若當女兒進入了人生中的月經階段，但妳卻已經停經了的話，妳可以扮演一個更為輔助性的角色。和女兒一起下廚吧，這樣就可以教她該怎麼透過飲食來與生理週期同步，妳也可能會想要配合著月相來生活，以幫助妳與自然的律動有所連結，展現給青春期的女兒看與周圍環境產生聯繫並且關心周遭事物的重要性，就像她會關心自己的身體一樣。

　　就實際面上而言，請鼓勵她使用 MyFLO 應用程式，讓她將自己的經期

提醒推送給妳，這樣一來妳就能知道女兒正處於生理週期的哪個階段，並因此而注意到她的飲食需求，幫助她實踐與生理週期各階段同步的生活，使她能夠同時兼顧學業與自我照護。推送提醒也能幫助媽媽在女兒對妳展現不好的情緒與態度時，不要太往心裡去；只要知道她現在正處於生理週期的哪個階段，然後幫助她度過這段時間即可。請記得自己正在幫助女兒從沒有月經轉換到有月經的生活，因此請給予她耐心、關愛和支持。妳在這段時間提供的指引能教她肯定人生，並為她打下成為擁有健康荷爾蒙女性的基礎，讓她懂得如何辨別、平衡、排序自己的價值、需求和責任，從而擁有持續不斷的幸福與滿足。想想看若妳在一開始過渡到有月經的生活時就能學會這些智慧，那該是多麼美好呀，妳可以避開那些帶領自己追求完美的道路、重新掌握自身的荷爾蒙健康、享受並利用體內超晝夜節律所帶來的各種優勢，而妳的女兒也會很感謝妳的……總有一天。

第 12 章

活力、智慧與自由

女性與其自我精神和諧共處就如河水流動一般，她可以不假思索地前往自己想去的地方，並抵達所欲到達之目的地，她已準備好做自己，也只打算做自己而已。

——瑪雅・安傑盧（Maya Angelou）

　　回想童年時光——盪在高高的鞦韆上、跑跑跳跳地穿過街道、比賽誰的單車騎得較快，頭髮在妳的身後飛揚，除了一些想做的事情需要倚靠身體的幫忙之外，妳幾乎不會考量到自己的身體狀況。直到有一天媽媽叫妳坐下來，開始「教育」妳關於月經的事情，或是像我之前一樣跼促不安地聽完一堂令人失望的性教育課程後，一切突然就都改變了。妳發現這個世界對妳的性別抱持著怎樣的想法、妳的身體是個負擔、然後妳註定要為此受苦，而這個發現讓妳傷透了心，強迫自己開始針對一直以來都沒有問題的身體建構出一套新的信念，妳在心裡創造了一段新的對話來回應自己破碎的心，並且開始相信自己的身體鐵定會背叛自己，因此便開始與之疏離。妳學會了懷疑自己的生理機制以及生理週期的節律，並試圖要強迫它屈服，試著要抑制住自然的規律，於是妳的身體便用一連串的症狀來大聲呼救，試圖警醒妳注意自己忽略的基本問題。妳嘗試要聆聽，但醫生卻告訴妳沒有好轉的辦法，或是

鼓勵妳掩蓋住這些症狀；同時問題背後的荷爾蒙失衡狀況仍舊沒有改善，反而創造出一個惡性循環、自證預言。正如同妳在本書中所看到的，女性身體是一個負擔這樣的基本概念，是無法透過科學來進一步驗證的，也並非生物學上的真理。事實上，只有透過女性的本質、女性的身體、以及整合女性的超晝夜節律才是唯一真正能治癒妳的方法。我希望各位在閱讀本書時都能覺得書上說得很對，妳的內心會肯定地說：「沒錯，這就是我一直感受到的」、「我一直都有著這樣的直覺，只是不知該如何將其連結起來」、「我們應該早就要學習這些的」以及「沒錯，順著自己的生理週期生活是很合理的」。妳的內在聲音與直覺一直在呼喚妳，而「生理週期同步法™」是一道橋樑，能帶領妳與最愛的身體重新連結在一起，讓妳重新找回那個讓妳覺得什麼都辦得到的身體，是時候開始自我療癒了。

我們是怎麼淪落到這個地步的？

在工作坊中，我喜歡分享女性是如何淪落到今天這步田地的故事。在笛卡爾、牛頓、伽利略開始探索事物的「運作方式」並開啟理性時代之前，人類是生活在靈性世界當中的。在當時，一個人一生所有的活動都與神聖且莊嚴的神靈有關，人們也根據自己於周遭世界中所觀察到的大自然規律來生活，並認為自己必須支持靈魂的幸福與精神上的健康。但是這樣的靈性階段最終也促使了理性時代得以興起，而這也成為了理解事物背後機制的下一個必要步驟。這個新世代想要測量並描繪出這個世界及其包含的所有一切，因而將巨大的能量注入到線性時間，特別是二十四小時的生理時鐘內；只有能被此一新模式解釋的事物才配擁有價值，任何無法經由科學驗證的事物，包括自然與情感範疇的元素都被認為是不重要的，而任何重視自然的人都被視為是不思進取或缺乏才智的。人們──在英文中以「男人」（men）作為代

稱——沈浸在這個由新的線性知識以及理性方式所建構出的權力角色中，禁止女性彼此教育、彼此支持；最終，此一線性思考助長了不斷提高生產力的思考模式：若妳知道事物的運作方式，那妳就能贏過自然秩序，想生產出多少東西就能生產出多少東西，想生產得多快就能生產得多快，想要什麼時候生產就能隨心所欲。那些握有權利的人明白自己可以不斷地用自己的想像來重塑世界，使自己能從中獲利。

　　當然，隨之而來的就是女性的智慧與生理週期能量受到貶低。助產工作、以女性為主的醫療方法以及女性的健康考量都遭到忽視，被視為是脫離理性、與自然法則相連的迷思。儘管理性時代向人類介紹了科學之美，但卻忽略了女性的生理機制，並對其加以誹謗只因這是無法依照線性方式來解釋的現象。女性被當作病人一般看待，並且會將女性瘋狂的原因診斷為得了歇斯底里症，此一詞彙來自希臘文 *hysterika*，是「子宮」的意思。而現在，數百年過去了，但每個女性提到荷爾蒙時的個人反應都還是源於此一錯誤的迷思。本書的出版就標誌著這一個長期、痛苦、且不必要之旅程的結束，因其揭露了理性時代科學對話所缺少的最後一片拼圖：女性有第二個生理時鐘，並且其重要性等同於二十四小時的生理時鐘。二十八天生理時鐘是可以被測量的，是可預測的，是需要和二十四小時生理時鐘一樣受到同等尊重、關照以及獲得優先考量的。

　　除此之外，更加錦上添花的就是：超晝夜節律是曾經統領萬物之神聖能量的實際體現。二十八天的生理時鐘反映了女性在創造上的內在生理週期時機，女性可以本能地感受到這點。「儀式」（ritual）這個詞是出自於梵文 *rtu*，也就是月經的意思，那些古老的儀式都是與女性的生理週期、月亮和季節循環相關的，但我們所面對的文化敘事卻使得女性否決並貶低掉自己現實的生理週期情況。每一種女性的形象、每一條施加在女性身上的規範、每一則描述女性的故事，都是在陳述這個痛苦的故事，這足以讓任何女性感到

崩潰，讓我們手足無措，使我們與自我感受以及神聖的力量脫節。我們在生活中對於與自我連結與體現生理週期時機的內心渴望，解釋了為何女性在個人成長、勵志、心靈發展以及健康產品和課程上面是最大宗的消費族群之原因。女性打從一出生就被植入了由錯誤資訊和生理機制受到忽視所組合而成的寄生蟲，讓女性永遠無法獲得滿足，並且得一直不斷地向外求法來滿足自己的渴望。在這備受壓迫的數百年間，女性總是不斷地在尋求著某些難以捉摸的東西；而如今，我們持續向外探求，更好的房子、更酷的衣飾、更好的身材、更美的臉蛋、參加工作坊、參加放鬆之旅，只為了要與某些更高於自我的存在產生連結。事實上，我們若想恢復精力、想找到心安之處、想要與靈魂有所連結，就只需要做一件事，那就是找回關於失落的女性生理週期知識，並允許自己能透過週期性生活來遵循內心的直覺。

重新掌握妳的主權

我需要走過科學搭建起的橋樑，才能有信心在人生當中執行這個美好的實驗；歷史的大橋底下水深不見底，而我需要一些安全感才能重新回到自己的生理節律當中。若妳不知道自己正處於哪一條河流中，要逆流而上確實是會讓人感到有些懼怕的。

我從周遭的一切自然事物中，都能發現其與女性生理機制之間的關聯。例如我初次看到曼德博集合時真是驚豔不已，震驚於碎形幾何學竟能如此完美地描述我中學時所愛上的自然生物界；但妳不必是數學高手也能看出碎形之美，研究樹木的枝幹、支氣管的構造、或是腎臟的結構，都讓我讚嘆不已，原來一切有機生命的基礎都是相同的自我重複模式。儘管我不是數學家或物理學家，也能注意到人體荷爾蒙規律中也有著相同的碎形效應，能影響身體的各個系統。人體內也會產生量子效應，和其他量子力學之父薛丁格、

波耳、德布羅意一樣，愛因斯坦帶領著人類超越了牛頓力學、超越宣稱宇宙只是物質集合體的傳統科學概念。量子物理學告訴我們，其實這個世界中沒有所謂的實體物質，一切都是能量的流動而已。量子力學中有一個神奇的效應，即粒子可以同時以兩種狀態存在；女性的生物化學機制也同樣能讓我們利用兩種不同的時間模式──二十四小時與二十八天生理節律，由此可見唯有在女性體內得以看到碎形與量子效應的結合，是現存最強大的自然力量之核心。

我總是很想知道女性在歐幾里得幾何將重心轉移到男性所創造的全線性世界，以及牛頓力學讓一切變得有限之前，女性是如何生活的。科學家假設自然界的一切都十分混亂、不可預測且無法用數學的方式描述出來；但他們錯了，IBM 的研究員本華‧曼德博在 1970 年代就發現了這點，他了解到複雜並不代表混亂。大自然是聰明、優雅、有效率的，就和各位一樣。我只能用想像的來臆測在歐幾里得前女性的生活方式──和自然界緊密連結、遵循週期性的儀式、感覺更為自由。我想要找到一種方式來在現代社會裡創造出我腦中所想像的生活，如此一來我就能擁有並如實呈現女性應有的力量。生理週期模式提供給我以及世界各地女性一個不必歸隱山林或是向科技投降的具體做法及方向，儘管數百年以來女性的生活方式可能在未來數十年內仍然會存在爭議，但透過現代科學的濾鏡觀察我們自己，看見女性生理機制如何反映出潮汐變化、月亮盈虧、輪軸轉動，我們就不必再對過去抱持著幻想，而是可以對自己的狀態感到舒適、自信，能夠從大自然驅動我們內在及周遭生命的力量中獲得勇氣。忽視這種生理過程的力量，就如同過去抑制自然能量的線性世界般是充滿侷限性的，我們唯一要做的就是拒絕接受所謂的荷爾蒙限制這種制約，並擁抱真實的自我──宇宙的碎形、量子生命、由星塵組成的血肉，這些將幫助我們看見一個嶄新的真實世界，並還給女性及全人類一個公道。

儘管新的生活方式包括與妳的生理機制進行深度連結，也不代表生理週期背後的科學指的是荷爾蒙就該主宰女性的生活。透過承認妳的兩個生理時鐘同時存在，並且配合第二個生理時鐘來過生活，妳就能跳脫還原唯物科學（大腦創造意識的概念）以及生物決定論（妳的大腦沒有自由意志的說法）。妳不只是身體荷爾蒙指令的副產品而已，要是有足夠的意識，便能與這些荷爾蒙同步，並讓它們按照妳的意願來為妳的利益運作。若妳只是單純由生物化學機制所操縱的人類，那麼就不會有能力改變自己的荷爾蒙現況，但就如同本書一直在提倡的內容，女性是有能力治療自己的荷爾蒙症狀，並且提升個人身心健康的。

　　這是一個科學與靈性交會的美好機會，可以提升我們的自我意識與覺察力。有這麼多種形式的身心靈建議我們一定要超脫自己的身體，來與某種高於自我的事物進行連結；然而我個人作為女性所發現的是，唯有經由身體我們才能擁有更廣闊的視野、進到更深層的知覺意識當中。我並非是第一位試圖展示給其他女性看要怎麼與自我、與女性的本質、與神聖的力量產生連結的女性，榮格學派的分析家克萊麗莎・平蔻拉・埃思戴絲（Clarissa Pinkola Estes）在 1992 年寫了《與狼同奔的女人》這本最具影響力的女性賦權著作之一；瑪麗恩・伍德曼還有眾多其他作者也都分享了他們的想法，認為重拾女性內在智慧為獲得滿足感的關鍵。此外，我也有幸能在古根漢美術館的展覽中欣賞到希爾瑪・克林特（Hilma af Klint）的作品，她是 1990 年代初期支持女性選舉權運動中的人物之一，她在女性邊緣化的社會中努力尋找驗證自我價值的方式。克林特的畫神奇地展現了生命科學與神聖幾何學間的交匯，以顯現出我們都是真正平等的，就像是從老朋友那裡獲得了一個大大的擁抱一般，彷彿一切從來沒有變過。

　　而我在近二十年間幫助女性平衡自身荷爾蒙、並利用自身內在女性能量的過程中，了解到透過治療自己的身體，女性可以變得更為完整。當妳能透

過自己的內在與更大的自然創造力連結時，與生理週期同步就會成為一種日常的實際練習，讓妳能保持穩定，不會受外界干擾而產生不滿足感。妳會習慣於一種更強大的自我意識，並且明白自己所追求的每件事物都已然存在於妳的體內。沒有缺失的一角，沒有錯誤的部分，妳在自己不斷變化的本質中是完美無缺的，妳只要做自己就好了。

有了這一層理解後，我們就能提供女性取回主權的機會，讓女性能認知到自己真正的本質就是強大的變化體，而且我們有能力透過保持與自身生理機制的深度連結來強化這股能量。讓我們專注於生活中的各個層面，在自己的內心中、在自己的感情生活上、在這整個世界裡創造出所需的改變吧。透過深度調查女性內在機制的運作方式，我們便能發現自己從來不是弱者，女性並非天生該受人擺佈的，我們的身體是上天的禮物，能幫助我們在節律中掌控對所有人都有益的正確時機。而女性的觀點對於失衡的文化來說也是急需的一帖良藥，當女性的荷爾蒙達到平衡，並且能與我們的生理週期循環和平共處時，我們就能給周圍的世界帶來和諧以及平衡。

重新想像英雄之旅

約瑟夫・坎伯（Joseph Campbell）在他的經典著作《神話：內在的旅程，英雄的冒險，愛情的故事》中概述了英雄的冒險之旅，基本上這段旅程總是在描述一個很不像英雄的人，由於受到了號召而進行了一段史詩般的旅程。他帶著任務去冒險、取得進展、抵擋住挫折，最終達成目的取得稀世珍寶，抱得美人歸。這些故事的內容都是關於征服，也就是做了某事所以可以獲得某些東西，而這種美化過的故事也就這麼流傳了千年。

各位可以花點時間思考看看有多少英雄之旅中的迷思已經滲入並影響了妳的意識和潛意識，決定了妳認為什麼是英勇的、有價值的、值得的、可嘉

許的。我們講述和延續這類故事，基本上就是在說陽剛的冒險、追求、征服的能量是社會一直以來的基礎，也是值得受到重視的價值。

然後妳會注意到沒有任何故事是描寫女性英雄的，而這就是為何女性會因為週期性的本質而承受這麼多痛苦的原因，我們美化了採取行動這件事，但卻仍舊會為什麼都不做而感到擔憂。沒有人講述與呈現女性故事的副作用，就是我們缺乏詞彙來描述自己現實的生理情況。

下面是我所體會到的女版英雄之旅：同樣因為受到號召而啟程——但不是為了某種稀世珍寶或目的，而是發自於身體或內心為了找回自我的任務而出發；接著進行向內探求之旅，進入妳的靈魂深處取回自己的野性與女性本質並將其展現出來；然後就是重拾的過程，也就是生理週期之旅——經歷生理週期各階段來重新找回內在陰陽力量的平衡，最終獲得重生。

妳每個月都可以體驗到這段歷程，向內尋求身心的休息與創造力，來確保自己獲得一切所需的支持。從這個滿足感出發，妳就能帶領自己走向光明；當妳向內探求得越深，妳在生理週期前半段的行動期間就能前進得越遠。每個月妳都得以重塑自我，這是一個多麼神奇的禮物啊！

當妳有了這個深層的自我意識後，平凡的一切將會變得非凡，每件小事都能成為一個機會，讓妳能夠成長、學習關於自我的知識、並且在生活中從更慈悲的角度去聆聽與回應。

情緒化是 OK 的

我每次在工作坊中分享這個資訊的時候，房間內都會出現很明顯的情緒波動，這很難解釋，但感覺像是與會的女性都一同經歷了多重的體驗：首先，像燈光亮起將所有的散落的小點都串連起來一般，眾人興起一陣贊同和興奮感；接著會出現憤怒的情緒，因為她們認知到自己因為此種誤會而在個

人生活中錯過了多少事情；然後又會因為無法取回的事物而感到悲傷；但最後還是會感到喜悅和快樂，那是由於她們終於獲得了一直想要的、在某些短暫的安靜時刻才敢去想望的東西，而現在一切終於成真了，她們是有價值的、強大的、平等的、有能力的領導者。了解到這一點對她們來說是非常感性的一刻，對我來說也是如此，而對於本書的各位讀者來說，妳們可能也會有相同的感受。

妳可能會有的感受

有些女性會對這一啟示有著非常強烈、矛盾的情緒，而我每天都會遇到許多這類的女性。

• 瑪蒂娜是一位三十四歲的行銷主管，當她了解到與自己的生理週期同步是解決經期問題的方法，也是能在工作、感情生活和當媽媽的過程中創造更多幸福和成就感的途徑時，她感到極為悲痛，覺得自己浪費了二十年的生命，無謂地承受著荷爾蒙失調的痛苦，而她的症狀也導致了婚姻破裂，並讓她決定選擇從事另一種職業。因此瑪蒂娜是在為了自己本可以擁有和應該擁有的生活感到悲傷。

• 二十一歲的蘿賓感到很憤怒，她是就讀於常春藤盟校的大學生，但卻不敢相信自己在全國頂尖的學校中讀了這麼多年書，卻沒有任何一位教授、輔導老師、或保健室護士曾告訴過她關於女性生物化學機制的真相。而這點促使蘿賓採取了行動，來確保下一代不會再接收到錯誤的資訊，她在姐妹會中創立了自己版本的「月經社團」（現在出現與我趣味相投的女孩了！）並讓每個成員發誓要對自己的妹妹、堂妹、表妹進行真正的性教育談話。

• 三十幾快四十歲的莎拉覺得對她來說最大的不同點是自己的情

緒。之前她一直認為自己很容易半途而廢，但後來才開始意識到，每個月總有某些時候自己會對嘗試新事物非常感興趣，但也有某些時候她是真的很需要休息。而莎拉現在明白了，若之前很感興趣的事情現在沒有很想要做的話，只要再等到下一個生理週期階段，興奮感就會回來了。而莎拉也很同情她生命中所有的其他女性—她的母親、朋友、祖母、外祖母，她們給自己施加了太多力求完美的壓力，但卻不知道若能與自己的生理週期同步，負擔就會減輕許多。

醒悟到自己是誰的真相，可能會讓妳的情緒有如坐雲霄飛車般上下起伏。給自己一些時間消化這些想法，並開始在生活中慢慢做出改變吧。不用覺得妳必須在社會層面上解決這些文化錯誤，或帶頭改變整個性教育系統、制度偏見或醫療保健的差距。只需從自己開始，先把自己的荷爾蒙症狀治好，如此一來妳才能擁有更良好的感受並過上最好的生活。我的願望是讓各位最終得以擺脫受壓迫的迴圈，那個讓妳不斷奔忙，試圖變得完美、漂亮、苗條、服從和溫馴的迴圈；那個奉順從為圭臬的迴圈。我的願望是讓女性都能擁有正確的自我意識、能抬頭挺胸地徹底扔掉這個枷鎖，一起走向新的未來。我無法百分之百預知這個未來會是什麼樣子，但一想到女性在這之中能創造出什麼，我的心跳就會因欣喜而加速。

不必事事完美

在邁向新的未來時，我們必須確保自己不會再次採用不健康的方法來增加生產力，也不會將其應用到生理週期生活法上。不要把與生理週期同步視

為待辦清單上為追求完美而必須新增的事項，我了解處在父權社會中，幾乎不可避免會受到完美主義的弊端所影響。年輕女孩在進入青春期後，就被困進女性身體的迷思中走不出來，並且還要面對如何在父權社會生存的挑戰。而就更廣大的層面而言，社會對於女性的價值衡量還是取決於女性有多完美——完美的外表、心態、表現、以及所有其他方面。完美主義是我們世代父權傷痛延續下來的副產品，也是女性的生存手段；是我們下意識去尋找安全與保障的方式，也是從同儕中獲得價值、社群中得到贊同的方法。而且最主要的，這是女性找到男伴的一張門票，長久以來在這個異性戀霸權的社會中這被視為是獲得安全保障的關鍵所在。妳表現得越完美，就越有機會成功吸引到伴侶，而且他們也就越有可能提供妳所渴求的經濟與人身安全。而如今這種老掉牙的傳統觀念早已不再適用了，因為女性已經可以自己做到經濟獨立，能自己養活自己，若有需要的話也可以加裝保全系統來增加安全性。所以我們何苦還要死抓住這個害人匪淺的想法不放呢？它不但站不住腳、漏洞百出、又無法被攤在陽光下審視，而且還會在妳意識到它有多大的缺陷之前，就早已把妳和自己身體的關係給搞砸了；更不幸的是，這個想法也會讓妳無法獲得與生理時鐘同步的好處。這類情況我看太多了，在我提供客戶一對一諮詢服務的近二十年間，所有我遇到的女性都會因為完美主義這種心理疾病而導致自己與身體的健康關係受到損害。完美主義是一把雙面刃：讓人要不是成為拖延症患者，要不就會讓人變成細節控制狂。

• **拖延症患者**：若妳發現自己在想：「我還不想開始與自己的生理週期同步，因為我無法像自己所希望的那樣好好遵守一套完整的計畫。」妳可能就會成為完美主義雙面刃下的拖延症患者。當妳知道自己無法對某些事情付出 100％的努力時，就可能會根本懶得去嘗試；但真正可惜的是，若妳最多只能付出 50％，或甚至 20％，都依舊能夠從中獲益，但妳現在放棄掉了全部的好處，就只因為不想要被批評說做得不夠。有時這些評論是來自外界

的師長、上司或同事，但妳在鏡中所看見的那個人，往往是批評力道最猛烈的那一個。妳不想要因為無法做到完美而讓自己失望，所以甚至連開始都不願意開始。

• **細節控制狂**：若妳開始與生理週期同步，但卻會以這樣的想法來控制每個小細節：「我今天吃的食物對嗎？我是否在這個週期階段做了錯誤的運動？喔！糟了！我把重要的簡報日排在錯誤的生理週期階段了！」妳可能會把自己搞到瘋掉。最後這種控制細節的心態會增加妳的壓力，所以妳決定放棄並認為這方法對妳來說太過困難，只因為妳無法滿足自己的期待。

怎麼有人有辦法在上述這些心態變換中存活下來呢？不斷地在拖延症與細節控制當中轉換是壓力極大且累人的事情；妳更應該考量該如何逃離完美主義的陷阱才是。作為一名復原中的完美主義者，請相信我，妳也可以做到的。我使用「復原中」這個字，因為完美主義是永遠不會治癒的，妳每一天都要有所警覺，才能逃脫完美主義的枷鎖。我過去曾是嚴重的拖延症患者，和我現在每天能做多少事相比起來是真的很諷刺，而我就是逃離這個陷阱的最佳證人。當我在開發「生理週期同步法™」來治療荷爾蒙問題時，無時無刻都在和自己腦中的完美主義思想對抗，有這樣的想法並不是不好，而是妳需要去觀察並捫心自問：「我需要這麼做才能存活或擁有安全感嗎？」「這樣的想法對我有什麼用？」「這會讓我延遲展開與自己的第二個生理時鐘同步嗎？」「這會讓我被過程中的微小細節纏住，以至於錯過了它應該帶來的快樂嗎？」若妳能誠實地回答，就能發現自己正處於完美主義的生存模式中，並對妳造成壓力。「生理週期同步法™」的設計就是為了幫助女性脫離這樣的模式，如此一來妳不僅得以生存，還能夠有良好的發展。

週期性生活法真正厲害的地方在於妳不必做到完美。沒錯，本書提供了許多圖表來幫助妳找到能優化荷爾蒙、生物系統與創造力的食物、運動、與計畫工具，但最終目標是想要妳跟隨著自己的直覺行事。此一方法本身就具

備彈性，我希望各位能夠直觀地進行這個計畫，我們出於習慣，常常認為許多詞彙是不值得信任的，但我認真地認為從生物化學的角度來看直覺這是很重要的：妳大腦左右半球針對事實與情感的交叉溝通，能告訴妳身體的需求為何。這個過程也能讓妳獲得超越身體感官的知覺意識，妳就是知道或感覺得到當下什麼最適合自己。若妳正在排卵期，一般來說就會想吃涼性食物，但妳若因為上一週工作太操勞而覺得自己需要喝一碗熱湯的話，那就喝湯去吧。認為自己需要溫暖食物的直覺是來自於一個明智、強大又充滿覺察力的所在，因此傾聽自己內在的聲音，讓這種新的週期性方法成為連接妳與自我直覺的橋樑，如此一來，妳就能依照自己身體的需求來給予不同回應，要相信自己。

允許自己開始與生理週期同步可以從小地方開始做起，一次改變一件事就好，不論是飲食、運動、日程安排或將重心放在特定生理週期階段都行。不論妳從何處著手，都是值得慶祝並好好享受的，而妳也能以此為基點再繼續拓展下去。我已經配合著生理週期生活近二十年了，但還是在持續深入學習作為女性的生活方式。我之前所踏出的那一小步，如今已成為了學習、感恩、自我覺察及成長的正向循環，而這也是我希望各位所能擁有的。若妳目前還卡在二十四小時生理時鐘的完美模式的話，只要專注於拆解妳的待辦清單，然後將其延伸到第二個二十八天的生理時鐘上即可，如此一來妳的忙碌程度將會減少，也會更有餘裕來傾聽自己的身體、運用自己的直覺、以最適合自己的方式來做出回應。與生理週期同步對各位來說應該是很輕鬆有趣的，會讓妳感到與身體發展出這種愛的關係是一件很快樂的事情。

告訴自己內在的聲音要對自己仁慈！

當妳發現自己深信的那些關於自我以及身體的大部分觀念都是來自於錯

誤的資訊，確實會令妳感到驚訝不已。突然間，妳開始看清那些自己一直以來對自己訴說的有害事物全是謊言，那些妳誤認為是性格缺陷或不完美的部分其實才是自己的優勢所在，一旦妳明白科學證據顯示負面思考可以改變一個人的基因表現、對其造成傷害；而正面思考可以增強一個人的 DNA 和基因時，重新檢視自己的內在對話就變得更為重要了。與其為妳以為的個人失敗而感到自責，不如去尋找生理上的根本性原因並加以處理，以下是妳應該與自己所進行的對話：

過去的內心對話	新的內心對話
我無法維持任何一種飲食法，我缺乏意志力。	當我的荷爾蒙週期階段轉換時，新陳代謝也會跟著改變，使我有不同的熱量需求。
有時我無法應付工作上的壓力，所以我是個失敗者。	在生理週期的後半段，身體的壓力反應會增加並釋放出更多皮質醇，此時可以採取特定的自我照護法來抵銷掉這些壓力。
我總是焦慮不安，我是個弱者。	或許我的荷爾蒙失衡了，才會引發大腦分泌某種神經傳遞物質，或是我的身體缺乏 Omega-3 脂肪酸。
我在後續追蹤工作上面做得很糟，我真是遜。	或許我只是採用了錯誤的生理時鐘，需要重新安排一下行程，才能讓事情的運作更能配合身體的自然節律。

勇氣與愛的連結

　　儘管本書對於女性荷爾蒙和生物系統的啟示對各位來說是很新的概念，但女性是一種強大生物的觀念卻根深蒂固地存在著。其他女

性所寫的著作成了我在自我覺察道路上的燈塔，記得上中學時，我在嘉露蓮・奈凡梅（Carolyn Niethammer）所寫的《大地的女兒》（*Daughters of the Earth*）一書中讀到了美國印第安女性的月經儀式，並且感受到了某種無以名狀的渴望。《性愛聖經》（*The Joy of Sex*）以及娜塔莉・安吉爾（Natalie Angier）的《絕妙好女子：私密的身體地理學》改變了我的世界觀。一位朋友送了我一本沙朗・蘿絲（Sharron Rose）的《女祭司之路》（*The Path of the Priestess*），該書啟發女性去碰觸自己內在的女神能量，也讓我了解到一種我過去根本不知其存在的語言。然後伊芙・恩斯勒（Eve Ensler）出版了《陰道獨白》，克莉絲汀・諾瑟普寫了《女性的身體，女性的智慧》來肯定女性身體上所受到的痛苦。最近瑪德琳・米勒（Madeline Miller）所寫的《女巫喀耳刻》（*Circe*）則是我讀到第一本從女性視角描述英雄之旅的小說。上述這些書每一本讀起來都像是愛的筆記，鼓勵我、肯定我、培育我、讓我更能找到自己。這些作者以歷史上前所未有的勇氣寫出這些著作，讓我相信改變不僅僅是可能的，而且是必然會發生的。而其他作者像是寫《最佳女性》（*The Optimized Woman*）的米蘭達・格雷（Miranda Gray）以及《野性力量》（*Wild Power*）的亞歷山德拉・蒲柏（Alexandra Pope）以及桑妮・雨果・沃爾茲（Sjanie Hugo Wurlitzer）都有提到生理週期就是能提升女性健康、創造力、精神力的管道。現在有越來越多女性都開始尋求與自我的生理週期同步，而她們的聲音也就是我們的盟友之聲。

母權社會的時機到了嗎？

許多透過與生理週期同步而治好經期問題的女性會詢問我的看法，想知道是否女權運動在邏輯上的下一步就是建立母權社會來取代壓迫的父權制度。而當我說我們已經處在母權社會中時大多數人看起來都有些驚訝。考古學家暨人類學家瑪利亞·金布塔斯（Marija Gimbutas）博士描述了早在兩百萬年前的舊石器時代就有一種以女神和女性為中心的文化，直到大約五千年前才被父權制度所取代。她根據考古發現，認為這種女性本位文化是一種和平的文化，尊敬女性的本質且相信經濟上的平等。聽起來是不是很美好？幾千年前的女性真的能享有經濟上的平等，而今天美國男性每賺 1 美元，女性卻只能賺進區區 82 美分嗎？有關我們母系傳統的話題並沒有獲得太多的關注，事實上，有些人甚至否定或質疑這個觀點，宗教研究教授辛西亞·埃勒（Cynthia Eller）在她的《史前的母系社會迷思》（*The Myth of Matriarchal Prehistory*）一書中就是如此。

但請別太快放棄祖先為母系社會的想法，越來越多遺傳學研究指出在五到七千年前有一些奇怪的事情發生。《基因組研究》（*Genome Research*）中一項 2015 年的報告發掘出的證據顯示整個歐洲、非洲及亞洲的育齡男性人口在當時突然驟降。研究人員發現父傳子的 Y 染色體在當時出現了瓶頸，導致男性的基因多樣性整體縮減。但是什麼造成了這個謎樣的銳減呢？ 2018 年《自然通訊》中的新研究宣稱這很有可能是由於父系氏族之間的戰爭所引起的，石器時代的男性是如此兇殘，他們會將對方毆打致死，然後把整個氏族的男性全部殺害，而這麼一來，剩下的自然就是大批的女性了，男女比例在當時約是一比十七。我認為唯一合乎邏輯的假設，就是當男性在互相殘殺的時候，女性一定是在家中進行文化建設，我可以想像她們創造了一個以女性為中心的價值觀，以及會依照她們現實的生理情況來運轉當時的社會。

我不明白為何有人會認為史前時代出現以女性為本位的社會是難以置信的。事實上，至今仍有母系文化存在，只要看看中國偏鄉的摩梭人社會就知道了。2012 年美國公共廣播電視公司製作的《前線》（*Frontline*）節目中有一集拍得很美的記錄片名為《女兒國》（*The Women's Kingdom*），片中探討了這個迷人的社會文化。摩梭女性並沒有傳統意義上的婚姻，她們實行所謂的「走婚」，即男性追求者會進入女性的臥房，希望能享受一宿「甜蜜的夜晚」，而女性則有權決定是否要留他下來做愛——沒有任何附加條件的，而完事後男性則必須在第二天早上離開。摩梭女性如果願意，可以和多個男人享受走婚，而且也不像美國女性一樣，有時會對性愛產生羞恥感。在這種生活方式中，戀人不在同一個屋簷下生活，父親也不會撫養孩子，負責養育孩子的是母親和母親的家人，而孩子也是從母姓。在一切以母為尊的家庭單位中，親戚們會選擇最為能幹的女性來當一家之主。對我來說，記錄片中最為感人的一幕，就是看著一名年輕女孩說起自己身為女性的驕傲，她說：「我很喜歡當一名女孩，女孩什麼都能做，這不是很好嗎？」是的，這很好，而且她說的也沒錯！

　　在閱讀完本書並了解到當荷爾蒙健康且平衡時，女性的週期性本質所能提供的各種優勢後，妳可能會覺得是時候大張旗鼓地建立母權社會來取代掉父權社會了，但我們其實不希望社會只由其中一種生理時鐘主導。女性詩人艾德烈・洛爾德（Audre Lorde）在她的文章〈壓迫無等級之分〉中寫道：「我明白了壓迫以及缺乏對差異性的包容力這點是沒有形狀、大小、顏色和性別之分的；而我們擁有共同的目標，若想要為孩子爭取自由並為他們創造出可實現的未來，那麼我們就要理解壓迫也是沒有等級之分的。」我們需要想像出一個更具包容性的未來，會尊重女性的週期性本質，如此一來才能讓身體、情緒和社會福利達到最佳狀態，並對於包容、永續與療癒提供支持。女性值得獲得關於身體及其神奇天賦的真實資訊，我們也都值得擁抱依照自

己真實的本質來生活的權力。

規劃未來的道路

　　未來我們的女性力量將會如何發展？既然女性已經意識到自己體內的超晝夜節律了，我們就有機會去傳播這類知識，並擴大我們的理解範圍。正如各位在第一章中所看到的那樣，女性在健康研究中的代表性嚴重不足，而育齡女性的代表性更是不夠。2014 年布萊根婦女醫院針對特定性別發表了一份研究報告，報告裡面說得很對：「不論是中性或偏男性生理機能的醫學研究，都會讓女性面臨錯失預防機會、診斷錯誤、誤導治療、生病甚至死亡的風險。」研究人員該是時候停止假設針對男性和停經後女性的研究結果可以適用於還有月經的女性身上了。過去，科學家們指出，育齡女性及其未來胎兒在實驗中的潛在風險是將她們排除在研究之外的原因；然而，很有可能科學家們終於找到了繞過此一障礙的方法。《自然通訊》中一份 2017 年的報告透露科學家已成功地將月經週期所涉及的每個器官的細胞，卵巢、輸卵管、子宮、子宮頸，整合到一個培養皿中，這提供了健康研究人員一種更簡單、無風險的方式來研究女性的生理週期。目前，研究人員正規劃利用該系統研究荷爾蒙避孕藥及其對女性生物化學機制的影響，他們還想要研究荷爾蒙週期對胃腸道和克隆氏症、發炎性腸道疾病等病症的影響。這是一個很棒的開始，既然實驗室裡可以複製女性的生理週期，讓我不由得開始思考所有未來得以進行的以女性為中心之研究，並且迫不及待地希望研究人員能對以下內容進行更深入的探討：

- 所攝取的營養會如何影響女性生理週期的各個階段
- 所攝取的營養能如何緩解女性的疾病症狀
- 日常健身菜單會如何影響女性生理週期的各個階段

- 週期性的健身方法會如何影響女性的生物化學反應
- 低碳水化合物飲食／素食和純素飲食／間歇性飲食／週期性飲食計畫／對女性的生物化學反應和生理週期各階段帶來什麼影響
- 育齡階段的女性如何才能讓細胞自噬作用達到最佳狀態（一種包含了清除受損細胞的抗衰老過程）
- 女性在各個生理週期階段會如何代謝掉處方藥
- 給少女服用荷爾蒙避孕藥會對她們的心理健康和未來生育力造成什麼樣的影響

　　想到我們可以從這些研究中了解到多少關於女性生物化學機制的資訊，就讓我對女性的未來感到十分興奮，並希望有一天女性真的可以不用再質疑自己週期性的本質，也不會希望將其忽視或試圖掩蓋它以適應當前以男性為主的社會模式。我們知道的越多，就越明白唯一適合女性的生活方式，就是利用生物駭客法，依照每個月的生理週期駭入自己的飲食、運動和時間安排。而我們也得確保生物駭客界會幫助女性理解說她們採用生物駭客法是為了自己的生理狀況著想，以便從中獲得益處。

　　不僅僅是醫療領域必須更加具備包容性，我們未來的工作環境也將面臨到類似的危機。之前我被邀請到一場人工智慧（AI）座談會上發言，妳可能會問，像我這樣的荷爾蒙健康專家能對 AI 有什麼高見呢？首先我得承認自己並非什麼高科技專家，但我確實想確保 AI 的開發會考慮到女性的生物化學機制。各位知道 AI 在很大程度上是基於男性模式來運作的嗎？又或者說，開發者可能會不自覺地灌輸了性別偏見在裡頭？也或許，AI 可能會加劇現有的性別不平等？證據在此：根據《私隱增強技術論文集》（*Proceedings on Privacy Enhancing Technologies*）中一項 2015 年的研究，Google 的線上廣告演算法會向更多男性而非女性展示高階主管級的高薪工作廣告；此研究還發

現，一些被訓練來處理文本的 AI 認為：「男人之於電腦工程師，就像女性之於家庭主婦」。而在丹麥哥本哈根所舉行的 2017 年自然語言處理實證法會議上所發表的研究則令人瞠目結舌，該報告發現圖像識別軟體會加劇性別歧視的刻板印象。例如，在兩個流行的圖片庫中搜尋「烹飪」一詞，出現包含女性的圖片比包含男性的圖片多了 33%，這在預料之中，對吧？然而，當研究人員使用機器學習來訓練軟體時，此一比例卻躍升至 68%。機器學習加劇了現有的偏見！妳能想像在未來機器可以強化性別歧視嗎？我們不能讓這種情況發生。幸運的是，該研究團隊試圖扭轉這種意外的趨勢，並實施了一系列控制措施，有效地降低了偏見，這才是我們想要的 AI 發展。但我們急需更多女性投入領導 AI 開發的過程，根據 TechEmergence（現已改名為 Emerj）公司的分析，在 AI 和機器學習領域，女性的高階主管只佔了 18%。演算法、聊天機器人和其他形式的人工智慧發展將從根本上改變未來的工作和世界的走向，而我們又怎麼能指望這個超過 80% 為男性的領域能夠在這些部分準確地反映出女性的需求呢？

自然的女性之力

　　一旦妳開始與生理週期同步，並根據妳獨特的女性生物節律來生活時，就會釋放出體內強大的荷爾蒙力量，將使得煩人的症狀降到最輕、加強生物系統、增進長期健康，並讓妳擁有更強大的創造力、更輕鬆的生產力、更深層的滿足感和更強的自我意識。為了妳自己、為了妳的健康和幸福，一起練習與生理週期同步吧。但請記得，讓荷爾蒙變得健康並非是各位的最終目標，它只是一個引導妳至全新生活的跳板而已。在本書的第二部分，妳已經了解到了如何將「生理週期同步法™」應用於自身，以治療妳的荷爾蒙問題，改善生物系統，並提高整體身心健康。而在第三部分中，各位則是看到

了如何在健康、能量和活力都有所提升的基礎上，發揮妳在工作中的創造力、提高妳的性快感、增進伴侶間的感情、並且輕鬆當個更好的媽媽。一旦妳實踐了新的生理週期法，且在生活中所有領域都火力全開後，便可以將注意力慢慢轉而向外，看看如何能夠改變自己周遭的事物。有了可以不斷增加身體和情感能量的新能力後，妳就可以與全世界分享自己的才能，成為自然界的一個善的力量了。而這就是女性的天賦：從一片虛無中進行創造、照顧他人、結交朋友，並以女性的方式來領導大眾。

有許多女性都覺得自己被困住了，希望有人能告訴她們該如何發揮自己的創造才能。但妳現在已經明白自己體內其實存有一個指引機制，能為妳指點明路，並引導妳帶出真正的自我。妳已經不必再對自己是誰而感到迷茫，並能將所有多餘的內在能量從那些失敗的節食法、無效的鍛鍊和糟糕的時間管理迴圈中上解放出來了。那麼如今妳將該如何對待自己狂野且珍貴的生命呢？既然妳的腦袋裡已經不再充斥著批判內心的聲音，責備著自己缺乏意志力、自我控制力和積極性，那麼妳該如何利用大腦的能量來發揮自己獨有的才能呢？若不用一直應付經期症狀的話，妳會想去做些什麼事情呢？與其一直不斷地工作來操壞身體，取而代之妳會如何運用自己的身體來掌握周遭環境呢？妳能做些什麼來成為自然界的一股力量呢？

嶄新的生活

這本書中所教導各位的不是下一個健康趨勢或下一波飲食風潮，這裡的資訊應該會讓妳感覺與自己讀過的各種文章都有著根本性的不同，而事實也確實如此。與妳的生理週期同步，可以讓妳重新找回自我。妳不用再批判自己、懷疑自己，或者追逐一些像一直保持完美這種過於理想化的概念。妳終於可以統一與自己身體的步調、傾聽身體自然的節律了；如此一來，妳就

能以一種滾動式的、靈敏的、對自己仁慈的方式來活出自我。有了科學的支持，妳便能夠信心滿滿地以自己感覺良好的方式過生活，妳可以追尋各種野心和夢想，並在過程中儲備能量、維持健康並減少壓力，妳也終於得以放下完美主義，不用再妄想天天擁有相同的表現了。沒有什麼比一個勇敢、有活力的女性來得更美麗、更有力量的了。而採用此一生理週期同步法，是要以一種嶄新方式來思考身體和生活，讓妳能夠喜歡做自己。在妳改革生活的同時，妳也將會用自己的步調與生理時鐘來改變整個世界。

飲食計畫

濾泡期

早餐：隔夜燕麥搭配腰果、枸杞與肉桂

午餐：扁豆蕃茄藜麥抓飯

晚餐：雞肉蔬菜佛陀碗

排卵期

早餐：清甜綠色蛋白質果昔

午餐：豐盛的綠色沙拉搭配鮭魚吐司

晚餐：蔬菜麵搭配南瓜籽青醬

黃體期

早餐：酪梨地瓜吐司

午餐：火雞肉塔可餅（搭配素食選項）

晚餐：鷹嘴豆義大利麵搭配蒜炒羽衣甘藍

月經期

早餐：種籽果醬甜粥

午餐：鮭魚味噌蕎麥麵午間套餐

晚餐：酪梨牛肉野菜堡

食譜

濾泡期

隔夜燕麥搭配腰果、枸杞與肉桂／份量：1

有機鋼切燕麥 ¼ 杯

水或無糖杏仁奶 ⅓ 杯

一小撮腰果

一小撮枸杞

磨碎的肉桂少許

海鹽少許

蘋果醋 1 茶匙

將所有食材放入碗中，蓋上蓋子，放入冰箱浸泡一晚。早上再放入鍋中，以中火將其完全煮熟即可。

扁豆蕃茄藜麥抓飯／份量：2 或 3

藜麥 1 杯

水 2 杯

罐裝或新鮮的煮熟扁豆 1 杯

大顆番茄 1 顆，切碎

一小撮新鮮的羅勒

蘿蔓生菜（或妳喜歡的綠色蔬菜）

有機蜂蜜芥末醬

用水將藜麥煮熟。將藜麥、罐裝或煮熟的扁豆、切碎的番茄和羅勒混合在一起。將綠色蔬菜與蜂蜜芥末醬放在另一個碗中拌勻，把蔬菜分成幾份，每份上面放入 ¾ 杯的藜麥混合物後即可食用。

雞肉蔬菜佛陀碗／份量：2

有機的無骨去皮雞胸肉 2 塊

粗海鹽，增添風味用

磨碎的新鮮黑胡椒，增添風味用

新鮮或乾百里香，增添風味用

特級初榨橄欖油 2 大匙

胡蘿蔔 4 根，去皮切成 1 公分的圓塊

四季豆 1 杯，去除蒂頭並切段，長度為 2.5 公分

花椰菜 1 顆，切成數朵並將菜梗切片

小白菜 2 把

黑豆（可加可不加）

淋醬：

中東白芝麻醬 ¼ 杯

橄欖油 ¼ 杯

2 顆檸檬擠成的果汁

蜂蜜 2 茶匙

海鹽和胡椒，增添風味用

水煮雞肉：在一個大的長柄煎鍋中倒入適量的水，用大火煮沸。加入雞肉、鹽、香料後燉煮。十分鐘後將煎鍋離火，並打開鍋蓋，靜置約十五分鐘，中間請將雞肉翻面，直到雞肉熟透為止，最後將水瀝乾即可。

蒸煮蔬菜：在鍋中先放入胡蘿蔔、然後接著放入花椰菜、再放入四季豆、最後放上白菜。於鍋中倒入水，水的高度約低於花椰菜即可，最後撒上一點鹽，蒸約十五分鐘，或直到用叉子戳花椰菜為軟的為止。

淋醬作法：將所有食材都放入食物調理機中，先加入半杯檸檬汁，然後有需要的話再依照個人口味繼續添加，攪拌至均勻即可。

將蔬菜放入大碗中，若有準備黑豆的話可以加點黑豆，放上切好的水煮雞肉，再加入 2 到 3 大匙的淋醬即可。

排卵期

清甜綠色蛋白質果昔／份量：1

無糖杏仁奶 1 杯

綜合嫩葉沙拉菜 2 杯

奇亞籽 1 大匙

大麻籽 1 大匙

磨碎的亞麻籽 1 大匙

椰棗 1 顆，去核

杏仁醬 1 大匙

香草精 ¼ 茶匙

將所有食材倒入攪拌機中，打至滑順後倒入玻璃杯中享用。

豐盛的綠色沙拉搭配鮭魚吐司／份量：2

沙拉食材：

嫩葉菠菜 2 杯

闊葉苦苣 1 杯，切碎

小球莖茴香 1 顆，切細

新鮮的巴西里 ¼ 杯，切碎

淋醬食材：

特級初榨橄欖油 ½ 杯

檸檬 ½ 顆，擠汁

第戎芥末醬 1 大匙

蜂蜜 1 茶匙

切碎的新鮮龍蒿 2 大匙

大蒜 1 瓣，剁碎

粗海鹽，增添風味用

磨碎的新鮮黑胡椒，增添風味用

鮭魚與吐司食材：

罐裝鮭魚 1 罐，水分需瀝乾

第戎芥末醬 1 到 2 大匙

妳喜歡的無麩質或發芽穀類麵包

　　將沙拉食材都放入大碗中，再將沙拉淋醬食材放入玻璃密封罐內搖勻，然後舀出想要的沙拉淋醬份量，倒在沙拉上拌勻。瀝乾鮭魚罐頭的水分後，將鮭魚和第戎芥末醬放在一個小碗中拌勻。在麵包烤好後，把鮭魚抹在麵包上，搭配沙拉一起享用吧！

蔬菜麵搭配南瓜籽青醬／份量：2

蔬菜麵食材：

櫛瓜 3 顆，螺旋切片或切條都可

海鹽，增添風味用

橄欖油，炒菜用

青醬食材：

大蒜 1 瓣

新鮮羅勒葉 2 杯（或使用羅勒、菠菜和 / 或芝麻葉綜合包）

生南瓜籽 ½ 杯

橄欖油 ⅓ 杯

檸檬 1 顆，擠汁

海鹽，增添風味用

蛋白質食材：

妳喜歡的烤雞或魚，或是白腰豆

將所有青醬食材都放入食物調理機中攪勻，在大的炒菜鍋中加熱些許橄欖油後，稍微炒一炒櫛瓜麵。將麵條與青醬拌勻，放上妳喜歡的蛋白質後即可享用。

黃體期

酪梨地瓜吐司／份量：1

地瓜 1 個，縱向切片

酪梨 ½ 顆

蛋 2 顆

奶油或椰子油，炒菜用

½ 萊姆或檸檬果汁

薑黃，增添風味用

粗海鹽，增添風味用

磨碎的新鮮黑胡椒，增添風味用

烤箱預熱至攝氏 180°，將地瓜片平鋪在烤盤上，烤約二十分鐘（將未用到的地瓜片留起來當零食或是作為其他天的早餐；用平底鍋就可以輕鬆加熱。）

將奶油或油於炒菜鍋中加熱，煎兩顆蛋白變熟、但是蛋黃還是液態的半生荷包蛋。在煎蛋時將薑黃、鹽、胡椒撒在蛋上。

將酪梨果肉與萊姆汁放在一起搗爛，將搗爛後的酪梨放在溫熱的地瓜片上，撒點海鹽和黑胡椒來調味，並將蛋放在上面食用。

火雞肉塔可餅／份量：2

火雞碎肉 300 克，或椰菜花 ½ 顆

鹽與磨碎的新鮮胡椒，增添風味用

歐洲蘿蔔 ½ 杯，切丁

橄欖油 1 茶匙

辣椒粉或辣醬，或妳喜歡的香料 1 茶匙

煮熟的印度香糙米 ½ 杯

黑豆 ½ 杯

削片的蘿蔔 1 大匙

無麩質的墨西哥玉米餅 4 小片

切碎的番茄 ½ 杯

香菜，裝飾用

萊姆 ½ 顆，切成幾等份

若妳使用火雞碎肉的話，請在平底鍋中先熱油。將火雞碎肉以鹽和胡椒調味後，用中火炒至全熟，放在一旁備用。若妳使用的是素食選項椰菜花的話，請將椰菜花和依照下面步驟完成的蘿蔔一起烤。

烤箱預熱至攝氏 200°，將蘿蔔去皮、切丁，然後和橄欖油、鹽、胡椒一起拌勻，放在烤盤上烤至變軟，約烤四十分鐘左右，然後放在一旁備用。若妳使用的是素食食譜，請將椰菜花分成一朵一朵，和橄欖油、鹽、胡椒、

辣椒粉、或妳喜愛的辣醬或其他香料一起拌勻後，再依照剛剛烤蘿蔔的溫度及時間來烤椰菜花，直到椰菜花變軟為止，之後放在一旁備用。

用刨絲器或切片機將蘿蔔削片，再用平底鍋加熱塔可餅，在塔可餅上放一層米和豆子，之後再鋪上一層火雞碎肉或椰菜花以及其他佐料，最後則是以香菜做裝飾，並擠上一點新鮮萊姆汁。

鷹嘴豆義大利麵搭配蒜炒羽衣甘藍／份量：2 或 3

鷹嘴豆義大利麵（螺旋麵或大吸管麵）1 盒

恐龍羽衣甘藍 1 把

橄欖油，炒菜用

大蒜 2 或 3 瓣，剝皮、細細切碎

鹽和胡椒，增添風味用

水 ½ 杯

碎核桃 ½ 杯

將一大鍋鹽水煮滾，然後加入鷹嘴豆義大利麵，並煮約七分鐘或是根據包裝上的指示煮熟，將水分瀝乾後與橄欖油一起拌勻。

在煮義大利麵時可以同時洗並切好羽衣甘藍。在大的深平底鍋中加熱橄欖油，加入切碎的大蒜後再快速放入切好的羽衣甘藍，炒到羽衣甘藍上均勻沾滿大蒜後，加入鹽和胡椒來調味，再加入 ½ 杯水，蓋緊鍋蓋，蒸炒至青菜變軟為止。

將羽衣甘藍與義大利麵拌勻，上面撒上切碎的核桃即可享用。

種子果醬甜粥／份量：1

    燕麥粥適量

    葡萄乾 1 大匙

    葵花籽醬或杏仁醬 1 大匙

    大麻籽

    楓糖 1 茶匙

先煮燕麥粥。將葡萄乾在燕麥粥還很燙的時候加進去，加點葵花籽醬或杏仁醬在上頭，最後撒點大麻籽和楓糖即可。

鮭魚味噌蕎麥麵定食／份量：2

    鮭魚排約 115 公克

    未烘烤過的芝麻油，增添風味用

    醬油，增添風味用

    蕎麥麵 1 份約 230 公克

沾醬食材：

    低鹽、無麩質的日本醬油 2 大匙

    米醋 ¼ 杯

    烘烤芝麻油 1 大匙

湯的食材：

水 2 杯

切丁的豆腐 ½ 杯

青蔥 2 根

味噌醬 2 大匙

海苔 1 片

烘烤芝麻油，增添風味用

蘿蔔泥或壽司薑片（可加可不加）

烤箱預熱至攝氏 180°，將鮭魚用未烘烤過的芝麻油與醬油醃好，放進烤盤烤十二分鐘。

當鮭魚在烤箱中烤時，可以根據包裝上的指示來煮蕎麥麵，將煮好的麵條過個冷水後瀝乾。

在煮蕎麥麵的同時，可以將沾醬的食材混在一起拌勻。

湯的作法： 將 3 杯水煮滾，加入切好的豆腐和切細的青蔥，繼續煮三十秒。離火後平均倒入兩個湯碗中，每一個碗中攪入 1 大匙味噌醬。將海苔撕成碎片，每碗加一點，上面再淋上烘烤芝麻油即可。

套餐組合，每人的菜色如下：

一碗味噌湯

一盤冷的蕎麥麵旁邊搭配一碗沾醬

一盤淋上味噌的熱鮭魚

蘿蔔泥和壽司薑片可加可不加

酪梨牛肉野菜堡／份量：2

牛絞肉 300 克

椰子油 1 大匙

紅洋蔥 ½ 顆，切碎

香菇 1 包

嫩葉菠菜 1 包

酪梨 1 顆

將牛絞肉捏成 2 塊肉餅，然後放在烤肉架上烤，或是每面各用平底鍋煎五分鐘。

將大的深平底鍋用中火加熱，然後倒入椰子油。將切碎的洋蔥炒二分鐘，再加入香菇後繼續炒二到三分鐘，最後再放入菠菜一起煮至菠菜軟化捲縮。

在漢堡上放酪梨片，然後再放上菠菜跟香菇。若妳覺得自己需要一點碳水化合物的話，也可以搭配無麩質的麵包。請慢用！

指南與資源

　　我建立了許多有用的資源、指南和電子書，以幫助各位與生理週期循環同步，各位可以在下列連結中找到相關資訊。

生物駭客指南

- 荷爾蒙營養補充品指南：www.FLOliving.com/supplement-guide
- 子宮肌瘤：www.FLOliving.com/fibroids-guide
- 子宮內膜異位症：www.FLOliving.com/endo-guide
- PCOS：www.FLOliving.com/pcos-guide
- PMS：www.FLOliving.com/pms-guide
- 生育能力：www.FLOliving.com/fertility-guide
- 停經過渡期：www.FLOliving.com/perimenopause-guide
- 情緒的根源：www.FLOliving.com/emotions-guide
- 停用避孕藥後身體的修復：www.FLOliving.com/birth-control-rehab

額外好康分享

　　我提供了一系列特別的資源來幫助妳實踐本書中所學，包括有助於妳行動的快速入門策略、額外的自我照護指南、一個能與其他讀者連結的社群、特別的下載資源等等！妳可以免費在 www.IntheFLObook.com/bonus 上面獲得所有的資訊。

幫助妳將書中所學到的知識付諸行動的更多協助

請和我一起加入具革命性的女性社群「FLO 28：生理週期同步法™會員」。這是一個線上會員團體，專門提供給全球關心自身並想在生活中更常進入心流的女性。在 FLO 28 裡，我們會依照各位在本書中所學到的一切，提供全方位的支持。為了要幫助妳優化自身的生物化學機制，並利用自己的神經化學機制過上最佳的生活，我們會提供各位五項關鍵工具：特定生理週期階段的食譜與健身菜單、生理週期同步法的每日計畫表與指南、艾麗薩每月的線上問答通話、專門提供社群支持的私密 Facebook 社團——以及受過專業訓練的 FLO 荷爾蒙生活中心顧問與艾麗薩所提供之協助。

更多詳情請至 www.cyclesyncingmembership.com，我們希望能很快能與妳在 FLO 28 社群中相見！

與我聯絡來保持妳的循環！

・艾麗薩・維蒂的網頁

www.alisavitti.com

來逛逛並打聲招呼吧！

Instagram： @floliving and @alisa.vitti

Facebook： www.facebook.com/floliving

Pinterest： www.pinterest.com/alisavitti/

YouTube： www.youtube.com/user/FLOlivingTV

Twitter： twitter.com/FLOliving

・FLO 荷爾蒙生活中心

來 www.FLOliving.com 探索一下這家現代化經期照護公司。

· FLO 28：生理週期同步法™會員

是一個具革命性的線上方案與社群團體，能提供女性支持，讓她們得以活在自己的循環當中。會員註冊網址為：www.cyclesyncingmembership.com。

· MyFLO 應用程式

請下載市面上唯一會告訴各位該怎麼做才能讓身體症狀消失，並幫助女性與自己的生理週期同步的生理週期追蹤應用程式。下載網址：www.MyFLOtracker.com.

活在循環之中的方案、書籍、以及建議的營養補充品

妳可以在首家現代化經期照護公司 www.FLOliving.com 上找到所有上述資訊。無論是從 PMS 到生育能力、再到產後健康和停經過渡期，我們致力於利用功能性食物、營養補充品和生活方式的改變，幫助全球有經期健康問題的女性自然且安全地解決這些症狀。

每月循環：全球最為廣泛使用的數位荷爾蒙恢復方案。能自然而然地幫助女性緩解 PCOS、子宮內膜異位症、子宮肌瘤、不孕症和經期症狀。

平衡營養補充品：最暢銷的女性荷爾蒙生物駭客營養補充品，每隔一個月就能送貨到府，裡頭的五種配方能提供妳平衡荷爾蒙所需的基本微量營養素支持。

一對一協助：妳在任何時候都能聯絡我們的生理週期節律教練，可以和教練談談妳的問題與擔憂，教練也會提供妳協助並對這些諮詢負責，幫助妳在健康與人生方面做出持久的改變。

參考資料

本書所參考的期刊及專書清單，請至網頁中查詢

www.IntheFLObook.com/references

致謝

我非常感謝所有共同促成這本書的各方力量。有那麼多人鼓勵我相信這個大膽的想法，而與我所得到的愛和支持成正比的，就是一切我所能創造出來的事物。

我最想感謝的是我的家人。給我的女兒亞莉安娜，在我寫書的期間，妳這麼小的女孩展現出了非凡的耐心，感謝妳送了我一份禮物，讓我做妳的媽媽，也謝謝妳和我一起玩「辦公室」和「作者」的扮家家酒。給我的丈夫，維克多（Victor），感謝妳相信我、鼓勵我走下去。謝謝有妳作為最愛我、最支持我的伴侶和全心付出的父親，並願意和我一起進入生理週期節律。

致我的母親，謝謝妳永恆不變的愛。感謝妳總是鼓勵我跟隨著自己的熱情去追逐夢想。致我的父親，感謝妳一直相信我可以做到任何事情，也謝謝妳讓還是小女孩的我，能處處體會到妳所抱持的信念：女人是大自然的強大力量；並且謝謝我的母親和奶奶，讓父親能看到這一點。謝謝我的兩個兄弟和他們的家人，我非常愛妳們。

給珍蕾娜・派崔維克（Jelena Petrovic），謝謝妳當我的姐妹；給潔西（Jess G.）、傑奇（Jackie C.）、蘿倫（Lauren S.）和梅蒂絲（Meredith G.），謝謝妳們每次與我的對談以及妳們深厚的友誼。

致我在 FLO 荷爾蒙生活中心的超棒團隊，感謝妳們努力工作，幫助我在現代推廣月經保健服務，並為全球各地的女性敞開大門，讓她們知道有一個可以看到、聽到和支持她們的地方。

個可以看到、聽到和支持她們的地方。

我還要感謝所有的女性企業家同仁，她們給了我極大的啟發，並且在一路上提供我支持。

我想特別向妮莎‧穆德里（Nisha Moodley）致敬，她是第一個來找我諮詢，並請我教她如何利用生理週期來管理時間、自我照護法和事業的女性。我很感謝她看到我，並讓我有空間在她身上策劃並實踐我的想法。

薩卡拉生活（Sakara Life）的丹妮拉‧杜柏絲（Danielle DuBoise）和惠特妮‧提格（Whitney Tingle），妳們從一開始就一直是非常棒的支持者。米雪兒‧普穆蕾珂（Michele Promaulayko），感謝妳成為我們應用程式的擁護者，並讓我來《柯夢波丹》教同仁們怎麼使用這個應用程式。梅麗莎‧格魯拉（Melisse Gelula），感謝妳從第一本書就開始支持我，也感謝好＋好（Well+Good）讓月經正式成為一種健康趨勢！還有身心綠（MindBodyGreen）的柯琳‧沃克柏（Colleen Wachob），感謝妳給我一個空間來分享我的資訊。謝謝陳克勞蒂亞（Claudia Chan）和蒂‧柏古（Dee Poku），感謝兩位相信這個概念的力量，並邀請我在女性領導力的領域中分享我的想法。

我要謝謝瑪麗卡‧弗魯姆斯（Marika Frumes）作為一個很棒的支持者。感謝漢娜‧布朗夫曼（Hannah Bronfman）的支持。也感謝李‧蒂爾曼（Lee Tilghman）作為許多人生理週期生活法的榜樣。

感謝喬許‧查巴（Josh Zabar）和薩米特社區（Summit community）來找我，讓我第一次同時為男性和女性授課。感謝西南偏南的女性邀請我成為會議歷史上第一位女性生物駭客。

JJ‧維爾金（JJ Virgin），謝謝妳的指導和友誼，妳的慷慨和正直是無人能及的。

致斯蒂芬妮‧泰德（Stephanie Tade），最卓越的作家經紀人，我不僅要

感謝妳理解這本書中所要傳達的概念，還要謝謝妳為產出這本書所做的一切努力和情感上的支持。

希拉蕊·斯旺森（Hilary Swanson），我在哈潑（HarperOne）出版社的編輯，與妳合作是一件很愉快的事；謝謝妳相信本書的資訊，並幫助我一起將本書順利出版。

感謝弗朗西絲·夏普（Frances Sharpe）幫我把所有的內容整合在一起，謝謝妳的研究支持、讓我與妳談論並釐清想法、幫助我將這本書寫得更加完善。我非常喜愛我們的每一次對話，也非常感謝妳對於出版本書的幫助。

致裘蒂絲·柯爾（Judith Curr），感謝妳親自參與本書的誕生歷程。

致 HarperOne 出版社的團隊，感謝妳們提供了我極具吸引力的邀請，讓我和妳們一起完成了第二本書。還要感謝梅琳達·穆林（Melinda Mullin）和艾莉·莫斯特爾（Aly Mostel）對我這麼的照顧。

致 FLO 荷爾蒙生活中心位於世界各地的社群，感謝妳們相信自己的身體具有驚人的療癒能力，謝謝妳們講述自己重新取回荷爾蒙掌控權的故事，也謝謝妳們將此一資訊告訴生活中的其他女性。各位對於更多的資訊渴望，不僅成了我創建 MyFLO 應用程式的催化劑，也促成了這本書的出版。謝謝各位給我的啟發，也謝謝妳們和我一起在生活中進入生理週期節律。

致我的讀者，感謝妳們對我的信任，感謝妳們願意和我一起步入新的生活，也謝謝各位相信自己值得根據自己的定義、自己的步調，過上更輕鬆、更健康、更愉悅的生活。我們攜手一起努力，就可以解放自己，轉變社會的文化敘事，使其更加重視女性的生理機制，並確保下一代的年輕女孩能打從一開始就知道自己擁有超能力。

高寶書版集團
gobooks.com.tw

HD 136
找回妳的生理時鐘：
順著28天超晝夜節律來保養，解決99%女性都有的問題
In the FLO: Unlock Your Hormonal Advantage and Revolutionize Your Life

作　　者　艾莉莎·維蒂（Alisa Vitti）
譯　　者　蔣馨儀
主　　編　吳珮旻
編　　輯　鄭淇丰
美術編輯　黃馨儀
內頁排版　賴姵均
企　　劃　方慧娟

發 行 人　朱凱蕾
出　　版　英屬維京群島商高寶國際有限公司台灣分公司
　　　　　Global Group Holdings, Ltd.
地　　址　台北市內湖區洲子街88號3樓
網　　址　gobooks.com.tw
電　　話　（02）27992788
電　　郵　readers@gobooks.com.tw（讀者服務部）
傳　　真　出版部（02）27990909　行銷部（02）27993088
郵政劃撥　19394552
戶　　名　英屬維京群島商高寶國際有限公司台灣分公司
發　　行　英屬維京群島商高寶國際有限公司台灣分公司
初版日期　2021年06月

IN THE FLO by Alisa Vitti
Copyright © 2020 by Alisa Vitti
Complex Chinese Translation copyright © 2021
by Global Group Holdings, Ltd.
Published by arrangement with HarperCollins Publishers, USA
through Bardon-Chinese Media Agency
ALL RIGHTS RESERVED

國家圖書館出版品預行編目（CIP）資料

找回妳的生理時鐘：順著28天超晝夜節律來保養，解決
99%女性都有的問題/艾莉莎·維蒂(Alisa Vitti)著；蔣馨儀
譯. -- 初版. -- 臺北市：英屬維京群島商高寶國際有限公司
臺灣分公司, 2021.06

　面；　公分. --（HD 136）

譯自: In the flo：unlock your hormonal advantage and
revolutionize your life

ISBN 978-986-506-147-0（平裝）

1.婦女健康　2.內分泌　3.激素

417.1　　　　　　　　　　　　　　　110007653

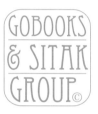